A Tool for Clinical Practice by the ILAE Neurophysiology Task Force

国际抗癫痫联盟(ILAE)神经电生理工作组
临床实践工具

癫痫综合征的诊断和分类
脑电图篇

The Role of EEG in the Diagnosis and Classification of the Epilepsy Syndromes

主　编　Michalis Koutroumanidis

主　审　吴　逊　邵晓秋

主　译　王江涛

副主译　侯晓华

U0237489

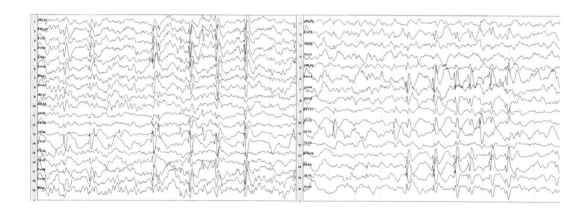

人民卫生出版社
·北　京·

The Role of EEG in the Diagnosis and Classification of the Epilepsy Syndromes：
A Tool for Clinical Practice by the ILAE Neurophysiology Task Force.
© 2018，John Libbey Eurotext，Paris.

图书在版编目（CIP）数据

癫痫综合征的诊断和分类. 脑电图篇/（英）米凯利
斯·库特鲁马尼迪斯（Michalis Koutroumanidis）主编；
王江涛主译. —北京：人民卫生出版社，2021.12（2024.11重印）
ISBN 978-7-117-32567-7

Ⅰ.①癫…　Ⅱ.①米…②王…　Ⅲ.①癫痫-综合征
-诊疗②癫痫-脑电图　Ⅳ.①R742.1

中国版本图书馆 CIP 数据核字（2021）第 270759 号

人卫智网	**www.ipmph.com**	医学教育、学术、考试、健康，购书智慧智能综合服务平台
人卫官网	**www.pmph.com**	人卫官方资讯发布平台

图字：01-2019-3233 号

癫痫综合征的诊断和分类
脑电图篇
Dianxian Zonghezheng de Zhenduan he Fenlei
Naodiantu Pian

主　　译：王江涛
出版发行：人民卫生出版社（中继线 010-59780011）
地　　址：北京市朝阳区潘家园南里 19 号
邮　　编：100021
E - mail：pmph @ pmph.com
购书热线：010-59787592　010-59787584　010-65264830
印　　刷：廊坊一二〇六印刷厂
经　　销：新华书店
开　　本：787×1092　1/16　印张：16
字　　数：409 千字
版　　次：2021 年 12 月第 1 版
印　　次：2024 年 11 月第 2 次印刷
标准书号：ISBN 978-7-117-32567-7
定　　价：149.00 元

打击盗版举报电话：010-59787491　E-mail：WQ @ pmph.com
质量问题联系电话：010-59787234　E-mail：zhiliang @ pmph.com

译者名录

（按姓氏汉语拼音排序）

高在芬　山东大学齐鲁儿童医院
郝小生　吉林大学第一医院
侯晓华　哈尔滨医科大学附属第一医院
李　兴　深圳市德力凯医疗设备股份有限公司
李光健　吉林大学第一医院
刘翔宇　南京大学医学院附属鼓楼医院
刘晓蓉　广州医科大学附属第二医院
马　均　深圳市萨米国际医疗中心
邵晓秋　首都医科大学附属北京天坛医院
王江涛　吉林大学第一医院
王艺竹　吉林大学第一医院
吴　逊　北京大学第一医院
周渊峰　复旦大学附属儿科医院

编者名录

Michalis Koutroumanidis
GSTT, Clin Neurophysiology and Epilepsy,
Kings College, London, UK

Alexis Arzimanoglou
University Hospitals of Lyon, Department
of Clinical Epileptology, Sleep Disorders and
Functional Neurology in Children, Lyon, France

Roberto Caraballo
Hospital J P Garrahan, Neurology, Capital Federal,
Buenos Aires, Argentina

Sushma Goyal
Evelina Hospital for children GSTT, Clinical
Neurophysiology, London, UK

Anna Kaminska
APHP, Hopital Necker-Enfants Malades,
Department of Clinical Neurophysiology,
Paris, France

Pramote Laoprasert
Children's Hospital, Neurology, Aurora, Colorado,
80045, USA

Hirokazu Oguni
Tokyo Women's Medical University, Department
of Pediatrics, Shinjuku-ku, Tokyo, Japan

Guido Rubboli
Danish Epilepsy Centre, Department of Neurology,
Dianalund, Denmark

William Tatum
Mayo Clinic, Neurology, Jacksonville, Florida, USA

Pierre Thomas
Hopital Pasteur, Neurology, Hôpital Pasteur 24C,
Nice, France

Eugen Trinka
Paracelsus Medizinische Privatuniversitat, Salzburg,
Austria

Luca Vignatelli
IRCCS Istituto delle Scienze Neurologiche di Bologna, Bologna, Italy

Solomon L Moshé
Albert Einstein College of Medicine, Neurology,
Neuroscience, and Pediatrics, Bronx, New York, USA

序一

由王江涛、侯晓华等中、青年专家主译，由邵晓秋、吴逊教授主审的《癫痫综合征的诊断和分类：脑电图篇》正式出版了。此书由国际著名的癫痫病学和脑电图学专家、国际抗癫痫联盟（ILAE）癫痫发作分类标准修订工作组主席、伦敦国王学院临床神经电生理学家 Michalis Koutroumanidis 教授主编，是 ILAE 提供给从事癫痫方面研究的医学工作者，应用于临床实践的工具书。对于国内癫痫学界的临床医生尤其是从事脑电图检查的工作人员来说，中文版的出版是件大喜事。

癫痫发作和癫痫综合征的分类在癫痫的诊断和治疗中起着非常重要的作用，在此基础上，对其病因的探索也不容忽视。这本书是基于最新的 2017 版 ILAE 癫痫分类而撰写的，与其他相关专业书籍不同之处在于：①它全面涵盖了所有儿科和成人癫痫综合征的临床及脑电图特点，针对每个综合征的诊断性脑电图特点的表现方式提出记录方案，根据现有资料和可利用的临床信息对诊断的确定程度进行了分级。②它将临床工作和必要的脑电图信息相结合，使此书成为对从事儿童和成人脑电图检查的脑电图技师日常临床实践的参考指南，甚至对于未接受过正规脑电图培训但对脑电图有所了解的癫痫病学或全科和儿童神经病学医生，也可提高他们临床实践水平。

本书的译者和审阅者，都是国内有丰富脑电图阅图经验的专家，这本书的引进翻译，将为国内同仁学习癫痫综合征、开展癫痫临床诊治工作提供很大的帮助。特此向他们为此书付出的辛勤劳动，表示敬意和感谢！

李志梅

中国抗癫痫协会创会会长

2021 年 12 月

序二

每一种癫痫综合征常有特定的起病年龄、自然病程和预后,且每种综合征包含了特征性的发作类型和脑电图模式。因此视频脑电图(VEEG)在癫痫综合征的诊断和治疗决策中具有极其重要的作用。这本《癫痫综合征的诊断和分类:脑电图篇》对各种癫痫综合征的发作症状学、脑电图特征及脑电图记录的技术要求均进行了简明扼要、提纲挈领式的阐述,既系统全面又通俗易懂,并配有丰富的图例分析,非常适合作为癫痫或脑电图专业人员在这方面的入门教材。

参与本书翻译的都是国内脑电图专业的优秀中青年专家,具有丰富的临床经验和扎实的脑电图基础。译者将这本书翻译并介绍给国内读者,将有助于癫痫专科医生和脑电图专业人员系统地掌握癫痫综合征的典型电-临床特征,进一步提高对各种癫痫综合征的脑电图分析解读能力和临床诊断治疗水平。

刘晓燕
中国抗癫痫协会副会长
兼脑电图与神经电生理分会主任委员
北京大学第一医院
2021 年 12 月

序三

由国际抗癫痫联盟（ILAE）神经生理学工作组编著，王江涛、侯晓华等专家翻译的《癫痫综合征的诊断和分类：脑电图篇》即将出版，真是可喜可贺！江涛老师邀我为本书作序，我感到十分高兴！

"癫痫综合征"一般用来描述一组常见癫痫发作类型、癫痫发作开始年龄、涉及脑区、病程和遗传等信息的临床特征，以小儿时期多见。随着人们对各种癫痫综合征的电-临床特征认识的不断深入，对其影像学和遗传学研究不断取得的积累和进步，各种癫痫综合征的脑电图诊断标准和分级亟待重新梳理和总结。依据脑电图特征与其他临床信息的相关性，对诊断的确定性进行合理化分级，有助于对各种癫痫综合征充分结合临床信息进行脑电图的规范化记录和报告，这必将为癫痫病专家和脑电图工作人员提供有益的帮助。

本书由国内癫痫领域才华横溢的中青年专家们完成翻译工作，他们充分展示出了热情、严谨和求实的作风。最为荣幸的是，本书由国内癫痫领域的脑电图开创者、北京大学第一医院的吴逊教授，以及当今脑电图领域的中流砥柱、北京天坛医院的邵晓秋教授共同完成主审，确保本书翻译的准确性和质量。我真诚地希望这本书能成为广大倾心抗痫人最喜爱的案头读物之一，在充满挑战的抗痫路上成为您的忠实伴侣。

梁建民
吉林大学第一医院
2021 年 12 月

译者前言

《癫痫综合征的诊断和分类：脑电图篇》的中文译本终于和大家见面了。这本书是由国际抗癫痫联盟（ILAE）癫痫发作分类标准修订工作组主席 Michalis Koutroumanidis 教授带领诊断方法委员会神经电生理工作组的脑电图和临床癫痫学专家组共同完成的成果。

作为脑科学的窗口，癫痫学及其相关的技术，近年来取得了快速发展和进步，目前脑电图已经成为癫痫临床诊断和科研方面非常重要的工具和必不可少的检查项目。癫痫发作和癫痫综合征的分类在癫痫的诊断和治疗中起着非常重要的作用，而癫痫综合征有许多属于电-临床综合征，脑电图在其诊断中起着极为重要的作用。

这本书基本涵盖了所有常见的癫痫综合征，通过列举代表性的病例，配以大量脑电图图片的方式详尽地叙述了各个综合征的临床和脑电图特点。本书最大的特色是：不仅针对不同医疗机构脑电图室所具备的不同条件，提出了脑电图的初级和高级两级记录方案，以便于促进各脑电室之间标准化，而且还根据诊断的确定性程度提出了每个综合征的脑电图的诊断分级以及需要重复检查脑电图的适应证。因此，此书可为从事癫痫和脑电图专业的临床医生、技术人员以及对脑电图感兴趣的人员的日常临床实践的参考指南。

《癫痫综合征的诊断和分类：脑电图篇》一书的翻译始自 2018 年 ILAE 亚洲大洋洲癫痫大会期间。最初在一位台湾同仁的帮助下购入本书，因一个偶然的机会，我和邵晓秋教授谈起此书时产生了共鸣，毅然决定将此书翻译成中文，与国内热爱脑电图的专业人员分享。回顾 2 年来与同行好友一同艰辛翻译的过程，以及主审邵晓秋教授和吴逊教授的细心审阅，心中充满感激之情。在翻译此书过程中，科室领导梁建民主任给予了大力支持和不断鼓励，小儿神经科的老师们和同事们亦给予了坚定支持和无私帮助，吉林省抗癫痫协会电生理分会顾问李广仁老师及台湾荣民总医院关尚勇教授均给予了具体指导，在此一并致以诚挚的谢意。相信这本书的出版能够填补其他相关书籍未涉足的领域。由于译者水平有限，译文中有疏忽或者不足之处恳请多多批评指正。

王江涛
吉林大学第一医院
2021 年 11 月

前言

随着电-临床、影像学、遗传学和分子生物学研究的不断进展，人们对癫痫有了深入的了解，通过一系列的分类方法，对癫痫和癫痫发作的概念和术语进行了更新（Scheffer et al., 2017）。1981年提出的以电-临床为基础的癫痫发作分类，标志着定义脑电图标准的最后一次尝试，后来的分类一直遵循二分法的概念（Gastaut 1970；Commission 1981；1985；1989）。脑电图诊断标准的全面性更新势在必行，这一工作由国际抗癫痫联盟（ILAE）诊断方法委员会神经电生理工作组来完成。一个脑电图和临床癫痫病学家团队完成了这本著作——这些内容甚至超出了最初的目标——提出：

1. 适用于所有癫痫综合征的一套简便的诊断系统，也适合脑电图工作者使用：

- 通过权衡脑电图结果**与现有临床信息的相关性**，对诊断的确定性进行分级；
- 在缺乏结论性证据的情况下，提出进一步的脑电图诊断。我们相信一个有效和易于应用的诊断分级系统也可以改善脑电图解读和报告的**同质性**。

2. 适用于相关临床表现或特定临床问题的以综合征划分的特定记录方案系统，能最大程度诱发痫样放电，并最终促成各脑电室记录的标准化。因为记录方法也依赖于可获得的资源，所以围绕资源有限国家和发达国家医院的临床脑电图服务形成了两级标准系统。

为了更好地理解所推荐的方案背后的合理性以及支持解释和报告，针对每种综合征提供了充分的临床和脑电图相关信息。

每个章节的栏目包括：

- **概述** 简短地描述每个综合征，包括其在分类中的位置；
- **癫痫发作部分** 简要描述所有相关癫痫发作类型的症状和症状学，以及与警觉状态和其他调节因素的关系；

- **脑电图部分** 包括背景节律、清醒期和睡眠期典型的发作间期和发作期阵发性活动的丰富信息；
- **记录方案** 总结更易诱发癫痫样放电的方法和技术及特定综合征的其他脑电图特征，以尽可能地提高诊断率；
- **脑电图诊断分级部分** 假设出现新患者，根据现有的基本临床信息和手边的资料，对诊断的可靠性进行基本的分级。经过连续几次的内部讨论、评判以及多次尝试（关于方法学的更多信息请参阅 Koutroumanidis et al., 2017 part 1），针对特定临床假设或问题的诊断确定性，从最高到最低进行简单、清晰及实用地分级，具体如下：

确定性临床诊断 脑电图包含：①典型的癫痫发作；②典型发作间期癫痫样活动；③无不典型的特征。

高确定性诊断（很可能的） 未记录到癫痫发作，但脑电图包含：①典型的发作间期癫痫样活动；②无不典型的特征。

低确定性诊断（可能的） 未记录到癫痫发作，但脑电图包含：①典型的发作间期癫痫样活动；②某些不典型特征。在这种情况下，这些结果可作为癫痫类型的诊断（分类）（即遗传性全面性或结构性局灶性），但不能明确地提示可疑的综合征。该级别的诊断仍然有临床意义，因为可指导临床应用合适的抗癫痫药物进行治疗，对临床和流行病学研究也很有价值。

我们真诚地希望这本书可以成为所有接触癫痫并对脑电图感兴趣的脑电图技师和内科医生，尤其是三级癫痫中心以外从业人员的一个实用和令人愉快的教学工具。

Michalis Koutroumanidis

代表所有合著者

缩略语

ABFEC	atypical benign focal epilepsy of childhood	非典型儿童良性局灶性癫痫
ADNFLE	autosomal dominant nocturnal frontal lobe epilepsy	常染色体显性遗传夜间发作性额叶癫痫
ADPEAF	autosomal dominant partial epilepsy with auditory features	以幻听为特征的常染色体显性遗传局灶性癫痫
AED	antiepileptic drug	抗癫痫药物
AM	action myoclonus	动作性肌阵挛
ASE	absence status epilepsy	失神持续状态癫痫
BFIE	benign familial infantile epilepsy	良性家族性婴儿癫痫
BFNE	benign familial neonatal epilepsy	良性家族性新生儿癫痫
BFNIE	benign familial neonatal-infantile epilepsy	良性家族性新生儿-婴儿癫痫
BFNIS	benign familial neonatal-infantile seizures	良性家族性新生儿-婴儿发作
BIE	benign infantile epilepsy	良性婴儿癫痫
BRE	benign Rolandic epilepsy	良性 Rolandic 癫痫(伴中央颞区棘波的儿童良性癫痫)
BZD	benzodiazepines	苯二氮䓬类
CAE	childhood absence epilepsy	儿童失神癫痫
CAP	cyclical alternating pattern	循环交替模式
CBM/CBZ	carbamazepine	卡马西平
CDSA	color density spectral array	彩色密度谱阵列
CLZ/CZP	clonazepam	氯硝西泮
CSWS	continuous spike-and-wave during slow-wave sleep	慢波睡眠中持续棘慢复合波
CTS	centrotemporal spikes	中央颞区棘波
DnASLO	de novo absence status of late onset	新发的晚发失神持续状态
DS	Dravet syndrome	Dravet 综合征(婴儿严重肌阵挛癫痫)
ED	epileptiform discharge	癫痫样放电
EEG	electroencephalogram	脑电图
EIMFS	epilepsy of infancy with migrating focal seizures	婴儿癫痫伴游走性局灶性发作
ELMA	eyelid myoclonia with absences	眼睑肌阵挛失神
EMA	epilepsy with myoclonic absences	肌阵挛失神癫痫
EMAS	epilepsy with myoclonic-atonic seizures	肌阵挛-失张力癫痫
EME	early myoclonic encephalopathy	早期肌阵挛脑病
EMG	electromyogram	肌电图
E-PA	epilepsy with phantom absences	幻影失神癫痫

ES	epileptic spasms	癫痫性痉挛
ESES	electrical status epilepticus during slow sleep	慢波睡眠期癫痫性电持续状态
ESM/ESX	ethosuximide	乙琥胺
fmTLE	familial mesial temporal lobe epilepsy	家族性内侧颞叶癫痫
FOS	fixation-off sensitivity	失对焦敏感
FCD	focal cortical dysplasia	局灶性皮质发育不良
FS	febrile seizures	热性惊厥
FSE	febrile status epileptics	热性惊厥持续状态
GC	generalized clonic	全面性阵挛
GCTC	generalized clonic-tonic-clonic(seizures)	全面性阵挛-强直-阵挛(发作)
GEFS+	genetic epilepsy with febrile seizure plus	遗传性癫痫伴热性惊厥附加症
GGE	genetic generalized epilepsy	遗传性全面性癫痫
GPSWD	GSWD with a polyspike component	伴多棘波成分的广泛性棘慢复合波放电
GSPWD	generalized spike/poly spike-and-wave discharges	广泛性棘慢复合波或多棘慢复合波放电
GSWD	generalized spike-and-wave discharges	广泛性棘慢复合波放电
GTCS	generalized tonic-clonic seizures	全面性强直-阵挛发作
GTCS-a	generalized tonic-clonic seizures alone	仅有全面性强直-阵挛发作
HFO	high-frequency oscillations	高频振荡
HV	hyperventilation	过度通气
ICCA	infantile convulsions and paroxysmal choreo-athetosis	婴儿惊厥伴阵发性手足舞蹈徐动症
IED	interictal epileptiform discharges	发作间期癫痫样放电
IGE	idiopathic generalized epilepsy	特发性全面性癫痫
IoC	impairment of consciousness	意识障碍
IPS	intermittent photic stimulation	间断闪光刺激
IS	infantile spasms	婴儿痉挛症
JAE	juvenile absence epilepsy	青少年失神癫痫
JME	juvenile myoclonic epilepsy	青少年肌阵挛癫痫
LEV	levetiracetam	左乙拉西坦
LGS	Lennox-Gastaut syndrome	Lennox-Gastaut 综合征(小发作变异型癫痫)
LKS	Landau-Kleffner syndrome	Landau-Kleffner 综合征(获得性癫痫性失语)
LTG	lamotrigine	拉莫三嗪
MAE	myoclonic-atonic epilepsy	肌阵挛-失张力癫痫
MAS	myoclonic absence seizures	肌阵挛失神癫痫
MEI	myoclonic epilepsy in infancy	婴儿肌阵挛癫痫
MELAS	mitochondrial encephalomyopathy, lactic acidosis	线粒体脑肌病伴乳酸酸中毒
MS	myoclonic seizures	肌阵挛发作
mTLE	mesial temporal lobe epilepsy	内侧颞叶癫痫
MTS	mesial temporal sclerosis	内侧颞叶硬化
NCSE	nonconvulsive status epilepticus	非惊厥性癫痫持续状态
NREM	non-rapid eye movement	非快速眼动

nTLE	neo-cortical(lateral)temporal lobe epilepsy	(外侧)颞叶新皮质癫痫
OE-G	occipital childhood epilepsy of Gastaut	Gastaut 型儿童枕叶癫痫(晚发型儿童良性枕叶癫痫)
OIRDA	occipital intermittent rhythmic delta activity	枕区间歇性节律性 δ 活动
OLE	occipital lobe epilepsy	枕叶癫痫
OPM	orbitofrontal photo myoclonus	眶额区光肌阵挛
OS	Ohtahara syndrome	大田原综合征
PDA	polymorphic delta activity	多形性 δ 活动
PKD	paroxysmal kinesigenic dyskinesia	阵发性运动诱发性运动障碍
PME	progressive myoclonus epilepsies	进行性肌阵挛癫痫
PNES	psychogenic non-epileptic seizure	心因性非癫痫性发作
PPR	photo paroxysmal responses	光阵发反应
PS	Panayiotopoulos syndrome	Panayiotopoulos 综合征(早发型儿童良性枕叶癫痫)
RBD	REM behavioural disorder	快速眼动期行为障碍
REM	rapid eye movement	快速眼动
RMEI	reflex myoclonic epilepsy in infancy	婴儿反射性肌阵挛癫痫
S-B	suppression burst	暴发-抑制
SBS	secondary bilateral synchrony	继发性双侧同步化
SD	sleep deprivation	睡眠剥夺
SDEEG	EEG after sleep deprivation	睡眠剥夺脑电图
sec-GTC	secondary generalized tonic-clonic	继发性全面性强直-阵挛
SES	status epilepticus during sleep	睡眠期癫痫持续状态
SI	self-induction	自我诱发
SOZ	seizure onset zone	发作起始区
SSEP	somatosensory evoked potentials	躯体感觉诱发电位(简称体感诱发电位)
SSW	slow spike-waves	慢棘慢复合波
SWI	spike-wave index	棘慢复合波指数
TA	typical absences	典型失神
TIRDA	temporal interictal rhythmic delta activity	颞区间歇性节律性 δ 活动
TLE	temporal lobe epilepsy	颞叶癫痫
ULD	Unverricht-Lundborg disease	Unverricht-Lundborg 病
VPA	valproic acid	丙戊酸
WS	West syndrome	West 综合征

目录

∿∿ 第一章 脑电图临床应用概述

▶ 脑电图的检查计划和记录方案

从最初申请到最终报告

诊断性脑电图（EEG）图形的出现和模式是动态变化的，受多种相互作用因素的影响，其因素包括患者年龄、特定综合征的自然病程阶段、记录当日所处的时间段、睡眠充足程度及觉醒的状态、抗癫痫药物和其他药物的应用以及其他可能的环境因素。单份规范的清醒期或甚至睡眠期的发作间期 EEG 记录不可能获得一个癫痫综合征的全部 EEG 特征。大量癫痫患者的清醒期 EEG 可能记录不到癫痫样放电（ED）(Pedley et al.,2003;Pillai and Sperling,2006)，而更多的患者在睡眠期可能出现癫痫样放电(Binnie and Stefan,1999)，尤其是睡眠剥夺（sleep deprivation,SD）记录（Rowan et al.,1982)，这种变化因癫痫综合征而异，全面性癫痫在觉醒期更容易出现癫痫样放电(Degen et al.,1987)。此外，特征性的癫痫样放电或甚至癫痫发作取决于规范的诱发试验（如过度通气可诱发广泛性棘慢复合波放电或失神发作）或特殊诱发试验（如阅读），在脑电室可控制的条件下通过疑似患者能测试其作用。因此，根据诊断假设和已获得的临床信息，EEG 记录应"个体化"，从而使诊断率最大化。

尽管已经发表了一些 EEG 转诊流程的指南(Noachtar et al.,1999;Beniczky et al.,2013)，但发展中国家(Birbeck et al.,2011)和发达国家(Nicolaides et al.,1995;Smith et al.,2001)的经验表明，在 EEG 申请单中可能缺乏相关的临床信息或初步的诊断假设，而是（且并不少见地）包含误导性的临床疑问（"是癫痫吗？"或"能否排除癫痫？"）(Fowle and Binnie,2000;Koutroumanidis and Smith,2005)。（已接受癫痫病学基础知识培训的）EEG 技师在安装电极时有充足的时间去询问关键的临床资料，包括发作症状和症状学（因为患者常有陪护）、发作频率、持续时间和诱发因素，进而获得重要信息，并在记录中进行有针对性的测试(图1-1)。

EEG 报告的结构式模板包含规范化的个人信息和转诊资料、详细的记录条件、操作方法以及实际的报告等相关信息[相关条目的综合列表，读者可参考"基于计算机标准化的 EEG 报告"（Standardised Computer-based Organised Reporting of EEG,SCORE)(Beniczky et al.,2013)]。

EEG 的解读和报告

EEG 的解读目前仍然依赖于神经电生理专家对癫痫样放电和其他非癫痫样异常的目测分析，包括对诱发试验的反应和不同警觉状态下的表现，依据现有的临床资料和既往 EEG 结果，综合作出合理的诊断性假设。因为儿童和青少年时期突出性 EEG 模式在成年后可能会变得模棱两可，所以早期的记录可能会有帮助。一份正常 EEG 对所有可疑的综合征的意义并不相同。虽然它不能排除大多数癫痫综合征的诊断(Fowle and Binnie,2000;Koutroumanidis and Smith,2005)，但足够完整的 EEG 记录可以排除少数癫痫综合征，如每天都诉说有丛集性"失神"发作且未经治疗儿童，在 EEG 监测中进行充分的过度通气而结果正常，则基本不考虑儿童失神癫痫的诊断。

最终的临床 EEG 报告将 EEG 的发现转变成对临床有用的信息，并可提示癫痫发作类型或癫痫综合征，其中隐含一些供参考的可能病因以及诊断的确定性程度（参阅下文）。重要的是在 EEG 的最后部分提供了分类学的内容，EEG 报告应明确使用普通的临床术语而不是 EEG 专用的名词(Noachtar et al.,1999;Kaplan and Benbadis,2013;Tatum et al.,2016)。

EEG 的解读并不总是简单直接的。在 EEG 的"阅读"过程中，其临床意义是简单而

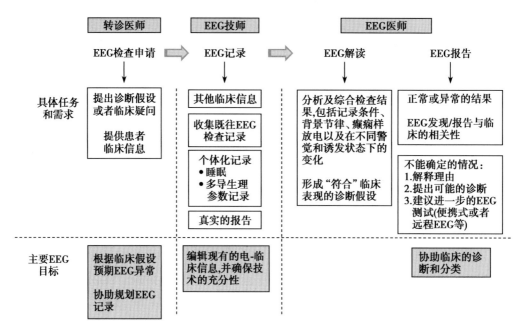

图 1-1 EEG 诊断路径：从最初接诊到最终报告。依据 EEG 检查流程，上边一行的白框中显示了从最初申请到最终报告的每个阶段的主要任务和要求，以最大限度地发挥其诊断作用。例如，记录方案的个体化不仅取决于申请医生提供的诊断假设的完整性和提供所需的临床信息，而且依赖于 EEG 技师获得的其他信息。下边一行的灰色框中显示了 EEG 流程每个阶段的主要目标，以 EEG 在临床诊断和分类中的重要作用结束

明确的，但也有一些复杂且不明确的癫痫样放电模式必须使用标准并公认的术语"重新表述"（Noachtar et al. , 1999；Beniczky et al. , 2013），如果无法实现这一点，则使用 EEG 术语进行有限地全面描述。这两种描述方法都有重要的语义内涵，例如，一个脑区先导性并累及全部头皮电极的棘慢复合波可以解释为局灶性放电的快速泛化（暗示局灶性癫痫）或解释为不完全广泛性放电（提示遗传性全面性癫痫）。同样，以相邻几个头皮电极为主的一侧性棘慢复合波放电可解释为脑区性放电（Noachtar et al. , 1999），也可解释为不完全广泛性放电（Browne et al. , 1974）。虽然 2010 年国际抗癫痫联盟（International League Against Epilepsy，ILAE）的报告中（Berg et al. , 2010）已经探讨了"局灶性"和"全面性"之间的一些本质区别（关于癫痫发作起源），但对一些模棱两可的发作间期癫痫样放电现象的解读仍未解决。因此，这种二分法暗示着易于受到专家主观意见的影响，说明阅图者之间已达成的适度共识（van Donselaar et al. , 1992），可能导致

双重分类标准。

当现有的 EEG 证据不足以给 EEG 医师提示一个诊断，在他们看来也不能过分主观时，建议在报告中充分解释诊断的由来和 EEG 证据，包括所有可能的诊断并建议进一步检查（如睡眠或便携 EEG、远程视频监测等），具体方式取决于可利用的资源。遗传性（特发性）全面性癫痫与继发性双侧同步化（SBS）的鉴别是 EEG 二分法局限性的典型例子（参阅下一章的相关诊断标准）。**图 1-1** 总结了转诊医师、EEG 技师和 EEG 医师在临床 EEG 最佳诊断流程中的作用。必须强调，EEG 报告在诊断和分类中的价值取决于每个环节相关人员的工作能力。尽管在 EEG 工作流程中，每一环节的作用和权重是不同的，但每个阶段都会为下一个阶段提供资料，并且这个流程中的任何缺陷都会影响最终报告的临床有效性。

▶ 脑电图记录的两级标准

为了使患者获得最佳的医疗护理和最广

泛的覆盖,全面的 EEG 记录-报告方法框架应该是通用的并适用于全球不同水平的临床 EEG 服务,并考虑到可用的材料和人力资源,包括各种培训和具有解读 EEG 专业知识的临床医生和 EEG 技师。

在全球范围内 EEG 服务水平有很大的差别,反映出资源有限国家与欧洲、北美和东亚工业化国家在癫痫管理方面存在的巨大差距。前者主要包括拉丁美洲、非洲、亚洲和加勒比地区,尽管这些地区癫痫的年发病率高达(92.7~190)/100 000(Carpio and Hauser,2009),但当地公共卫生事业并没有将其列为优先考虑项目,而是更多地关注放在可预防的寄生虫病和传染病以及资源不足的围产期护理上。在这些国家,神经科医生寥寥无几且多在大城市执业(Mani,1998),所以诊疗服务往往很差,癫痫患者通常由初级保健医师管理或一直处于未治疗状态(de Bittencourt et al.,1996)。在资源匮乏的国家,所能提供的 EEG 服务各不相同,仅有四分之三的地区配置 EEG 设备(Dua et al.,2006),由未经培训的技师操作且无最低标准(Radhakrishnan,2009;Birbeck et al.,2011)。数字化 VEEG 设备缺乏,而且常集中在私立医院和仅在大城市,因此大多数人很难得到相关服务(WHO,2004,2005;PAHO,2011)。当患者可以去公立医院就诊的时候,检查等待的时间可能很长(Caraballo and Fejerman,2015)且 EEG 记录时间普遍很短(Birbeck et al.,2011)。在非洲,虽然 EEG 检查多于神经影像(Wilmshurst et al.,2011),但对因惊厥性癫痫住院治疗的患者,

仍然没有把 EEG 作为常规检查(Kariuki et al.,2015a)。接受 EEG 基础解读培训的医师很少,对 EEG 解读的教育性指南缺乏(Kander and Wilmshurst,2015),对于儿童及成人 EEG 有指导意义的高质量研究很少(Igwe et al.,2014;Lagunju et al.,2015,Kariuki et al.,2015b),并且大多数是关于惊厥发作患者的常规记录,所以电-临床诊断主要集中于鉴别局灶性癫痫和全面性癫痫,实际上反映了基本的临床需求。在欧洲、北美和远东这些数字 VEEG 资源丰富的工业化国家之间的 EEG 记录和报告标准也各不相同。异常 EEG 的比例在医院和社区的样本中也有所不同(Binnie and Stefan,2003),同时在不同脑电室之间,技师培训和记录方案也不同。在一些社区医院 EEG 可能主要由对肌电图感兴趣的临床神经生理学医师书写报告,而在癫痫中心和大学医院,阅图者间仅有中等程度的一致性(van Donselaar et al.,1992)。

我们根据医院现有的设备和资源(包括长程和睡眠记录及特殊的诱发试验、多通道采集和多导生理参数记录以及同步 VEEG 记录的能力)以及 EEG 技师的技能和专业知识的培训,在实际工作中将 EEG 记录分为两级:①初级,适用于大多数社区综合医院和资源有限国家的三级/教学医院;②高级,对发达国家的三级癫痫中心和大学医院的最低要求(**知识框 1-1**)。该初级标准记录条件可能比目前多数区域性综合医院脑电室的要求更高和更复杂,但我们的主要目的是逐步提高初级标准的实践水平。尽管资源配置不同,当接受过癫痫病

> **知识框 1-1 EEG 记录的两级标准**
>
> A. 初级:过度通气(HV)和间断闪光刺激(IPS)(标准诱发试验)。
> 包含基本的 EMG 的多导生理参数记录(除非通道数受限)。
> 数字化 VEEG(在资源有限的国家可以采用其他方式)。
> EEG 睡眠记录(难以安排时,尽可能鼓励思睡/浅睡)。
> B. 高级:HV、IPS、其他特殊性诱发试验、视频、多通道多导生理参数记录。
> 部分(或一些脑电 24 小时)睡眠剥夺 EEG(SDEEG)或药物诱发的睡眠 EEG。
> 长时间白天或整夜长程 VEEG 记录、远程视频监测等,如下所示。
> 注意:所有的记录方案都应根据临床信息和临床问题进行个体化选择。

学知识培训的熟练的 EEG 技师按初级标准记录时，可以提供的诊断与高级标准一样多，并且可以合理地推断出大多数癫痫综合征的诊断。

为了向 EEG 技师提供特定综合征记录方案的依据，我们将介绍不同警觉状态下癫痫样放电的出现方式及对特殊和非特殊诱发试验的反应。

▶癫痫及发作性疾病组织修订的癫痫相关术语及概念框架内的脑电图诊断和分类标准（Berg et al.，2010；Scheffer et al.，2017）

癫痫的诊断流程有两个目的：①识别全部临床症状及确定癫痫发作类型或综合征；②寻找基础的病因。EEG 有助于临床诊断，但不能做出病因诊断。特定的 EEG 模式（如局灶性棘慢复合波）可能来源于不同病因，而某一类病因所致的癫痫可能具有不同的 EEG 特征；例如，儿童失神癫痫（CAE）、Dravet 综合征和常染色体显性遗传夜间发作性额叶癫痫（AD-NFLE）都是遗传因素决定的，却表现出截然不同的 EEG 特点。

为了在新框架内发挥 EEG 对诊断和分类的作用，即 EEG 和其本质上对临床的有效贡献，报告应遵从新的概念，但也要确保其替换 1989 年的概念及术语不会影响其临床有效性。

EEG 与临床分类

综合征分类仍然是临床分类的基石（Scheffer et al.，2017），当涉及官方认可的癫痫综合征时，在这个水平上的 EEG 标准无须做特殊修改。

EEG 与病因分类

2017 版 ILAE 发布的癫痫方面的文章确认了一系列病因组：结构性（存在 MRI 病变）、

遗传性、感染性、代谢性、免疫性以及病因未明（Scheffer et al.，2017）。强调病因对于治疗的影响，同时也认识到各种病因之间并非相互排斥关系，一个癫痫患者可能会有一种以上病因，病因之间也没有等级之分，患者的一组病因中的重要性取决于具体情况。例如，一个结节性硬化症的患者有结构性和遗传性两种病因，结构性病因对于癫痫外科治疗很重要，而遗传性病因对于遗传咨询和考虑新的治疗方法很关键，如西罗莫司-mTOR 抑制剂对哺乳动物的靶向治疗。

EEG 本身也可间接地提示某类病因，通常这种提示是非特异性的。虽然一些 EEG 模式可能暗示某种病因比其他的病因可能性更大，还引入了可能性的等级。例如，一个局灶性发作的患者结合 EEG 发作间期一侧颞区的棘波和慢波活动常常提示结构性原因，不过罕见的家族性颞叶癫痫也可出现这种情况（Crompton et al.，2010）。相似的 EEG 特征也可出现在没有家族史或有明确病因的患者中。例如，那些影像学正常或组织病理学非特异性改变并且同侧颞叶切除后预后良好的患者也可出现（Koutroumanidis et al.，2004）。在这个例子中，1989 版与 2017 版的病因分类（结构性与症状性、原因不明性与隐源性或可能症状性和遗传性）之间有良好的一对一相关性，不影响 EEG 报告的临床实用性。

然而，当涉及特发性全面性癫痫（IGE）的某种类型时，EEG 报告可能对临床有潜在的重要影响，这两种病因分类间的关系可能变得更加复杂。当对公认的遗传性全面性癫痫（GGE）做 EEG 报告时，例如 CAE、青少年失神癫痫（JAE）、青少年肌阵挛癫痫（JME）和仅有全面性强直-阵挛发作（Generalized clonic-tonic seizures alone，GTCS-a）的癫痫，任何一种分类法均能准确地传达同样的临床信息（见上述的 EEG 与临床分类）；虽然一些病例的临床表型以前认为属于 IGE 疾病谱，但不是公认的独特的癫痫综合征，所以目前无法归类于 GGE，这种情况下新的病因分类方式可能存在很大缺陷。例如眼睑肌阵挛失神（ELMA）癫痫综合征（Jeavons，1977）、失神持续状态癫痫（ASE）（Genton et al.，2008）、幻影失神癫痫（E-PA）（Panayiotopoulos et al.，1997），以及一些无法分类的临床表型（Valentin et al.，2007），它们与公认的遗传性全面性综合征 CAE、JAE、JME、GTCS-a 都有共同的特征性的 GSWD（一种典型的遗传学标志）和特征性的发作症状，如失神发作，但就我们目前的知识而言，对有助于它们病因诊断的大量基因所知甚少[如幻影失神癫痫（Koutroumanidis et al.，2008）]，甚至一无所知[如失神持续状态癫痫（Genton et al.，2008）]。从 EEG 的角度来看，这会将一些非公认的 IGE 综合征错误的归类为"未知病因"。

儿童特发性（自限性）局灶性癫痫也需要进行类似的调整，因为相关的遗传学病因尚不确定（Vadlamadi et al.，2014）。此外，当三种公认的主要综合征（良性 Rolandic 癫痫、Panayiotopoulos 综合征和 Gastaut 型儿童枕叶癫痫）有典型的电-临床表现时，EEG 报告的临床作用不受影响，但也存在相似病因又不能归为已经存在的三种主要综合征中的中间表型（Covanis et al.，2003）。从 EEG 的角度来看，早在 50 年前就已经怀疑存在遗传基础（Bray and Wiser，1964，1965），这一点得到了中央颞区棘波（Neubauer et al.，1998；Strug et al.，2009；Pal et al.，2010）连锁和相关性分析以及在多数儿童中的这些局限性棘波和广泛性棘慢复合波放电（GSWD）之间的密切关联证据的支持。Gastaut 型特发性枕叶癫痫患儿中 1/3 有 GSWD（Gastaut and Zifkin，1987；Caraballo et al.，2008），Panayiotopoulos 综合征患儿中 1/4（Ohtsu et al.，2003；Specchio et al.，2010）有 GSWD，部分患儿病初仅有 GSWD

（Caraballo et al.，2015），在良性 Rolandic 癫痫患儿中达到 15%（Beydoun et al.，1992）；其中一部分患儿甚至可有失神发作。

由于这些原因，"扩大的"遗传组（包括"可能为遗传性"）（表 1-1）的所有特发性局灶性癫痫和未公认的 IGE 综合征被认为是支持 EEG 在临床分类中作用的唯一合理方式。

表 1-1 显示癫痫和癫痫综合征每个主要诊断性 EEG 模式的范例，并根据主要病因制表。值得注意的是病因分类是一个动态的过程，期望未来的研究能证实多种遗传基因在目前未知病因的癫痫和癫痫综合征的作用。在表 1-1 中，儿童期和青少年期特发性局灶性癫痫和未公认的 IGE 综合征及其表型特征列在"可能为遗传性"子项目下，强调其 EEG 与这4 种主要的 GGE 综合征之间的联系。我们强调制定这个分类构架是服务于 EEG 的目的，为了特定的目的而根据一种有用的典型特征来自由分组各种癫痫（Berg and Scheffer，2011），GSWD 就是这种情况。相应的，伴全面性发作和 EEG 异常的 ELMA、幻影失神癫痫、ASE、无法分类的 IGE 和至少作为一个亚类的 3 岁前儿童失神或肌阵挛失神癫痫可能是遗传性的，伴局灶性发作和 EEG 异常的特发性局灶性儿童癫痫可能是遗传性和自限性的，伴全面性和局灶性发作及 EEG 异常的特发性反射性癫痫**是**遗传性的（光敏性癫痫）或**可能**是遗传性的（阅读/言语诱发的癫痫）（表 1-1）。为了避免混淆，以及减少在不同国家和文化中可能存在的社会耻辱感和不良后果（Schefferetal，2017），在本文中两个术语"遗传性全面性癫痫"（GGE）（包括"扩展的"可能为遗传性癫痫的）以及 IGE 将合并为名词 GGE/IGE。

表 1-1 2017 版癫痫综合征和癫痫病因分类中的主要脑电图模式

脑电图模式	遗传性	可能为遗传性*	未知	结构性和代谢性
癫痫伴全面性发作*				
广泛性棘慢复合波 > 2.5Hz（综合征亚型间有不同） 非定位性的局灶性棘慢波 正常背景活动	儿童失神癫痫 青少年失神癫痫 青少年肌阵挛癫痫 仅自全面性强直-阵挛发作的癫痫 反射性（光敏感）	失神癫痫<3岁 眼睑肌阵挛 肌阵挛-失张力 幻影失神癫痫 失神持续状态 不能分类的表型		
广泛性棘慢复合波 ≤ 2.5Hz 和广泛性多棘慢波/睡眠中快波 背景弥漫性慢化 不同频率的广泛性棘慢复合波 局灶/多灶性棘慢波 背景弥漫性慢化			Lennox-Gastaut 综合征	既往为症状性全面性癫痫/癫痫性脑病，包括大多数 Lennox-Gastaut 综合征 进行性肌阵挛癫痫**
癫痫伴局灶性发作*				
综合征或脑叶特异分布的局灶性棘波 正常背景活动	良性家族性婴儿癫痫 常染色体显性遗传性夜间发作性额叶癫痫 家族性内侧颞叶癫痫 家族性外侧颞叶癫痫	反射性癫痫（热水）		

续表

遗传性	可能为遗传性†	未知	结构性或其他
综合征特异分布的局灶性棘波 可有广泛性棘慢复合波>2.5Hz 正常背景活动	Gastaut 型（和光敏感）枕叶癫痫 Panayiotopoulos 综合征 Rolandic 癫痫 中间表型 非典型良性癫痫		
综合征(脑叶)特异分布的局灶 性棘慢波(或无)局灶性慢波 正常或异常背景		局灶性(既往为隐源性)癫痫	
病灶相关分布的局灶性棘波 有（或无）局灶性慢波 罕见发生双侧同步化 正常或异常背景			颞叶内侧或其他部位的癫痫 创伤后、感染、卒中、肿瘤、自身免疫性 皮质发育畸形*** 结节性硬化症**
癫痫样局灶性和全面性发作			
综合征相关的棘慢复合波 正常背景活动	反射性（光敏性、阅读性、失对 焦敏感、电子游戏）		
癫痫性痉挛			
Dravet 综合征 遗传性癫痫伴热性惊厥附加症 表型			
独特的或综合征特异性的#		West 综合征（无病变）	既往为症状性 West 综合征（大多 数病例）

注：表 1-1 旨在以一个完整表格形式呈现诊断癫痫综合征的每个主要脑电图模式的示例。
†当涉及又尚未认识到的综合征或全面发作性癫痫（IGE）无法分类的综合征-临床表型时，"扩展的"遗传组的目的是保持脑电图报告的临床实用性（参阅正文）；
* 遗传性（特发性）全面性癫痫可能出现局灶性发作及较少局灶性的症状/体征及可能为遗传性可能在发生的局限性的自限性遗传性局灶性儿童癫痫；
** 多小脑回畸形也可继发于基因突变；
*** 癫痫是遗传性疾病的一部分；
# 暴发-抑制是可以反映不同病因的特殊综合征特异性脑电异常脑电图模式的另外一个例子，这种模式是结构性-代谢性或遗传性的新生儿癫痫或遗传性脑病的特征。

（李兴 译，周渊峰 校，王江涛 审）

ᴧᴧᴧ第二章　遗传性（特发性）全面性癫痫

▶ 典型脑电图特征——特点及动态变化

频率＞2.5Hz 的广泛性棘慢复合波放电

遗传性（特发性）全面性癫痫（GGE/IGE）的发作间期 EEG 特征为突出于正常背景活动的频率＞2.5Hz 的广泛性棘慢复合波放电（GSWD），有时也可出现不完全性 GSWD 及非定位性的局灶性棘波。

GSWD：形态与分布

GSWD 为经典频率的 3~3.5Hz（放电最初 1s 后测量）或较快频率的 4~5Hz 双侧同步性棘慢复合波规则或接近规则的发放。放电开始时（最初 0.5~1s 内）的频率可能是较快且不规则的，随后逐渐减慢至结束，不过在一次放电内可能不规则。棘波成分在阵发性放电开始时明显而结束前可变得不明显。棘慢复合波的波幅通常在额区最高，从前头部至后头部逐渐降低，常在枕区消失。

"广泛性"这个术语是指阵发活动出现于所有脑区（见于所有的 EEG 导联），而"不完全广泛性"（Browne et al.，1974）是指放电在每侧大脑半球至少累及两个脑区。

双侧半球的波幅可能不对称，在任一脑区（前头部、后头部或一侧性、一侧半球或非一侧半球）可出现前导性放电。当放电在一侧半球时，前导性放电的部位在同一次或之后的记录中通常不恒定，但是始终出现在一侧的前导性放电不一定是排除 GGE 或 IGE 诊断的标准（Lombroso，1997）（参阅继发性双侧同步化章节）。

睡眠和其他诱发因素对 GSWD 的影响

GSWD 在慢波［非快速眼动（NREM）］睡眠期可被激活，主要在 3 期、2 期以及程度更轻的 1 期。不过门诊患者的睡眠 EEG 记录很少能达到 3 期；睡眠剥夺后的睡眠期记录，放电会明显增多（Degen et al.，1987）。睡眠中的 GSWD 倾向于出现多棘波成分即广泛性多棘慢复合波放电（GPSWD），且放电持续时间更短、不完全广泛性或片段化（图 2-1）。GSWD 通常在快速眼动（REM）期减少或抑制。GSWD 通常在觉醒后被激活，无论一天中的哪一时间。在过度通气（HV）试验中或结束后短时间内通常可诱发 GSWD，尽管 HV 的这种诱发效果在不同的 GGE/IGE 综合征不尽相同，也不是所有的患者都出现明显改变。其他的特殊诱发因素包括闪光刺激（及合眼）、阅读以及其他语言活动、思考以及中心视野失对焦状态（参阅反射性发作和癫痫的章节）。

GSWD 和典型失神发作

GSWD 或 GPSWD 可以伴明显的行为改变，通过视频及多导生理参数记录可观察到意识障碍（IoC）、运动症状及自主神经症状，也可以是亚临床放电。GSWD 的持续时间与意识障碍的程度之间无相关性（Shimazono et al.，1953），但较长时间的失神发作通过简单的临床观察更容易识别。通过在阵发性异常放电期间给予可控听觉刺激的早期简单试验观察反应性的损害程度（作为意识状态的一个主要测量参数），结果显示至少 80% 的 GSWD，在放电最初 0.5s 内发生损害并达到最大程度，在放电开始的 1.5s 后逐渐恢复（Porter and Penry，1973；Browne et al.，1974；Blumenfeld，

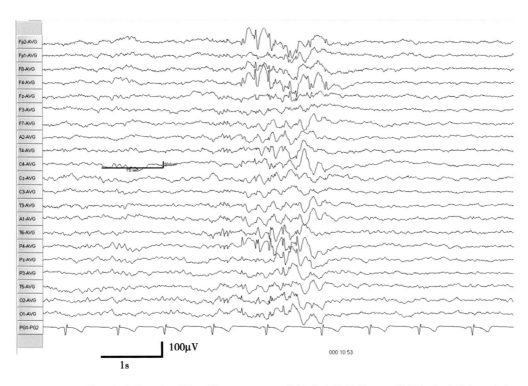

100μV

1s

000 10:53

图 2-1　CAE 的儿童患者。浅睡期（2 期睡眠）可见局灶性非定位性的 3Hz 棘慢复合波放电。注意不完全性 3Hz GSWD 和正常的背景活动

2012）；通过仔细的临床评估，在 GSWD 仅持续 2s 时能发现可识别的轻微意识障碍或者轻微但明显的动作迟缓（Koutroumanidis et al.，2008；Sadleir et al.，2009）。当 GSWD 表现为不完全性或不对称性时，临床的意识障碍更轻微（Browne，et al.，1974）。经验性的证据表明意识障碍的程度可能与 GSWD 的频率和规则性有关，儿童失神癫痫（CAE）和青少年失神癫痫（JAE）的规则性 3Hz GSWD 常伴有严重的意识障碍，而青少年肌阵挛癫痫（JME）的更快频率或者非典型失神的更慢频率的 GSWD 对应的意识障碍则更轻微。GSWD 相关的运动症状，包括头后仰和眼上视、局部（眼睑、面部和上肢）的肌阵挛、面部（通常是口周或口咽部）和肢体自动症以及少见的言语自动症。

典型失神发作没有普遍认同的定义，因为作为其必要条件的意识障碍，不仅在严重程度，而且在涉及的意识成分（如注意力或记忆力）方面可能有很大差异。能否检测到发作取决于所使用的方法（通过对患者"眨眼"和"凝视"的简单观察，在放电期间对给予的言语刺激无反应或是在放电结束后不能回忆，在 HV 期间进行的呼吸计数中断或者延迟，或者执行其他简单的重复性运动任务、连续执行能力测试等）（知识框 2-1）。

背景活动

正如预计的一样，背景活动正常。EEG 出现上述特征的 GSWD，即使背景活动出现弥漫性慢化可能仍然符合 GGE/IGE 的诊断。当这种慢化能被证实或推测是由于可逆性病因所致，包括抗癫痫药物或其他药物中毒（如抗精神病药物、锂、单胺氧化酶抑制剂及三环类抗抑郁药物）以及合并症（如代谢紊乱或甲状腺功能减退、发作后抑郁等等），在这种情况下，去除异常因素后背景活动可以恢复正常。

非定位性的局灶性或多灶性棘波

这种棘波可出现于前头部、后头部或一侧颞区（Seneviratne et al.，2014）。"非定位性"局灶性或多灶性棘波区别于结构性致痫灶相

关的"部位恒定"（定位性）的癫痫样放电。非定位性棘波通常分布在额区（**图 2-1**）或枕区，但在同一次或之后的 EEG 记录中放电部位或侧别通常不恒定或呈多灶性放电。即使在系列的 EEG 记录中存在恒定部位的局灶性放电，但并无相关的脑区性背景异常（**图 2-2**，另参阅继发性双侧同步化相关内容）时，仍然符合 GGE/IGE 的诊断（Lombroso，1997）。

- **临床实践观点** 在适当的临床背景下，这些 EEG 特征能以最高程度的确定性提示 GGE/IGE 的诊断。根据特殊的 EEG 或 VEEG 发现，EEG 报告可进一步提示特定的年龄依赖性癫痫综合征的亚型（参阅特定类型的 GGE/IGE 综合征章节）。

> **▶ 知识框 2-1　GSWD 期间意识状态的评估**
>
> 　　**临床基础** 在开始 EEG 记录之前向患者说明评估的流程和方法。放电开始后尽快清晰大声地给出简单的指令和听觉刺激（数字或单词），并且根据失神发作持续时间的长短重复上述指令，在放电期间监测可能出现的直接反应。在放电结束后立即让患者复述刚才告诉他的内容。该方法仅对存在严重意识障碍或无反应的失神发作敏感。推荐用于持续时间超过 3~4s 的自发性和 HV 诱发放电的一线评估（放电时间更短，则在刚给予刺激时可能已消失）。
>
> 　　**临床高级** 在 HV 期间让患者执行简单的呼吸运动计数任务或者以舒适的频率进行反复的敲打动作（Giannakodimos et al.，1995）。该方法的目的是证实非常短暂的（1.5~2s）GSWD（**图 2-3**）或者持续时间更长但有轻微失神的 GSWD 期间存在注意力或运动执行能力缺陷（中断、延迟或重复同一数字），而这些在临床初级评估中无明显的变化（下一章的**图 3-19**、**图 3-36** 和**图 3-37**）。这种方法适用于所有 5 岁以上患者，无论其教育程度如何。虽然视频监测可以获得理想的结果，但是经过培训的 EEG 技师能密切地观察患者情况，并在基础数字记录中或纸上准确地标注患者的表现。
>
> 　　**临床研究** 连续执行能力测试（continuous performance tests，CPT）是使用视觉或听觉刺激去评估患者的注意力、对信息的接受能力和运动执行能力。连续执行能力测试仅适用于完全合作的患者。

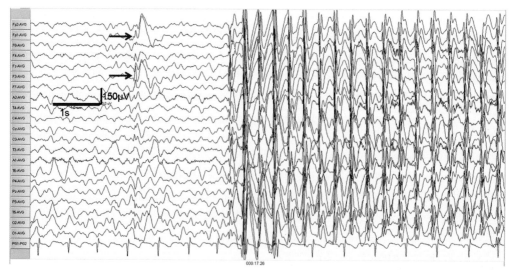

图 2-2　CAE 的儿童患者，左侧额区非定位性的局灶性棘慢复合波放电，患儿的右侧额区也会有类似的局灶性放电。注意正常的背景活动将该局灶性棘慢复合波与结构改变（症状性）相关的恒定致痫灶的局灶性棘慢复合波区分开，如图 2-4 所示，另外本图中的局灶性放电与其后的 GSWD 也缺乏时空相关性（参阅后文继发性双侧同步化放电的诊断条件）（from Koutroumanidis et al.，2012）

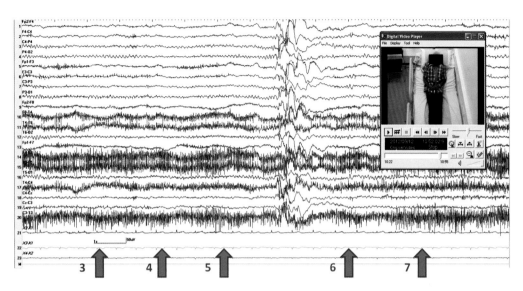

图 2-3　患者在朗读数字"5"后出现停顿,但是随后能够按照正确的数字顺序继续读数。注意引起上述异常反应的 GSWD 持续时间小于 2s

▶ **脑电图特征为>2.5Hz 的广泛性棘慢复合波或伴多棘波成分的广泛性棘慢复合波放电时,可能提示遗传性或特发性全面性癫痫与局灶性癫痫(结构性或其他病因)共存或者继发性双侧同步化**

持续的(恒定的)局灶性棘波和尖波活动,伴相关的局灶性背景异常(如不规则的慢波伴或不伴快节律衰减)　这种恒定的局灶性异常不应该归于其他原因,如脑血管(椎基底动脉)供血不足(Niedermeyer,1963)或其他近期获得性脑损伤。这种波形和恒定的局灶性癫痫样异常出现的可能性为:①继发性双侧同步化(secondary bilateral synchrony,SBS),或②同时存在局灶性发作的结构性癫痫(图 2-4)。

当 GSWD 出现在其他无法解释的背景弥漫性慢化中时,需要怀疑癫痫性脑病,尤其是当伴有认知功能低于正常且 GSWD 的放电频率处于或接近 GGE/IGE 频率谱的低值(即≤2.5Hz)时。

GGE/IGE 与继发性双侧同步化

虽然继发性双侧同步化经常被提及,但极少对其批判性分析,而且也缺乏明确的神经生理学证据。这里对继发性双侧同步化这种临床电-生理现象修订的目的,是从实用角度将其定义为由恒定部位的局灶性异常放电(如上所述)所触发的双侧同步化(广泛性)棘慢复合波放电;当恒定的局灶性异常与继发 GSWD 的一侧性或脑区性的前导性放电部位始终一致(空间限定)时,或局灶性尖波活动触发双侧同步化(广泛性)棘慢复合波放电(时间限定)时,这种因果关系的推断是合理的。就空间限定而言,继发性双侧同步化的局灶性放电部位和 GSWD 起始放电部位始终一致,这有别于 GGE/IGE 的局灶性放电和 GSWD"开始"部位之间的多变关系。就时间限定而言,Blume 和 Pillay 在 1985 年提出,触发双侧同步化(广泛性)棘慢复合波放电的连续局灶性癫痫样放电至少持续 2s,而且该放电的波形明显不同于其所触发的广泛性放电,但是与同一部位的其他局灶放电的波形要相似(图 2-4~图2-6)。在他们的研究中,3/4 患者的继发性双侧同步化(广泛性)棘慢复合波放电频率慢于3Hz,其中多数患者存在额叶致痫灶。

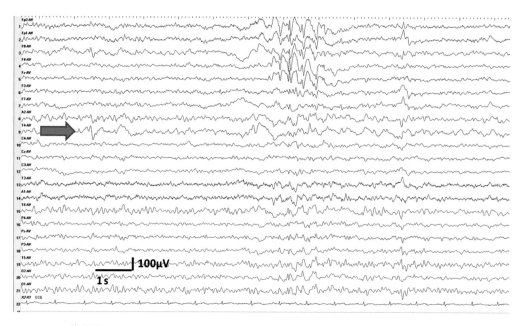

图 2-4 既往存在"空白感"和左侧局灶性运动性发作的儿童，右侧额区局灶性节律性 3Hz 棘慢复合波放电。注意该放电与图 2-1 的放电相似，但是该患者也存在局灶性的背景异常，即右侧中颞为著的不规则慢波节律和尖波放电（箭头）。颅脑 MRI 显示右侧室管膜下较大的灰质异位伴皮质增厚

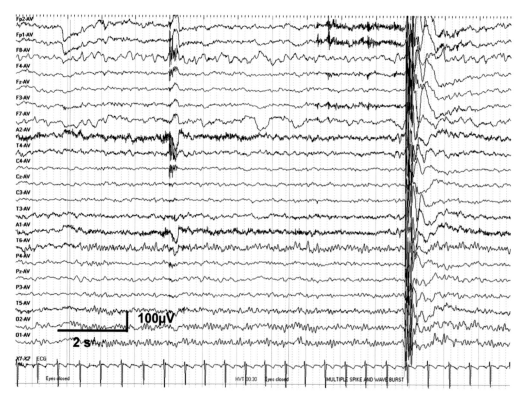

图 2-5 继发性双侧同步化：右侧前颞-下额区接近持续的类节律性 θ 和 δ 活动夹杂尖波放电，触发了明显的广泛性高波幅多棘慢复合波放电（时间限定）。注意"触发性"的局灶性癫痫样放电与其继发的双侧同步化的 GSWD 的波形不同

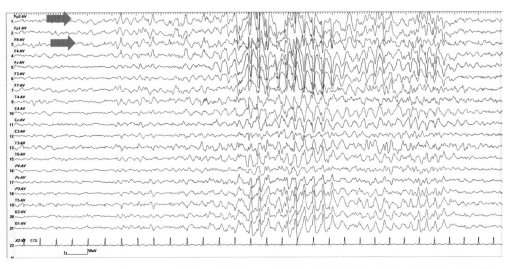

图 2-6　一个有非典型失神和全面性惊厥发作的儿童癫痫患者的继发性双侧同步化现象:右侧额区持续性尖样 θ-快 δ 活动(箭头)触发了明显的广泛性高波幅的 2.5Hz 棘慢复合波放电(时间限定)。与图 2-4 类似,注意"触发性"的局灶性癫痫样放电与其继发的双侧同步化的 GSWD 的波形不同

一些可疑为继发性双侧同步化的病例可能缺乏这些明显的 EEG 证据:皮质致痫灶可能位于深部脑沟而难以记录到触发性 GSWD 的局灶性癫痫样放电,或者可能迅速继发广泛性放电。支持继发性双侧同步化的临床特点可能包括频繁的夜间发作或夜间为主的发作、局灶性发作以及认知水平低于正常,同时颅脑影像学可能提供重要的诊断线索(**图 2-7**)。偶尔,肿瘤也可以引起节律性 3Hz 棘慢复合波

(Ajmone-Marsan and Lewis, 1960; Raymond et al.,1995)。在这种情况下,GSWD(或有时伴典型失神发作)和局部脑病变之间总体的相关性是不确定的,可能是由于症状性的局灶性癫痫和 IGE 恰好共存,或者是因为病损位于中线区(Tükel and Jasper, 1952; Bancaud et al.,1974),也可能和遗传易感性有一定的关系,导致缺乏继发性双侧同步化的确切 EEG 证据。需要注意避免将继发性双侧同步化和从一侧

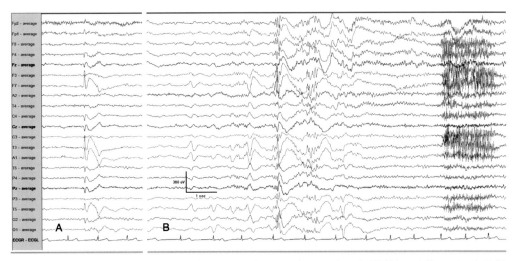

图 2-7　22 岁女性,自诉有 1~2min 的"愣神",随后出现意识混浊及全面性惊厥发作。(A)清醒期左侧颞区棘波。(B)2 期睡眠左侧颞区尖慢复合波被明显的广泛性多棘慢复合波放电取代,引起癫痫性觉醒。颅脑 MRI 扫描显示累及左侧颞叶内侧皮质和颞极的皮质发育不良

旁中线起始并跨越中线扩散为弥漫性放电的情况相混淆。在采用包括中线电极的横联方式下，继发性双侧同步化的判定需要在相应脑区存在两个独立但同步化的"点燃灶"（Daly，1997）。

- **临床实践观点** 在出现上述的 EEG 时间和空间限定条件及适当临床背景的情况下，EEG 报告应该解释证据并指出继发性双侧同步化的高度可能性，尤其当存在具有提示意义的影像学发现时。根据可利用的资源，EEG 工作者也可以建议进一步的 EEG 监测，如便携式 EEG 和远程视频（去记录局灶性发作），或者推荐到三级癫痫中心就诊并进行颅脑影像学检查。

  公认的是，对于一些存在"中间状态"的 EEG 表现和复杂或非典型的（或未知的）临床特点的患者，对 GGE/IGE 和继发性双侧同步化仅靠脑电图区分是不可能的。此时，建议 EEG 工作者应该意识到 EEG 诊断的局限性，尽量避免过于主观的意见；相反，在 EEG 报告

应该提供证据和讨论诊断的可能性，并且建议进一步行上面提及的 EEG 或影像学检查。

遗传性全面性癫痫与结构或代谢性病因的局灶性癫痫共存

可以预料这种共存现象使寻找可识别的相关临床和 EEG 特征成为一种复杂的状况（Koutroumanidis et al.，1999；Radhakrishnan et al.，2011）。从 EEG 的角度来看，亚临床 GSWD 或典型失神发作（TA）和/或肌阵挛发作（MS），无论有无非定位性的局灶性或多灶性棘波，都应该并存一个脑叶的一个稳定病灶，但二者之间无空间或时间的一致性。

- **临床实践观点** 在适当的临床背景下，EEG 报告中应该指出与局灶性癫痫共存的可能性及解释证据，并且建议采用远程视频记录局灶性发作和进行颅脑影像学检查，或转诊到具有这些设备的高级癫痫中心（参阅局灶性癫痫相关章节）。

（王江涛 译，李光健 校，周渊峰 审）

第三章 遗传性（特发性）全面性癫痫综合征

本章介绍了四种主要的、官方认可的遗传性全面性癫痫（GGE）综合征，即儿童失神癫痫（CAE）、青少年失神癫痫（JAE）、青少年肌阵挛癫痫（JME）和仅有全面性强直-阵挛发作的癫痫（epilepsy with GTCS alone）（Scheffer et al., 2017）。此外还介绍了过去几十年在同行的文献综述中已经很好地记载了的属于特发性全面性癫痫（IGE）谱系的一些独特的电-临床表型。这些表型也以广泛性棘慢复合波放电（GSWD）的"遗传性 EEG 标志物"为特征。这里补充了四种可能为遗传性全面性癫痫的主要综合征（参阅第一章）。

▶儿童失神癫痫

概述

儿童失神癫痫（CAE）是儿童期起病的经典的 GGE/IGE 综合征，临床表现为失神发作伴同期 EEG"经典的"3~4Hz GSWD。患儿神经系统发育正常，女孩多见。典型失神（TA）在 4~10 岁之间起病，发病高峰为 5~7 岁，多数患儿的发作在青春期早期缓解。在青春期或成年期可出现不频繁的 GTCS，但在发病早期或失神发作的活跃期不会出现 GTCS。肌阵挛发作（MS）不是 CAE 的特征，如果新诊断失神发作的儿童在早期出现肌阵挛发作，提示可能是以失神为首发症状的青少年早期起病的 JME。如果后期出现肌阵挛发作，则可能意味着 CAE 向 JME 转变，尽管转变的具体时间还有待明确。儿童期与失神发作相关的其他 GGE/IGE 表型不在这里赘述，如三岁前发病的失神、闪光诱发失神发作的光敏性癫痫将在各自的章节中讨论。

发作症状和症状学

典型失神 在未经治疗的患儿，每日倾向于出现大量丛集性的典型失神发作（因此经典的术语"癫痫小发作"来自于 πυκνός 和 λαμβάνειν，意思为"密集的"和"被吸引住的"）；过度通气（HV）通常很容易诱发典型失神发作。实际上，对于未经治疗的、以频发头脑空白感为主诉的患儿，当进行充分的 HV 而未诱发出典型失神发作时，则 CAE 的诊断非常值得怀疑。发作开始常表现为自主活动突然停止，尽管发作前的一些半自主性活动持续几秒后才进入失神。典型失神发作最长达 20s，通常伴有严重的意识障碍或无反应状态，双眼茫然、凝视或上视及眨眼动作。这种典型失神发作常称为简单性失神，而伴有自动症的那些典型失神发作通常称为复杂性失神。多数典型失神患者可出现自动症且与发作的持续时间有关，当发作持续 16s 以上时，高达 95% 的患者出现自动症（Penry et al., 1975）。自动症包括口咽部、手部和言语，在发作开始后其出现的频率和时间通常也是这种顺序，可以是单侧的但并不刻板。发作时可伴有双侧眼睑或面部阵挛运动、头部转动、自主神经症状，且能出现肌张力减低，但通常是轻微的且也不贯穿发作全程。突然而强烈的声音刺激（如呼唤孩子的名字或击掌）可打断失神发作，发作突然结束，可继续发作前活动，好似从未被打断一样，无发作后症状。

GTCS 这种发作不会出现在早期失神发作活跃阶段，早期出现 GTCS 可能提示预后不良（Trinka et al., 2004）。

EEG 部分

背景活动

背景正常；可以出现枕区间歇性节律性 δ 活动（OIRDA）（参阅下文）。

发作间期的阵发性异常活动

清醒期

鉴于 HV 对未经治疗的 CAE 儿童患者能有效地诱发典型失神发作，发作间期癫痫样放电（ED）对诊断的意义不大。额-中央区或少数后头部为主的亚临床 3~3.5HzGSWD 持续时间是短暂的（尽管在 GGE/IGE 引言部分已经提及小于 2s 的 GSWD 也可能出现部分认知功能障碍）。发作开始为双侧同步的，但以双侧或单侧脑区（通常额区或枕区）起始的也并不少见，在同一次或之后的记录中常有侧别互相转换的现象。

棘慢复合波放电可以是不完全广泛性的，甚至是局灶性的，通常在额区或额颞区，但也可在后头部（枕或顶区），在同一次或之后的记录中放电的部位或侧别可以转换（Holmes et al.，1987；Mariani et al.，2011）。局灶性棘慢复合波和 GSWD 起始的局灶性脑区的部位可能是相同的，但是只要未满足继发性双侧同步化的临床和 EEG 的诊断标准，这种巧合并不提示存在继发性双侧同步化的局灶性癫痫的诊断（图 3-1）（参阅继发性双侧同步化相关章节）。

枕区间歇性节律性 δ 活动常和 CAE 密切相关，尤其是快频率的 3~4Hz 放电（Watemberg et al.，2007）。

至少 30% 患儿在枕区间歇性节律性 δ 活动中混杂"隐匿性"棘波。HV 可使其增多，有时可演变为 GSWD 伴典型失神发作（图 3-2）。

睡眠期

通常清醒期 EEG 记录以及充分的 HV 足以确立诊断，因此 CAE 的诊断很少需要睡眠期 EEG 记录。GSWD 在睡眠 2 期和 3 期变得更频繁和短暂（清醒期通常为更长时间的放电），可伴有明显的多棘波成分，不过较 JME 少。睡眠中局灶性放电可变得更明显（图 3-3）（Koutroumanidis et al.，2012）。

伴随发作事件的 EEG 阵发性活动

典型失神发作 典型 3~4Hz GSWD 的起

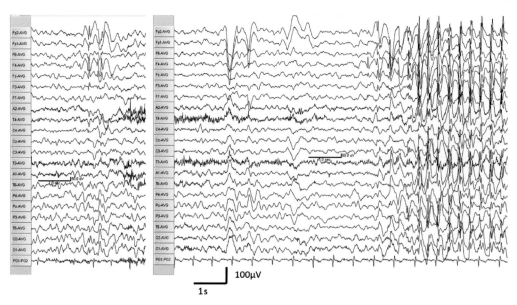

100μV

1s

图 3-1 CAE 女孩的 VEEG（1998）显示（左图）右侧额区局灶性棘慢复合波放电不伴相应脑区的背景活动异常和（右图）右侧额区起始的 3Hz GSWD 伴典型失神发作。这种分布相关性并未满足继发性双侧同步化的 EEG 诊断标准。局灶性棘慢复合波的部位和 GSWD 起始的部位在记录期间左右交替（参阅继发性双侧同步化相关章节中诊断标准的空间限定）；尽管其波形类似于"双侧同步化阵发性活动"，典型失神的 GSWD 的前导性放电是短暂的（参阅继发性双侧同步化相关章节中诊断标准的时间限定）。该患者临床特征符合典型的 CAE 而非继发性双侧同步化。11 岁时典型失神发作消失，目前发作完全控制并停用抗癫痫药

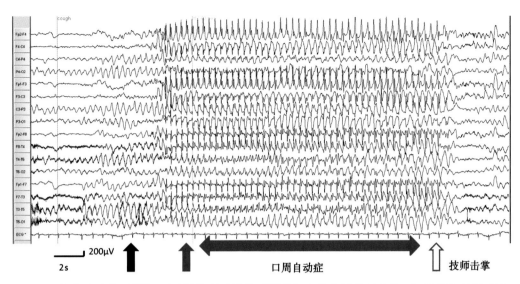

图 3-2　CAE 女孩的 VEEG。在 HV 伴呼吸计数时诱发复杂性典型失神发作:在 GSWD 的第 2 秒(灰色垂直箭头)呼吸和计数停止,随后出现口周自动症直至发作结束。失神发作似乎被击掌动作中止(白色箭头)。注意:双侧枕区间歇性节律性 δ 活动在 GSWD 起始前变得尖样化(黑色箭头)

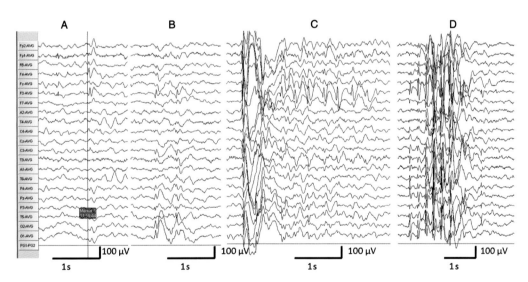

图 3-3　EEG 显示 2 期睡眠局灶性棘慢复合波放电:(A)右侧提前的双侧额区放电,不包括额中线区(Fz)。(B)双侧枕区放电。(C)双侧同步化放电,伴随一串左前额区的棘慢复合波。(D)双侧枕区(如同 B 图),这次触发了 1 次广泛性多棘慢复合波放电

始和形态如上所述;需要强调的是在 GSWD 的最初 0.5~2s 内可能频率更快、不对称或不同步,有时伴有 ≤3 个棘波的多棘波成分,尤其是在发作起始时(图 3-4)。

典型失神发作可以在一串枕区间歇性节律性 δ 活动之后从枕区起始(图 3-2),或者从额区起始(图 3-5),在同一患儿中并不少见。

失神发作的持续时间通常在 2s 至不足 20s 之间。在短暂的起始阶段之后,放电内部的频率是规则的并逐渐减慢;偶尔可以自行或因声音刺激短暂中断(图 3-6),但不会像 JME 一样出现不规则的片段化放电。有时发作起始阶段可能更长或不对称(图 3-7)。

如果出现肌阵挛发作可能是向 JME 转变的信号(参阅相关章节)。

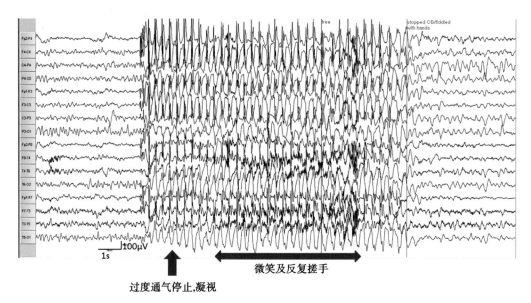

图 3-4 CAE 儿童的复杂性典型失神发作(VEEG 监测到新发的双手自动症)。注意 GSWD 起始的不对称性(就波幅而言)以及最初 500ms 内右侧额区有明显的多棘波成分。注意颞区的肌电伪差也提示双侧颞肌活动

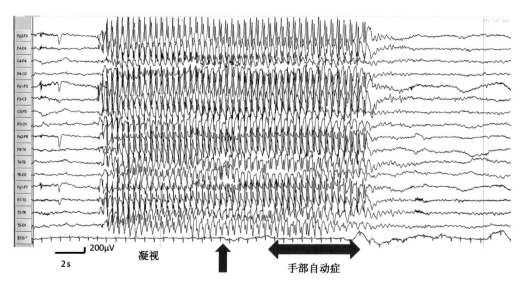

图 3-5 与图 3-4 同一患者的 HV 之后。她在发作开始后停止了正在进行的活动(摆动双手)并出现凝视,然后出现吞咽动作(垂直箭头),在失神发作的后 1/3 时段出现手部自动症。注意双侧额区起始(这次记录左侧额区更明显)以及后期出现手部自动症

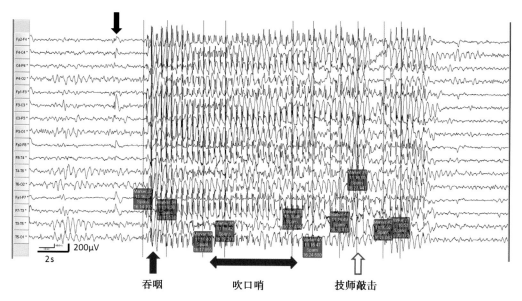

吞咽　　　　　　吹口哨　　　　　技师敲击

图 3-6　CAE 男孩的 VEEG。在 HV 的同时做呼吸计数:发作开始后不久出现吞咽动作(灰色垂直箭头),4s 后出现以吹口哨为表现的一种罕见的新发自动症(灰色水平箭头),持续约 5s。注意 EEG 技师制造噪音(白色箭头)后引起了 GSWD 的短暂中断,然后放电再次恢复,持续一会儿后自发中止。也应注意在失神发作开始前 2s 左侧额区也有局灶性棘慢复合波放电(黑色箭头)

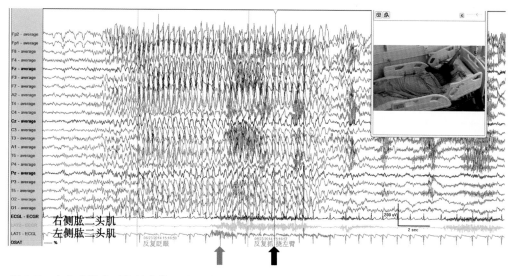

图 3-7　在自发性典型失神发作开始后第 6s 出现一侧新发的自动症(灰色箭头),黑色箭头处显示视频截屏的精确时间。注意 GSWD 起始阶段的最初 2s 为快频率和非对称性 GSWD,随后变成为规则的 3~4Hz 放电

非典型 EEG 或 VEEG 特征

- 清醒期广泛性多棘慢复合波放电(每个多棘慢复合波包含>3 个棘波成分)。
- 清醒期放电内部的频率有明显差异或片段化。
- 具有突出的光敏性并且由闪光诱发的失神发作数量明显超过可能自发或 HV 诱发的失神发作;始终与合眼阵发活动有关。
- 失神发作过程中伴明显的节律性或非节律性的肌阵挛成分(眼睑或面部其他部位、头部、身体、四肢)。
- 明显的强直或失张力成分(多导生理参数记录的 EMG 显示)伴 EEG 多棘波或广泛性电压低平。

记录方案

初级标准

- 未经治疗的 CAE 患儿,预计在 HV 期间或 HV 后很快出现失神发作。如果不能进行 VEEG,EEG 技师应该在失神发作全过程仔细观察患儿,并且尽量记录任何相关的行为变化(关于失神期间推荐的刺激,参阅下文的意识状态或反应性评估和知识框 2-1)。
- **诱发试验** 如有必要可重复 2 次或 2 次以上 HV(患儿保持坐位及上肢前伸);对于年龄小的患儿可嘱其吹玩具风车;间断闪光刺激(IPS)。
- 如果有足够可利用的通道,应用配有双侧三角肌 EMG 的多导生理参数记录。

高级标准

- **诱发试验** HV(同初级标准),应用 VEEG 详细记录发作期相关的行为变化;IPS。
- 配有双侧三角肌 EMG 的多导生理参数记录是必须的。
- 因为 HV 很容易诱发失神发作,所以对于大多数 CAE 患儿不要求进行睡眠期 EEG 记录。如果需要(主要的适应证参阅下文),通过部分睡眠剥夺诱发睡眠,尽可能记录到睡眠 2 期至少 15～20min(如果可能,也记录到睡眠 3 期),然后在觉醒后记录至少 30min,包括上述的 HV 和 IPS。

GSWD 期间意识状态或反应性的评估(知识框 2-1)

临床基础评估 因为 CAE 的定义为伴有严重的意识障碍或无反应状态的失神发作,所以临床基础评估是必要的且可能也是充分的。

临床高级评估 对于临床诊断而言,如果基础评估已经提示典型失神发作,则不需要临床高级评估。在两种记录标准均可执行时,高级评估的详细视频分析能获得更多的益处。

每次失神发作后应该立即要求患儿复述所给的听觉刺激,并询问可能出现的症状。

EEG 诊断分级

- **CAE 的确定性诊断(临床怀疑 CAE 而未经治疗的儿童)** 记录到典型失神发作和典型发作期和发作间期表现,无非典型的临床和 EEG 特征,这时不需要进行睡眠剥夺 EEG 记录(初级和高级标准的清醒期记录)。
- **高确定性诊断(很可能的)** 未记录到典型失神发作,但有典型的发作间期表现,无非典型的临床和 EEG 特征(初级和高级标准的清醒期记录)。注意,除非 HV 执行不充分,否则 HV 不能诱发出典型失神是很少见的。在这种情况下,上述 EEG 发现支持 CAE 的诊断,但推荐高级标准部分睡眠剥夺后的睡眠期记录,在觉醒后进行 1 次以上的 HV 诱发试验以记录并且分析典型失神发作,将诊断等级提升至确定性诊断。

备注 1 如果睡眠剥夺的高级标准 EEG 记录仍然无典型失神发作,有典型的发作间期 EEG 特征,有或某些非典型的 EEG 特征,则不支持 CAE 的诊断。虽然这些结果仍然符合 GGE/IGE,包括失神(已给的病史),但不提示 CAE。年龄非常小的儿童出现失神发作应考虑其他诊断的可能,包括葡萄糖转移酶转运体 1(GLUT-1)缺陷综合征(参阅三岁以前起病的失神发作章节),尤其当失神发作对药物难治时。

备注 2 在疑似失神而未经治疗的患儿,当进行充分的 HV,尤其睡眠剥夺记录结果仍正常时,可排除 CAE 的诊断。

执行或重复高级标准睡眠剥夺 EEG 或长程 VEEG 检查的适应证

- 初级和高级标准 EEG 未记录到失神发作。

- 恒定的局灶性棘波和单一脑区局灶起始的失神发作。
- 初级和高级标准 EEG 记录到清醒期的非典型 EEG 特征,尤其是年龄很小的患儿。
- 对合适的抗癫痫药物(AED)(丙戊酸、拉莫三嗪、乙琥胺)耐药。
- 早发的 GTCS 或肌阵挛发作(myoclonic seizures,MS),或存在可能的局灶性发作史。

▶青少年失神癫痫

概述

青少年失神癫痫(JAE)是青少年时期主要的失神综合征,不过起病年龄从 8 岁(因此与 CAE 有重叠)到成年早期,发病高峰为 10~13 岁,男女比例相当。大多数患者有 GTCS,大约 15% 的患者有肌阵挛发作。JAE 不是一种自限性综合征,但是大部分患者可以通过合适的药物治疗使发作控制满意(Trinka et al.,2004;Hirsch et al.,2007;Wirrell,2013)。

发作症状和症状学

失神发作　如同 CAE,JAE 的失神发作通常有严重的意识障碍或无反应状态和自动症,且 HV 可诱发发作。但是,JAE 失神发作的频率少于 CAE,通常在日间的任何时间偶发而无成簇发作的倾向。

GTCS　和 CAE 相比,JAE 的 GTCS 经常发生在自然病程的早期,甚至可能是首发症状。如果出现肌阵挛,发作并不频繁且通常在一天中的任何时间偶发。

EEG 部分

背景活动

背景正常或者轻度非特异性异常。

发作间期的阵发性异常活动

清醒期

如同 CAE,HV 可以诱发 GSWD、不完全广泛性和局灶性棘慢复合波放电(spike-wave discharge,SWD)。可能有更明显的多棘波成分(每个多棘慢复合波包含>3 个棘波成分),但通常与相关的慢波保持恒定关系。

睡眠期

在非快速眼动(NREM)睡眠 1 期和 2 期,放电变得更频繁和短暂且多棘波成分增加(图 3-8),3 期放电甚至更短暂,常为单个棘慢复合波或多棘慢复合波(图 3-9)(Sadleir et al.,2009)。快速眼动(REM)期 GSWD 减少,但仍然存在,尤其是在耐药的 JAE 患者中(图 3-10)。睡眠期可出现短暂而规则的 GSWD,但频率常较清醒期更慢(比较图 3-11 和图 3-12 的 GSWD)。

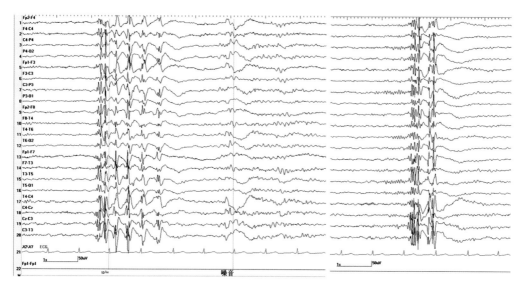

图 3-8　诊断为 JAE 的 50 岁女性,有失神发作(但无 GTCS)。注意 VEEG 显示这两次放电都是有多棘波成分的亚临床放电

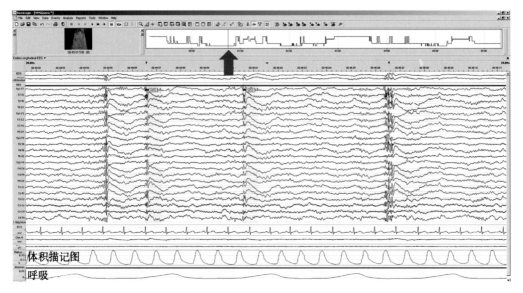

图 3-9　与图 3-8 同一患者的全导联 EEG 的多导睡眠图。注意 3 期睡眠单个棘慢复合波或多棘慢复合波放电(睡眠图中用红色箭头所显示时间点)未引起 EEG 觉醒或自发觉醒。最上边的两个通道记录眼动(导联:双极纵联,双香蕉)。每页 20s

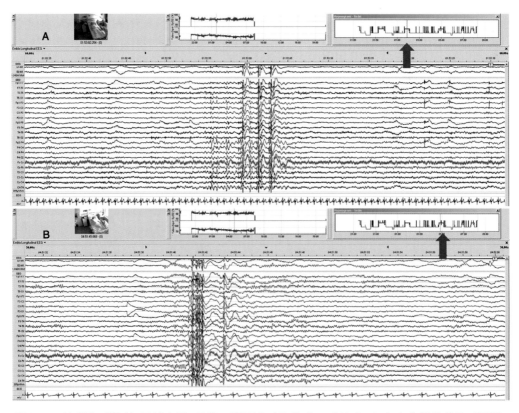

图 3-10　诊断为 JAE 的 45 岁女性,尽管口服丙戊酸和拉莫三嗪治疗,仍存在失神发作和 GTCS。全导联的多导睡眠图显示 REM 睡眠期的 GSWD 和多棘慢复合波暴发。(A,B)图中右上方的红色箭头表示同一次监测中不同睡眠周期的 REM 期双香蕉。(A)每页 60s。(B)每页 30s。上边两个通道记录眼动;其他通道省略

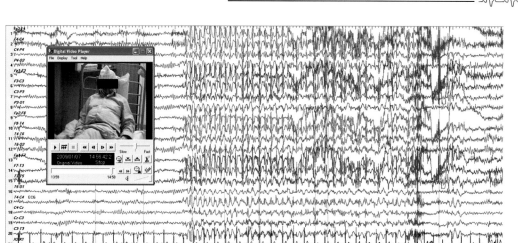

要求继续计数 **再次开始HV** 说"大约35"

停止HV及计数

图 3-11 诊断为 JAE 的青年男性的清醒期 VEEG,在 HV 伴呼吸计数时诱发广泛性棘慢复合波或多棘慢复合波放电节律性暴发,在放电开始后呼吸和计数立即停止(第一个灰色箭头),2s 后 EEG 技师要求其继续计数(第二个灰色箭头),然后大约6s 后患者又开始 HV(第三个灰色箭头),直到放电结束才恢复正常计数

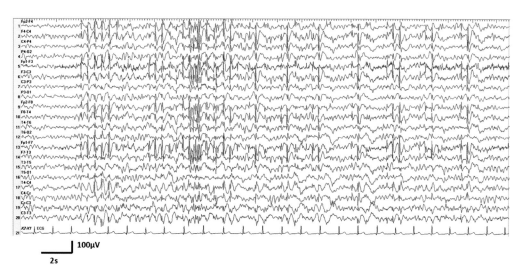

图 3-12 图 3-11 的同一患者的浅睡期。注意图片左侧部分短暂规则的 GSWD 的频率比清醒期失神更慢(图 3-11)。图片右侧部分出现多棘波且解体成孤立的 GSWD 短暂暴发

伴随发作事件的 EEG 阵发性活动

典型失神发作 相关的经典 3~3.5Hz GSWD 的形态、起始和终止与 CAE 的失神发作一样,发作持续时间是多变的但可能较 CAE 更长,有时超过 30s(图 3-13)。

失神发作常伴有严重的意识障碍(图 3-13),但总体上来说,JAE 失神发作的意识障碍程度较 CAE 轻(图 3-11)。EEG 有更明显的多棘波成分(每个波包含>3 个棘波成分),但与 JME 不同,多棘波通常与相关慢波存在恒定关系(Panayiotopoulos et al. ,1989a)。

鉴于 JAE 的失神发作通常持续时间较长,与 CAE 一样,自动症常见(图 3-14)。

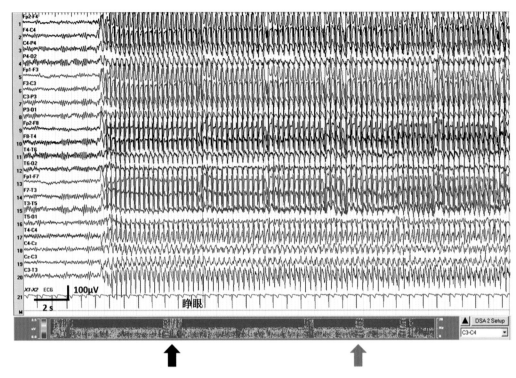

图 3-13 未经治疗的 18 岁 JAE 女性,长时间的失神发作。患者在持续 25s 的发作过程中完全处于无反应状态(灰色箭头)。这次 VEEG 记录中监测到 5 次长时间失神发作,最长持续 45s(黑色箭头)

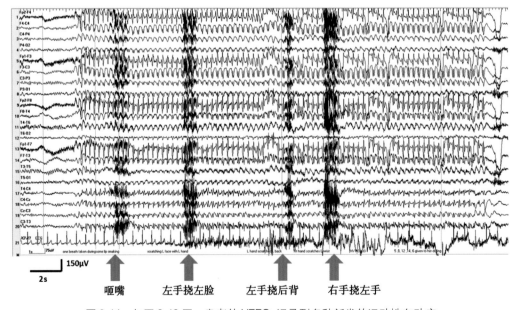

呱嘴　　　左手挠左脸　　　左手挠后背　　　右手挠左手

图 3-14 与图 3-13 同一患者的 VEEG,记录到多种新发的运动性自动症

全面性惊厥发作 这种发作可以单独发生或紧随失神发作出现(按失神-强直-阵挛的顺序),EEG 从经典的 3HzGSWD 转换成 GTCS 的广泛性快节律(**图 3-15**)。由于更可能记录到 GTCS 的长程记录(如住院患者远程视频)很少应用于 GGE/IGE 患者,所以这种失神-强直-阵挛顺序的发作的实际频率是难以确定的。

肌阵挛发作 如同 JME(参阅下面章节)。

非典型 EEG 或 VEEG 特征

- 清醒期持续的不规律、片段性放电。

- 清醒期快节律或多棘波放电(在 GSWD 起始阶段、GSWD 内或独立出现)(**图 3-16**)。

- 具有明显的光敏性并且由闪光诱发的失神发作数量明显超过可能自发的或 HV 诱发的失神发作;始终与合眼阵发活动有关。

- 失神发作过程中伴明显的节律性或非节律性肌阵挛成分(眼睑或面部其他部位、头、身体或四肢)。

- 明显的强直或失张力成分(多导生理参数记录的 EMG 显示),伴 EEG 多棘波或电压低平。

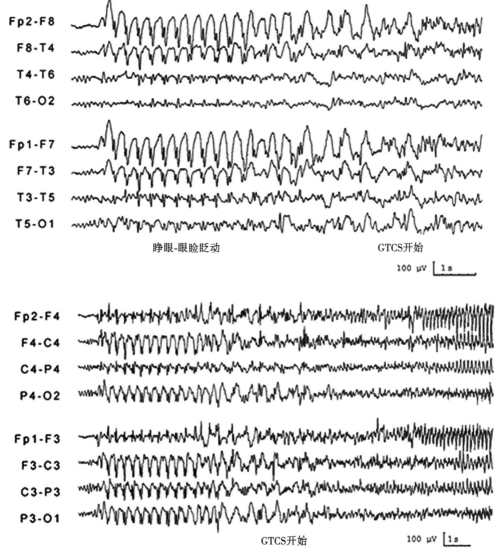

图 3-15 EEG 显示从失神发作过渡到全面性强直-阵挛发作的过程(modified from Panayiotopoulos,2000)

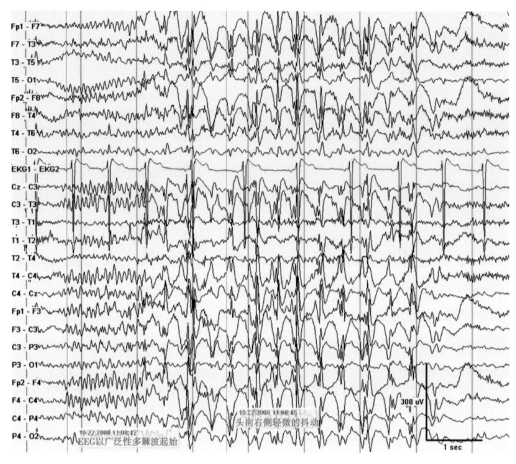

图 3-16 这种短暂的、弥漫性多棘波-快活动的节律性暴发后出现规则的 3Hz GSWD 现象是 JAE 的一种非典型 EEG 特征(参阅正文)

记录方案

初级标准

- 对于未经治疗的 JAE 患者,在 HV 过程中或 HV 刚刚结束后预计很快诱发失神发作或 GSWD,HV 时让患儿保持身体坐直并且手臂前伸或站立位;如果需要可以进行 2 次或更多次 HV。如果没有出现失神发作且时间允许的话,推荐行浅睡期记录,并在觉醒后重复上述的 HV。如果不能进行 VEEG 记录,EEG 技师在 GSWD 期间应该仔细观察患者和标注任何相关的行为变化(失神发作中推荐的刺激方法,参阅下文的意识状态或反应性评估及**知识框 2-1**)。

- IPS。

- 如果有足够的通道可利用,应用配有双侧三角肌 EMG 的多导生理参数记录。

高级标准

- 尤其是经过治疗的年长儿,首次评估推荐进行高级标准的睡眠剥夺 EEG 记录。如果已经计划进行清醒期 EEG,且时间允许的话,则鼓励进行浅睡期记录。

- 配有双侧三角肌 EMG 的多导生理参数记录是必须的。

- 在清醒期进行 IPS 和 HV 诱发试验,同初级标准,如果需要进行 2 次或以上的 HV,在放电期间评估意识状态或反应性(参阅下文及**知识框 2-1**);部分睡眠剥夺 EEG 尽量记录到睡眠 2 期且至少维持 15~20min,如果可能,在觉醒后进行包括 HV 的记录至少 20~30min。

在两个标准的记录中,失神发作后都应该立即询问患者可能的症状。

GSWD 期间意识状态或反应性评估(知

识框 2-1)

　　临床基础评估　因为 JAE 是以严重的意识障碍或无反应状态的失神发作而定义的,所以临床基础评估是必要的且可能也是充分的。每次失神发作后都应该立即要求患者复述所给予的听觉刺激(如上所述,也要询问患者可能的症状)。

　　临床高级评估　在基础评估中已经证实有失神发作,则高级评估可能是不必要的,这种情况通常见于新诊断而未经药物治疗的患者。不过,临床高级评估对于较年长的成年患者可能是有用的,尤其在已经接受治疗后,这些患者可能存在更轻微或更短暂的失神发作。

EEG 诊断分级

- JAE 的确定性诊断(临床怀疑 JAE 而未经治疗的儿童、青少年或成人)　记录到典型失神发作并有典型的发作期和发作间期 EEG 表现,无非典型的临床和 EEG 特征。这种情况下,在临床诊断层面则没必要进一步行高级标准的睡眠剥夺 EEG 记录(初级和高级标准的觉醒期记录),仍应参阅下面的睡眠剥夺 EEG 记录检查的临床适应证。

- 高确定性诊断(很可能的)　未记录到典型失神发作,但有典型的发作间期 EEG 表现;无非典型的临床和 EEG 特征(初级和高级标准的清醒期记录)。注意,与 CAE 相比,HV 在 JAE 患者并不是总能诱发出典型失神发作。因此,在有提示性病史以及典型的发作间期 EEG 表现时,JAE 的诊断仍然是很有可能的。尽管如此,推荐行高级标准的部分睡眠剥夺 EEG 检查,记录睡眠期以及在觉醒期进行 1 次以上 HV 以记录并分析典型失神发作,可将诊断级别提升至确定性诊断。

- 低确定性诊断(可能的)　如上所述(初级和高级标准记录),既有典型的,也有非典型的 VEEG 或 EEG 特征。这些发现符合 GGE/IGE 的特点,但不支持典型的 JAE。不过非典型 JAE 仍然是可能的,推荐进一步行长程的高级标准睡眠剥夺 EEG 记录或远程视频监测以研究全部的电-临床特征。

　　备注　当临床病史有提示作用的时候,即使初级或高级标准 EEG 正常,也不能否定 JAE 的诊断,推荐继续进行或重复高级标准的睡眠剥夺 EEG 记录。

重复高级标准睡眠剥夺记录的适应证

- 初级和高级标准的清醒期 EEG 未记录到失神发作。
- 对一线 AED 耐药(如丙戊酸、拉莫三嗪)。
- 新近出现肌阵挛抽动的临床证据。

远程视频监测的适应证

- 重复高级标准睡眠剥夺 EEG 未记录到失神发作。
- 有非典型的 EEG 表现(参阅上面的可能诊断)或临床可疑有其他的发作类型(即有局灶性特征)。
- 临床可疑有非惊厥(失神)持续状态。

▶青少年肌阵挛癫痫

概述

　　青少年肌阵挛癫痫(JME)是青少年时期以肌阵挛发作为主要类型的综合征,也是最经典的癫痫综合征之一。起病年龄从 10 岁前(因此与 CAE 有重叠)到 25 岁左右或者甚至更晚。肌阵挛发作是其特征性的发作类型,而且是一些患者唯一的发作类型,通常出现在觉醒期或者觉醒后不久。VEEG 的合理应用可发现多数患者有 GTCS 以及约 1/3 的患者有轻微的失神发作。肌阵挛发作和 GTCS 的主要促发因素是睡眠剥夺、早醒或被迫唤醒以及精神压力。对于多数患者来说,JME 是非自限性的,经合适的 AED 治疗后,大多数患者反应良好,但停用 AED 后 JME 的复发风险高于 JAE(Panayiotopoulos et al.,1994;Kasteleijn-Nolst Trenité et al.,2013)。

发作症状和症状学

　　肌阵挛发作　自发性肌阵挛发作的特点通常是以肩部及上肢为主的大致对称的、短暂的、突然的抖动。抖动强烈时可导致上肢肘部的屈曲和外展,累及下肢时也可引起膝、髋关节的屈曲外展,伴颈部伸展(图 3-17)。然而,肌阵挛发作累及的部位及侧别是多变的,有时发作可能是很轻微的以至于仅能感受到而观察不到,也可表现为一侧为主或仅累及上肢远端。实际上,一些患者将他们的发作描述为单侧肢体或者局灶性抽动,尤其是在未做 EEG、或 EEG 记录质量差或对 EEG 解读不佳的情况下,常被误诊为局灶性癫痫。肌阵挛发作常在觉醒后最初的数小时内、晨起后或白天小憩后单次或成簇出现;尤其是在早醒、刚入睡后被迫唤醒、睡眠质量差、晚上放松的状态下更

易出现。Oguni 和 Genton 等人研究显示相当数量的患者有诱发因素,包括运动(如行为诱发)占了相当大比例,闪光刺激诱发约占 1/10,还有少数为阅读或其他语言活动诱发(Oguni et al.,1994;Genton et al.,2013)。

GTCS 通常出现在肌阵挛发作后不久,而且常紧随一簇肌阵挛后出现(阵挛-强直-阵挛的顺序)(图 3-18);其昼夜分布情况与肌阵挛发作相似。

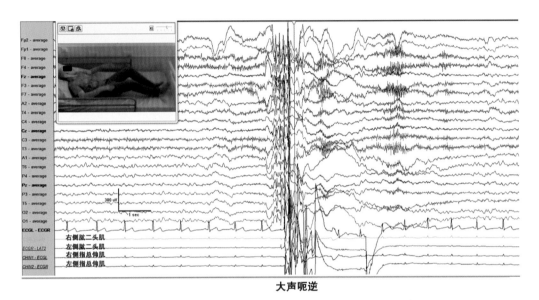

图 3-17 22 岁患者,诊断为 JME 而未用药,VEEG 显示粗大的肌阵挛发作伴广泛性多棘慢复合波放电。注意患者颈部伸展伴四肢外展,肘、髋、膝关节屈曲,大声呃逆及一过性双眼茫然

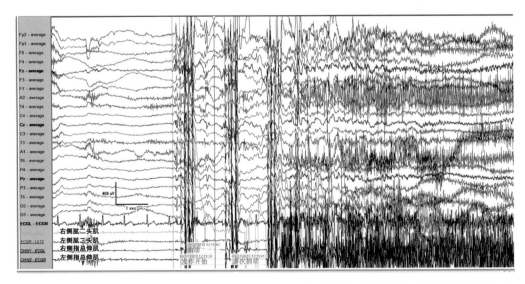

图 3-18 图 3-17 的同一患者(同一次记录),EEG 显示一次全面性阵挛-强直-阵挛发作的起始,患者在一簇 3 个粗大的肌阵挛发作之后进入惊厥发作的强直期

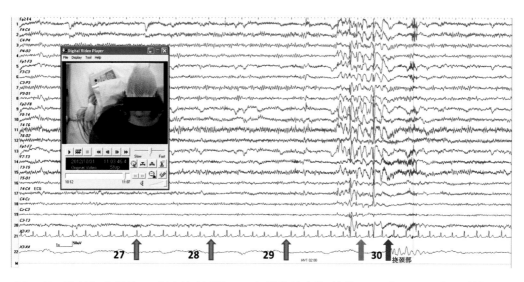

图 3-19 诊断为 JME 的 32 岁女性,VEEG 显示幻影失神发作:持续 3.5s 的 GSWD 伴连续性呼吸计数延迟;但稍后患者又继续正确的计数(与灰色箭头处的应该计数的时间点比较,红色箭头处为重新恢复正确计数的时间点)。她可能在 GSWD 期间就已经回忆起 EEG 技师给出的数字或单词(如同她在这次记录中其他时间所做的一样)

失神发作 通常不频繁、短暂、轻微,据报道仅有 1/10 的患者出现失神发作。然而,在 VEEG 记录中在 GSWD 期间用适当的认知评估发现超过 1/3 的病例有轻微失神发作(Panayiotopoulos et al. ,1989b),包括幻影失神(图 3-19)。儿童期开始的失神发作在初期可能更严重和持续时间更长,但是随着年龄的增长,失神发作的程度逐渐减轻、频率逐渐减少(参阅 CAE 章节中的 CAE 转变为 JME 部分)。

EEG 部分

背景活动

背景活动在正常范围内。

发作间期的阵发性异常活动

清醒期

- **典型的广泛性放电模式**

前头部为主的、多棘波成分超过 3 个棘波的(图 3-20B)广泛性多棘慢复合波放电,可以是非对称性一侧起始的,在同一次或之后的记录中侧别常发生转换(图 3-21A、C;图 3-22A、C)。放电的频率快而不稳定,表现为不规则的片段性(图 3-23A),也可出现明显后头部前导的 GSWD(图 3-21A)(Serafini et al. ,2013)。

- **其他的广泛性放电模式**
- 经典的(3~3.5Hz)GSWD(图 3-22A)最可能伴有短暂而轻微的意识障碍(参阅下面的失神部分)的模式。
- 快频率的(>4Hz)GSWD 模式(图 3-20A)。

所有的广泛性放电模式倾向于早晨比晚上多见,持续时间短暂且可被 HV 诱发。超过 35% 的有或无临床光敏性的 JME 患者对 IPS 有光阵发反应(PPR)。

非定位性的局灶性棘波 据报道约 40% 的患者可见这类放电,常位于一侧或双侧的额区或额颞区(图 3-21D,图 3-22B、D),也可见于后头部(图 3-21B)(Serafini et al. ,2013)。JME 被误诊为局灶性癫痫的一个重要的因素是 EEG 出现非对称性或一侧性的广泛性多棘慢复合波放电和一侧的肌阵挛抖动。

睡眠期

广泛性放电在慢波睡眠期变得更加频繁和短暂,而且每个放电的棘波数量明显增加(图 3-20C 和图 3-23C)。这种放电模式倾向于出现在警觉度提高的阶段[即循环交替

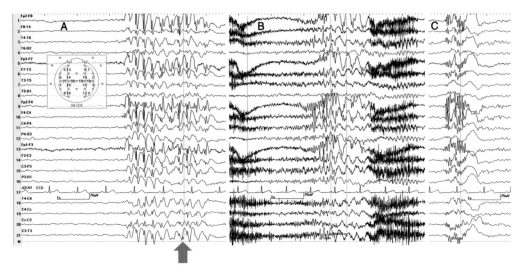

图 3-20 耐药性 JME 的 28 岁女性的 VEEG。(A)4~5Hz 的快 GSWD 模式。箭头标注处是患者能准确回忆 EEG 技师给出数字的时间。(B)合眼几秒后出现多棘慢复合波放电。注意右侧额区略优势。(C)浅睡期广泛性多棘慢复合波放电,也是以右侧额区为著

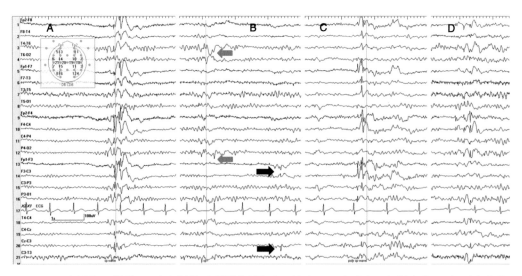

图 3-21 诊断为 JME 的 26 岁女性的睡眠剥夺 VEEG。她在 3.5 岁时出现视觉发作,几年后发作停止。11 岁时出现觉醒期 GTCS,还有清晨肌阵挛发作,此后不久出现短暂失神发作。(A)在思睡期早期出现右侧后头部"起始的"短暂的 GSWD。(B)右侧枕区和左侧额区的局灶性棘波。(C)浅睡期左侧额区"起始的"GSWD。(D)浅睡期右侧额区的棘慢复合波放电

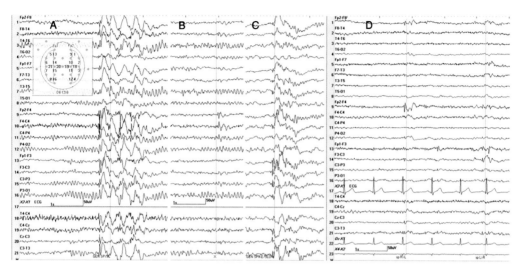

图 3-22 诊断为 JME 的 34 岁女性,清醒期出现经典的 3Hz GSWD。(A)注意在 GSWD 的起始右侧额区放电著。(B)同一患者右侧额区的局灶性棘慢复合波放电。(C)同一患者在 2 期睡眠出现 GSWD,注意此时的放电左侧额区著。(D)一例 37 岁男性 JME 患者的 EEG 可见局灶性非定位性的棘波

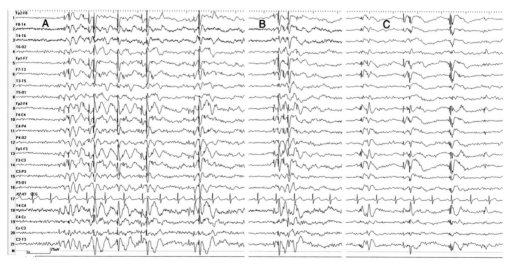

图 3-23 诊断为 JME 的 50 岁女性的睡眠剥夺 VEEG。(A)清醒期显示典型 JME 的片段性 GSWD。右侧的 GSWD 是独立的,其前正常的背景节律将其与左侧的片段性 GSWD 分开。(B)思睡期早期短暂的快 GSWD。(C)2 期睡眠短暂的(多)棘慢复合波放电(同一个患者)

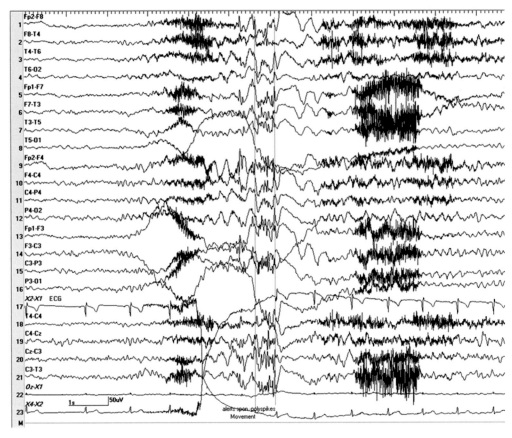

图 3-24 诊断为 JME 的 27 岁男性,自发觉醒后出现广泛性多棘慢复合波放电。注意:在癫痫样放电之前或之后均出现快节律和 EMG 活动的暴发

模式[1]A(cyclical alternating pattern A,CAP A)],在发作控制不良的患者(Serafini et al. ,2013)或短暂觉醒的患者(**图 3-24**)启动这种放电模式。而局灶性棘波放电则常出现在警觉度降低时[即循环交替模式 B(CAP B)](**图 3-22D**)。所有的广泛性放电模式在 REM 睡眠期都减少或受到抑制(**图 3-25**)。

伴随发作事件的 EEG 阵发性活动

肌阵挛发作 EEG 显示短暂的、对称或不对称(**图 3-17**)的伴多棘波成分(>5 个)的广泛性高波幅多棘慢复合波放电。一些患者(或陪护)可能会报告在睡眠中出现肌阵挛,实际上常在思睡期。肌阵挛发作通常在觉醒后出现(**图 3-26**)。

---

[1] 译者注:关于循环交替模式,可参阅 M. G. Terano and D. mancia et al. ,1985;Mario Giovanni Terzano and Liborio Parrino et al. ,2002. Hirsch L J and LaRoche S M ,et al. ,2021

失神发作 短暂的,通常为 3~5s,伴"经典的"3~4Hz GSWD 模式的轻微的简单失神发作。HV 伴呼吸计数也可以发现这种幻影失神(**图 3-19**)。

全面性惊厥发作 这种发作可独立出现或紧随一簇肌阵挛发作出现,后者表现为典型的阵挛-强直-阵挛的顺序,同期 EEG 显示非连续性的广泛性多棘慢复合波暴发及随后 CTCS 的广泛性快节律模式(**图 3-18**)。

记录方案

初级标准

- **记录时间** 早晨(如果可能,一天中最早的时间)。
- **诱发试验(HV)** 未经治疗的 JME 患者,在 HV 中或 HV 后很可能很快出现上述发作间期的 GSWD。HV 时要求患者保持坐位且上肢前伸或站立位,如果需要可进行 2

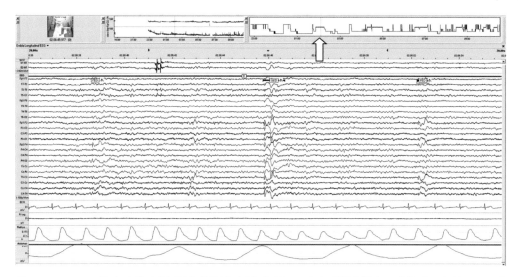

图 3-25 图 3-22D 患者的全导 EEG 的视频多导睡眠图。注意:REM 期出现 GSWD(多导睡眠图中白色箭头)

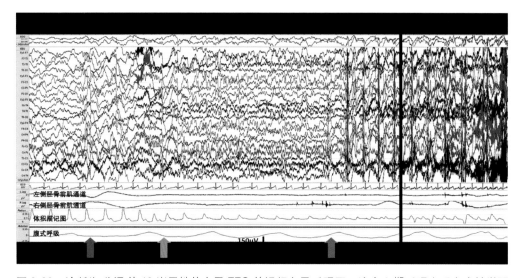

图 3-26 诊断为 JME 的 19 岁男性的全导 EEG 的视频多导睡眠图。注意 3 期睡眠出现自发性觉醒的高波幅 δ 波(蓝色箭头),"睡眠中"反复出现 GSWD,在第三个 GSWD 之前出现明显的快节律(绿色箭头)。注意:同期体积描记图也有改变,进展为肌阵挛持续状态(红色箭头)。因此,明显的肌阵挛发作并不是发生在陪护者所谓的"睡眠期",而是在觉醒后几乎立即出现。尽管肌阵挛发作是节律的,GSWD 并不是 3Hz 的节律性放电,而是间断的放电中夹杂着明显的生理活动

次或更多的 HV。如果没有出现放电且在时间允许的情况下,鼓励患者进入浅睡期,并在觉醒后重复上述的 HV,少数患者可能诱发出肌阵挛发作。如果诱发出失神发作通常是短暂而轻微的。因此,在经典的 3~3.5Hz 或较快频率的(>4Hz)GSWD 期间进行的临床基础或反应性评估可能没有明显异常(图 3-20A);如果不能进行 VEEG记录,推荐进行临床高级评估且由专业的心理学医师来解读电子或纸质版记录(图 3-19)。

- IPS。
- **多导生理参数记录** 双侧三角肌 EMG 是非常重要的,如果没有足够可利用的通道,用 2 个 EEG 通道去记录 EMG 也是值得的(可省略乳突或中颞区,但不能省略额区)。

高级标准

- **睡眠剥夺 EEG** 如果清醒期 EEG 正常或

没有明确的异常,推荐应用睡眠剥夺 EEG
作为首选评估方式,有时候需要进行反复
多次监测(Serafini et al. , 2013)。如果可
能,记录到睡眠 2 期或甚至 3 期,且睡眠期
记录最少持续 15~20min,觉醒后进行包括
诱发试验在内的记录至少 30min。需要注
意的是,在繁忙的脑电室偶尔出现的噪音
可能是无法避免的,随之而来的 EEG 觉醒
可能会激活癫痫样放电!

- **记录时间**　如果已经计划做睡眠剥夺
EEG,那么记录时间就不那么重要;不过,
如同初级标准,最好在一天中最早的时间。
如果已经计划做清醒期记录且时间允许的
话,则推荐记录到浅睡期。

- **诱发试验**　患者采取坐位进行至少 2 次的
HV,在经典的 3~3.5Hz 或更快频率的放电
期间进行临床高级意识状态或反应性评估
(参阅儿童失神癫痫相关章节和**知识框 2-
1**);尤其是既往有可疑病史时进行行为或
阅读诱发试验,以便诱发出肌阵挛发作或
癫痫样放电。

- IPS。

- **多导生理参数记录**　配有双侧三角肌 EMG
是必须的,它可记录到视频分析容易忽略
的、患者自身也可能忽视的或者患者可能感
觉到但没有提及的轻微肌阵挛发作。如果
既往存在阅读诱发性发作史,考虑增加下颌
EMG 电极(参阅阅读性癫痫相关章节)。

EEG 诊断分级

- **JME 的确定性诊断(临床可疑 JME 而未经
治疗的儿童、青少年或青年)**　记录到典型
的肌阵挛发作伴典型的发作期和发作间期
EEG 表现。

- **高确定性诊断(很可能的)**　未记录到典型
肌阵挛发作,但记录到典型的发作间期表
现(尤其是初级和高级标准的清醒期记录
都出现 GPSWD,而且是经典的 3Hz GSWD
和快频率的 GSWD)。上述情况下诊断 JME
的可能性很大,且诊断价值几乎等同于上述
的确定性诊断。高级标准的部分睡眠剥夺
EEG 及觉醒期至少 1 次以上的 HV 记录是

非常重要的:①评估睡眠和可能的癫痫性觉
醒,这些可能影响治疗效果(Bonakis and
Koutroumanidis,2009;Serafini et al. , 2013);
②记录并分析可能共存的典型失神发作,
以便获得某一患者发作的全部表现形式。

- **低确定性诊断(可能的)**　记录到局灶性非
定位性的棘波,无发作间期的广泛性放电
(初级和高级标准的清醒期记录),这种发
现仍需考虑 JME 诊断(当临床有提示性证
据的时候),推荐进一步行高级标准睡眠剥
夺 EEG,以便于激活发作间期 GSWD 或
GPSWD,并将低确定性诊断提升至高确定
性诊断(或者如果在觉醒期出现肌阵挛发
作,则将诊断级别提升至确定性诊断)。评
估睡眠和可能共存的失神发作也是进行高
级标准睡眠剥夺 EEG 的另一原因。

　　备注 1　当临床病史有提示作用时,即使
初级或高级标准的清醒期 EEG 甚至有时睡眠
剥夺 EEG 正常,也不能否定 JME 的诊断,推荐
继续或重复高级标准睡眠剥夺 EEG 记录。

　　备注 2　再次强调,所有 GGE/IGE 综合
征在睡眠期都可出现多棘慢复合波放电。因
此作为读者应该注意到,为了诊断 JME 去记
录 GPSWD 不是进行高级标准睡眠剥夺 EEG
记录的适应证。

重复进行高级标准睡眠剥夺记录的适应证

- 初次 EEG(初级或高级标准)检查结果正常
或无明确异常。

- 对合适的 AED 耐药(丙戊酸、左乙拉西坦)。

- 可疑有认知功能倒退,尤其是当 EEG 背景
活动有轻微弥漫性慢化迹象时。临床有可
疑的动作性肌阵挛发作(参阅进行性肌阵
挛癫痫章节)。

远程视频监测的适应证

- 临床可疑有其他发作类型(即有局灶性特
征)。

- 临床可疑肌阵挛持续状态或非惊厥持续
状态。

▶ 其他遗传性和很可能为遗传性的全面性癫痫

　　下面的章节探讨了三种主要出现于 20~

表3-1　仅有全面性强直阵挛发作的癫痫、失神持续状态癫痫、幻影失神癫痫的区别和重叠的特征

	仅有全面性强直-阵挛发作的癫痫	失神持续状态癫痫	幻影失神癫痫
发病年龄	儿童期至青-中年期;通常高峰年龄为青少年期或青年期	青少年期到青-中年期	青少年期到中年期;通常高峰年龄为青年期 *
全面性强直-阵挛发作	特征性发作类型	见于大多数患者	见于大多数患者
失神持续状态	不常见,少数患者	特征性发作类型	见于大约50%患者(频率多变)
幻影失神癫痫 **	排除标准	尚未报道	特征性发作类型
失神发作	排除标准	不频繁 ***	排除标准
肌阵挛发作	排除标准	尚未报道	排除标准
光阵发反应	高达30%	尚未报道	不频繁

　*根据定义,幻影失神发作的起病年龄是无法确定的,幻影失神癫痫的发病年龄参考 GTCS 或失神持续状态初次发作的时间;

　**只能通过合适的 EEG 检查得以明确(参阅下文合适的方法学);

　***不能分类为儿童或青少年失神癫痫。

30 岁之间的 GGE/IGE 综合征,临床上表现为 GTCS,时间长短不等的失神持续状态(absence status,AS)以及 EEG 存在 GSWD。只有仅有全面性强直阵挛发作(GTCS-a)的综合征被 ILAE 正式确认。术语幻影失神癫痫(E-PA)强调幻影失神发作(phantom absences,PA)是仅能通过合适的 EEG 方法来确认的特征性发作类型,而术语失神持续状态癫痫(ASE)强调失神持续状态是通过完好的病史采集和 EEG 监测来识别的临床上最重要的发作类型。表 3-1 概述了这三种综合征,说明它们的区别和重叠的特征。基于目前可利用的证据,下文提出了 EEG 诊断标准和记录方案,但应随临床研究的进展而调整。

▶仅有全面性强直-阵挛发作的癫痫(旧称觉醒期伴全面性强直-阵挛发作的特发性全面性癫痫)

概述

仅有全面性强直-阵挛发作的癫痫(GTCS-a),顾名思义,GTCS 是其特征性的(且唯一的)发作类型;这个综合征不能有失神发作和肌阵挛发作(临床病史的一部分或在 EEG 上确认)。因此,对于既往病史有 GTCS 和 EEG 有 GSWD 的患者要想确诊为 GTCS-a,必须有效地排除肌阵挛发作和典型失神发作(也包括幻影失神),这意味着不仅要对最初的临床表现和 EEG 结果进行详细的评估,还要对后期的临床表现和 EEG 结果进行细致的随访。尽管这个综合征无失神发作,但有报道一些患者可出现不频繁的失神持续状态发作。GTCS-a 的起病年龄可从儿童期到中年期,高峰为 20 岁。这个综合征是非自限性的,由于患者的 GTCS 发作稀少而很难确定其药物治疗的有效性,但大多数患者对 AED 治疗反应良好。发作的频率总体较低(Camfield and Camfield,2010)。

发作症状和症状学

GTCS　通常在觉醒后 1~2 小时内出现,一些患者在放松状态也可以出现少量无规律的发作。睡眠剥夺、早期被迫唤醒(尤其是睡眠时间短或质量差)、疲劳、精神压力是发作的主要诱因(Janz,2000;Unterberger et al.,2001)。

失神持续状态　20%的患者可出现失神持续状态发作,这种发作在临床表现方面和其他 GGE/IGE 综合征没有区别(Koutroumanidis et al.,2008)。失神持续状态发作通常不频繁,也不是主要的临床特征,根据这一点可将

GTCS-a 与失神持续状态癫痫（Genton et al.，2008）进行鉴别（参阅失神持续状态癫痫章节和**表3-1**）。GTCS-a 也应与幻影失神癫痫相鉴别（Koutroumanidis et al.，2008），幻影失神（患者和观察者都察觉不到，因而没有关于这个综合征的临床特征的报道）是唯一的必须通过 EEG 检查才能发现的失神发作类型，可伴有 GTCS，也常伴有失神持续状态发作。二者的鉴别诊断主要依靠 EEG 检查来识别或排除幻影失神（参阅幻影失神癫痫章节和**表3-1**）。

EEG 部分

背景活动

背景正常或轻度非特异性异常。

发作间期的阵发性异常活动

清醒期

- 如同 JAE，广泛性棘慢复合波或多棘慢复合波放电（GSPWD）持续时间短暂，通常持续 3～4s 或者偶尔更长。HV 可诱发 GSWD，但并不等于出现包括幻影失神在内的失神发作（**图 3-27B 和 C，图 3-28A**）。

- 如同 JAE，EEG 出现不完全广泛性的棘慢复合波放电或局灶性棘慢复合波放电（**图 3-28C 和 D**）。

- 25%～30% 的 GTCS-a 患者可出现 PPR。

睡眠期

NREM 期 GSWD 变得更频繁、更短暂和不完全广泛性（**图 3-27A，图 3-28B 和 D**），而且可能出现多棘波成分，重要的是可能第一次出现。虽然 REM 期仍然可以出现 GSWD，但通常明显减少（**图 3-29**）。

伴随发作事件的 EEG 阵发性活动

全面性惊厥（强直-阵挛） 这种发作的同期 EEG 常以突然的广泛性低波幅快节律（癫痫性募集节律）开始，有时其前可有短暂的前导性广泛性 3～4Hz 棘慢复合波放电（失神-强直-阵挛顺序）或广泛性多棘慢复合波放电（阵挛-强直-阵挛顺序），如果没有独立的失神或肌阵挛发作，则支持 GTCS-a 的诊断。EEG 的改变经常被弥漫性的强直性肌肉活动所掩盖。

失神持续状态 EEG 特征与其他 GGE/IGE 综合征的失神持续状态没有区别（参阅下面的幻影失神癫痫和失神持续状态癫痫章节及**知识框3-1**）。

备注 失神（包括幻影失神）及肌阵挛发作不是 GTCS-a 的特征（排除标准）。

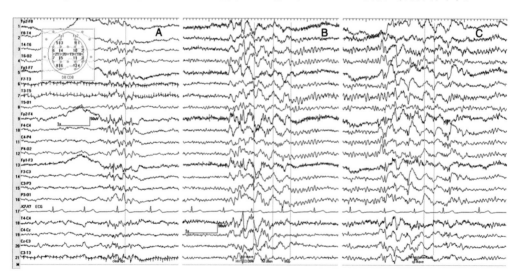

图 3-27 诊断为 GTCS-a 的 36 岁女性的部分睡眠剥夺 VEEG。（A）浅睡眠。（B，C）HV 伴呼吸计数。HV 期间诱发 GSWD 且持续时间更长（B 图 2s，C 图 2.5s），但同期并没有出现任何相关的呼吸计数延迟或错误（参阅知识框2-1）。该患者既往包括 HV 的清醒期常规 EEG 检查结果正常

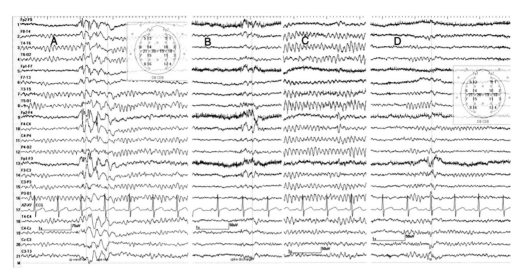

图 3-28 诊断为 GTCS-a 的 41 岁男性的部分睡眠剥夺 VEEG。(A)清醒期短暂的 GSWD。(B)浅睡期不完全广泛性 GSWD,注意右侧额区著。(C)右侧额上区(F4)电极可捕捉到局灶性非定位性棘慢复合波。(D)浅睡期左侧上额区(F3)电极可捕捉到局灶性非定位性的棘慢复合波。术语非定位性表示 GGE/IGE 中 GSWD 形态分布的多样性,从"片段化"到局灶性棘慢复合波放电(参阅 GGE/IGE 和继发性双侧同步化的引言部分)

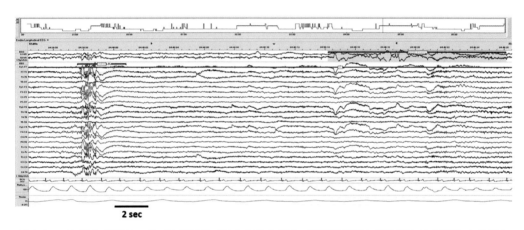

图 3-29 诊断为 GTCS-a 的 45 岁男性,丙戊酸治疗耐药,紧张性 REM 睡眠期可见广泛性多棘慢复合波放电。注意:图片左半侧最上面两个电极无快速眼动。图片右半侧出现位相性快速眼动

记录方案

备注 对于既往有 GTCS 史的患者,诊断 GTCS-a 要求仅有 GTCS 一种发作类型,需要满足:①EEG 证实有典型的发作间期 GSWD;②没有与 GSWD 相关性意识障碍(IoC)的任何行为学证据。

第一个要求,常规 EEG 检查可能正常或无明确异常,部分睡眠剥夺后的睡眠期记录可通过睡眠剥夺、睡眠本身、觉醒三种有效的诱发方法增加发现 GSWD 的可能性(Genton et al.,2005;Koutroumanidis et al.,2008)(图 3-27)。因此,对患者进行初期评估时,强烈推荐直接应用高级标准的睡眠剥夺 EEG 检查,而不是在常规 EEG 没有记录到明确异常后才这样做。在初级标准,当安排一次睡眠 EEG 不现实的时候,如果时间允许的话,鼓励短程浅睡期记录,尽管不是十分满意,但这种方法仍然可以在无睡眠剥夺的情况下,通过睡眠和觉醒两种方式诱发 GSWD。

第二个要求,GTCS-a 患者通过睡眠剥夺 EEG 记录以及在觉醒期进行 HV 和呼吸计数已经诱发出 GSWD,但无幻影失神或其他失神发作(图 3-30),而与此同时幻影失神癫痫患者则能检测到幻影失神发作(Koutroumanidis et al.,2008)。因此,睡眠剥夺 EEG 记录以及在觉醒期进行合适的诱发试验是有效鉴别这两种综合征的最重要方法(参阅下面的幻影失神癫痫章节)。在 GSWD 期间应该对患者的意识状态和反应性进行仔细评估,不仅要使用临床基础评估方案(仅用于放电持续 4s 或更长时间的任何病例),还要使用临床高级评估方案(见知识框 2-1)。如果 EEG 技师经过合格的培训,后者甚至能用于初级标准 EEG 检查(没有视频)时。

初级标准

- **记录时间** 一天中最早的时间(尤其当病史提示有觉醒期 GTCS 时)。
- **诱发试验** 如同 JAE 和 JME。

如上所述,鼓励浅睡期的记录并在觉醒期重复 HV 伴呼吸计数或其他临床高级评估方法。如果不能进行 VEEG,EEG 技师应密切观察患者,并在纸质版或数字化记录中及时标记患者可能的行为变化。

- IPS。
- 当有足够可利用的电极通道时,应用配有双侧三角肌 EMG 的多导生理参数记录。

高级标准

- **记录时间** 如同初级标准。
- **诱发试验** 如同 JAE 和 JME;尽量不用常规 EEG,直接进行睡眠剥夺 EEG 记录以及在觉醒后执行至少两次的 HV,并用临床高级方案评估意识状态(知识框 2-1)。如前所述,在 GSWD 期间不伴任何意识障碍的临床证据强力支持 GTCS-a 的诊断而排除幻影失神癫痫。

    备注 GSWD 的实际持续时间并不能代替临床高级方案作为意识障碍的检测方法;需要强调的是,持续 4s 或更长时间的 GSWD 可能仅是亚临床放电,而 2s 的 GSWD 也可能伴有瞬间的意识障碍(知识框 2-1)。

- IPS。
- 双侧三角肌 EMG 的多导生理参数记录是必须的。

EEG 诊断分级

- **无早期短暂大脑空白感和肌阵挛抖动史的 GTCS 患者确定为 GTCS-a** 记录到典型 GSWD,并且对足够数量的 GSWD 进行的临

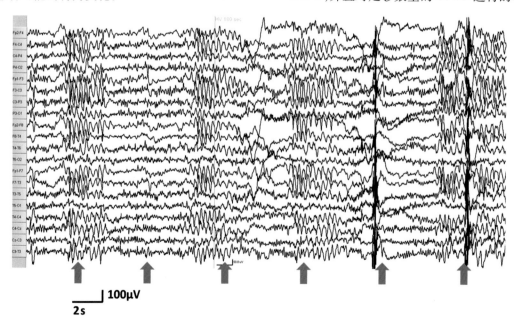

图 3-30 诊断为 GTCS-a 的 35 岁女性,在这次 VEEG 记录之前通过部分睡眠剥夺后进入睡眠。在觉醒期给予 HV 伴呼吸计数时,连续计数(箭头)没有出现错误和延迟

床高级评估未发现相关意识障碍的证据(应用高级睡眠剥夺 EEG 记录,但是也可以用包含睡眠期的初级标准记录)。

- **高确定性诊断(很可能的)**　记录到典型的 GSWD,并经临床基础及高级评估无相关意识障碍的证据(无睡眠剥夺的高级标准和无睡眠期的初级标准 EEG 记录)。推荐进一步行高级标准的睡眠剥夺 EEG 以评估足够数量 GSWD 期间的意识状态,如果可以排除与放电相关的轻微意识障碍,则可将诊断级别提升至确定性诊断(或者检测到幻影失神则提示幻影失神癫痫)。如果不能进行高级标准记录,建议重复初级标准记录,包括睡眠期并在觉醒期进行合适的诱发试验及评估。

　　备注 1　当清醒期 EEG 正常时,应该进一步行高级标准睡眠剥夺 EEG 以记录 GSWD,将 GTCS-a 的诊断级别至少提升至高确定性诊断。

　　备注 2　缺乏具有遗传性 EEG 特征的 GSWD 时就诊断为 GTCS-a 是不合适的,尤其是对于可能参与临床或遗传学研究的患者。对于存在 GTCS 的患者来说,当包括长程记录在内的(参阅下文的适应证部分)EEG 结果一直正常或无明确异常时,应将其归类为病因不明的全面性惊厥发作的癫痫(仅以临床症状为依据)。

远程视频或便携式 EEG 检查的适应证

- 系列的高级标准睡眠剥夺 EEG 未记录到 GSWD。
- 临床可疑有其他发作类型(即有局灶性特征)。
- 临床可疑存在非惊厥(失神)持续状态。

▶幻影失神癫痫

概述

　　幻影失神(Phantom absences,PA)是幻影失神癫痫(E-PA)的特征性发作类型及最重要诊断特征,也是必须通过 EEG 监测才能明确的唯一失神发作类型,常以一次 GTCS 或失神持续状态发作为首发症状,通常发生在青年

期。既往在儿童期和少年期没有失神或肌阵挛发作史。所有患者都有 GTCS,半数患者可有一次或多次失神持续状态发作,但失神持续状态发作并不是这个综合征的主要临床表现。该综合征不应出现失神发作(幻影失神除外)及肌阵挛发作,光敏性罕见。该综合征是非自限性的,但是大多数患者对合适的 AED 治疗反应良好(Panayiotopoulos et al.,1997;Koutroumanidis et al.,2008)。

发作症状和症状学

　　备注　幻影失神发作是典型失神发作的一种独特的类型(Engel,2006),患者本人和观察者都不能察觉到,仅在 EEG 记录时应用临床高级方案(**知识框 2-1**)对 GSWD 进行评估时才能发现的非常轻微的意识障碍。作为 GGE/IGE 的一种发作类型,幻影失神发作可见于任何失神相关的综合征,但它是幻影失神癫痫这个综合征唯一的失神发作类型。

　　幻影失神发作　临床表现为在进行 HV 伴呼吸计数时发生计数的短暂延迟、遗漏、重复或者其他错误(**图 3-31**),或在 HV 中出现瞬间动作停止[如在 HV 时短暂呼吸暂停(**图 3-32**)]、或由临床高级评估(**知识框 2-1**)的任何方法检测到的异常,同时伴 3~4Hz 的 GSWD,反映了注意力和/或运动执行能力受损。由于这种发作在临床上不易察觉,幻影失神的真正起病年龄不能确定,因此它的起病时间不得不以第一次出现明显临床发作的时间来界定,通常为一次 GTCS 或被 GTCS 打断或终止的失神持续状态发作。

　　GTCS　见于所有患者,如同 GTCS-a,但一般更频繁且起病较晚。尽管它们也可发生在清晨觉醒后,但其发作的昼夜分布较 GTCS-a 变化更大。GTCS 可以打断或更常见为终止时间长短不等的失神持续状态发作(Koutroumanidis et al.,2008)。

　　失神持续状态发作　可发生于约 50% 的患者,临床上与任何其他 GGE/IGE 综合征的失神持续状态发作并无不同(**图 3-33**)。失神持续状态发作较 GTCS-a 更频繁,但和失神持续状态癫痫综合征不同,失神持续状态发作并非幻影失神癫痫的主要临床特征。(参阅失神持续状态癫痫章节及**表 3-1**)。

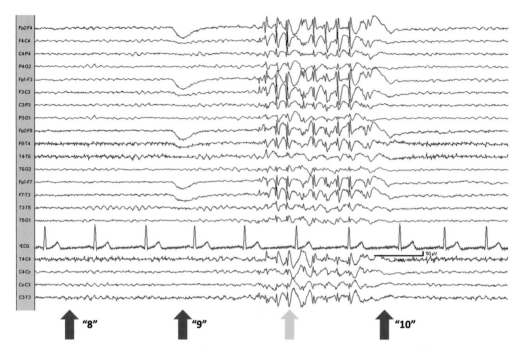

图 3-31　31 岁男性的睡眠剥夺 VEEG。19 岁开始出现 6 次 GTCS,26 岁于住院期间在一周内出现 2 次以 GTCS 终止的失神持续状态发作。既往无失神或肌阵挛发作史。这是第一次睡眠剥夺 EEG,在觉醒后出现多次表现为连续呼吸计数延迟和错误的幻影失神发作。注意:这个病例在 HV 的前几秒出现短暂的 GSWD,且导致计数明显延迟 (患者在绿色箭头处的时间点本应读出计数 "10")。随访 EEG 显示偶发的 GSWD,但无幻影失神发作。丙戊酸 300mg 每日 2 次口服,随访 6 年未再出现任何发作

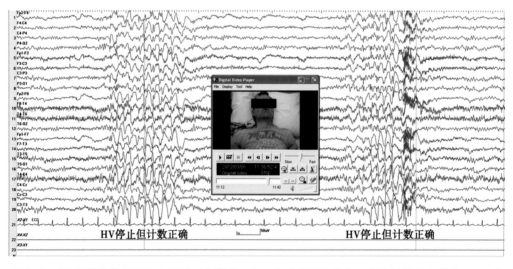

图 3-32　35 岁男性的睡眠剥夺 EEG,26 岁时出现一次以 GTCS 终止的失神持续状态发作,且一个月后出现第二次 GTCS。觉醒后伴呼吸计数的 HV 诱发出多次短暂的 GSWD 伴呼吸停止但计数正常。患者既往无失神、肌阵挛发作及长时间的认知障碍史。应用丙戊酸治疗,这 9 年无 GTCS 和失神持续状态发作,尽管随访 EEG 显示持续的 GSWD 以及少量幻影失神发作,但未曾出现明显的失神发作,在 9 年期间患者也报告无失神发作

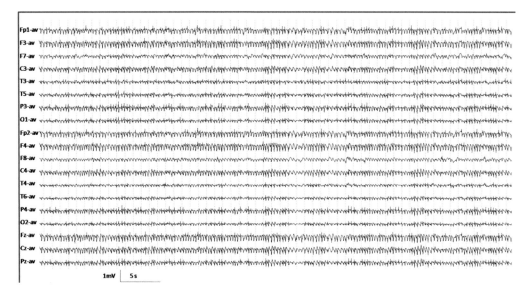

图 3-33　64 岁女性的 VEEG。30 岁起病，至今共出现约 35 次 GTCS。监测中这个患者出现中度意识混浊但行动自如的失神持续状态发作。丙戊酸治疗后无失神持续状态发作，随访的 VEEG 显示幻影失神发作。该患者既往曾用卡马西平治疗多年，更换丙戊酸后发作得到控制

　　睡眠剥夺、疲劳和精神压力是上述所有发作类型的主要促发因素。

EEG 部分

背景活动

　　背景正常或轻度非特异性异常。

发作间期的阵发性异常活动

清醒期

　　GSPWD、不完全的广泛性棘慢复合波或者局灶性棘慢复合波放电。

　　所有类型的放电均可被 HV 诱发（图 3-34），尤其在觉醒期（图 3-35B）。

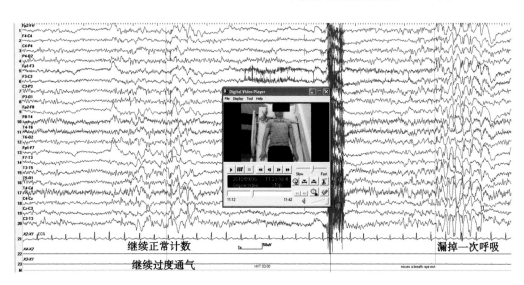

图 3-34　图 3-32 的同一患者，诊断为幻影失神癫痫的患者在 HV 伴呼吸计数时诱发短暂的 GSWD。左侧为亚临床放电而右侧放电则为一次幻影失神发作

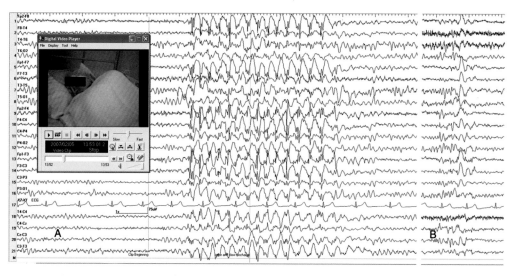

图 3-35   有 3 次 GTCS 的 30 岁女性,18 岁出现第一次 GTCS,既往无失神、肌阵挛发作或提示失神持续状态的发作性意识混浊或注意力困难的病史。(A) EEG 显示思睡期早期长程的 GSWD。(B)觉醒期在过度通气之前出现不完全的 GSWD(导联及参数同 A)

睡眠期

异常放电在 NREM 期可被激活(图 3-35)。

伴随发作事件的 EEG 阵发性活动

幻影失神发作   GSWD 常伴有多棘波成分[即伴多棘波成分的棘慢复合波放电(GPSWD)],持续 2s 到数秒。注意:需要强调的是,幻影失神的定义是轻微的或临床上察觉不到的意识障碍而不是指持续时间(通常短暂):一次长时间的 GSWD 经临床基础评估似乎为亚临床放电而通过临床高级评估证实伴有轻微的意识障碍(知识框 2-1),仍为一次幻影失神发作(图 3-36 和图 3-37)。这种情况并不意味是其他失神癫痫综合征,如 JAE,除非患者也存在其他失神发作的明显临床表现或既往有失神发作史或者在 EEG 上记录到失神发作。

GTCS   可以打断、终止失神持续状态发作或独立出现。

失神持续状态癫痫(知识框 3-1)。

失神发作   这个综合征不包括失神发作(幻影失神发作除外)和肌阵挛发作。

记录方案

备注   既往无失神发作或肌阵挛发作,伴

GTCS 发作的患者在确诊幻影失神癫痫时要求 EEG 证实有上述的幻影失神发作而无传统的失神发作和肌阵挛发作。幻影失神发作可通过常规 EEG 证实,但是如同 GTCS-a 章节所陈述的理由,如果时间充足的话,即使是初级标准记录也推荐进行浅睡眠期记录。如果 EEG 技师经过规范的培训,推荐在初级和高级标准记录到典型的短暂 GSWD 期间运用临床高级方案(知识框 2-1)进行意识状态的详细评估(参阅 GTCS-a 推荐的记录方法中备注)。幻影失神发作也可能与非常短暂的放电有关(图3-38)。

初级标准

同 GTCS-a。

高级标准

同 GTCS-a。

EEG 诊断分级

* 表现为 GTCS 并且无大脑空白感或肌阵挛抽动患者的幻影失神癫痫的确定性诊断   大多数这种患者有 GTCS,然而,EEG 阅图者应该意识到并进一步探讨有无幻影失神癫痫的可能性,尤其当存在可疑失神持续状态发作证据的时候。运用临床高级评估方法评估足够数量的 GSWD 来确定幻影失

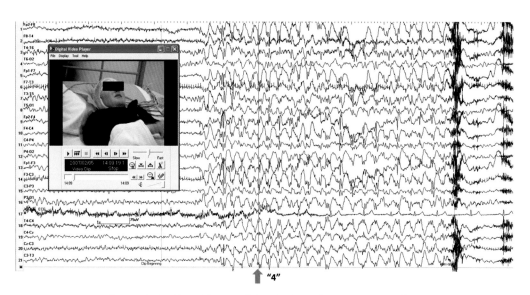

图 3-36 图 3-35 的同一患者,觉醒后行 HV 时出现长达 7s 的 GSWD。在此期间 EEG 技师大声清晰地说"4",患者在 GSWD 结束后可以回忆和重复。此外,在 GSWD 期间患者没有明显的行为改变。在这次 HV 中,患者没做呼吸计数

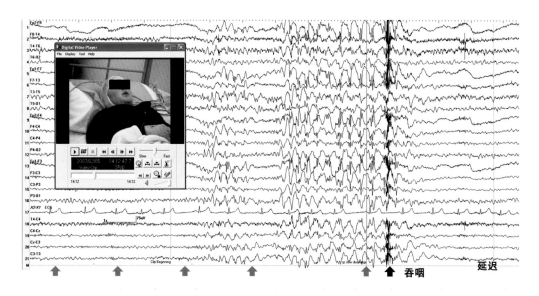

图 3-37 图 3-35 和图 3-36 的同一患者的幻影失神发作。在第二次行过度通气时,患者大声计数呼吸频率(箭头)。注意:在第二个 GSWD 时出现明显的计数延迟,这次 GSWD 比图 3-36 中的 GSWD 持续时间更短。这是本次记录中 GSWD 出现期间仅有的行为改变,而且患者可继续正确地计数。如果在图 3-36 中 GSWD 期间进行呼吸计数,预计也可能会出现同样的延迟现象

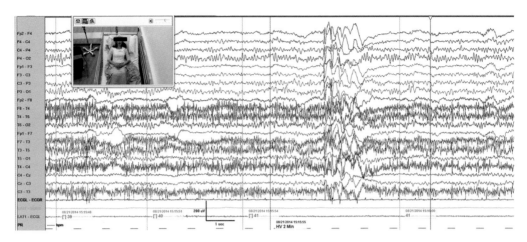

图 3-38 27 岁女性,7 年间出现 3 次 GTCS,无失神发作、肌阵挛发作或提示失神持续状态的长时间意识障碍的病史。注意:在 HV 伴呼吸计数的过程中,一个不到 2 秒的 GSWD 导致计数延迟并重复同一数字(幻影失神发作)。患者无明显失神发作,既往其他的 EEG 也显示"亚临床"的 3Hz GSWD

神发作,但没有传统的(临床上明显的)失神发作或肌阵挛发作(睡眠剥夺的高级标准记录及初级标准 EEG 记录,尤其是初级标准包括自然睡眠时)。

- **高确定性诊断(很可能的)**(无睡眠期的初级标准或无睡眠剥夺的高级标准) 记录到典型的短暂 GSWD 放电,在此期间进行临床基础和高级评估证实无意识障碍,则高度支持 GTCS-a 的诊断,但是仍然不能除外幻影失神癫痫的可能性(参阅 GTCS-a 的 EEG 诊断分级部分)。推荐进一步行高级标准的睡眠剥夺 EEG 以评估足够数量的 GSWD 期间的意识障碍程度,如果检测到幻影失神发作则可将诊断等级提升至确定性诊断(或除外 GSWD 期间相关的意识障碍,则诊断倾向于 GTCS-a)。如果不能进行高级标准的睡眠剥夺 EEG 记录,建议重复包括睡眠期以及在觉醒期进行合适的诱发试验和评估的初级标准 EEG 记录。

备注 清醒期 EEG 记录(初级和高级标准 EEG 记录)结果正常应该进一步行高级标准的睡眠剥夺 EEG 以记录到 GSWD 并检测是否存在幻影失神发作(参阅 GTCS-a 相关章节备注 1 和备注 2)。

远程视频或便携式 EEG 检查的适应证

- 同 GTCS-a,系列的高级标准的睡眠剥夺

EEG 没有记录到 GSWD。
- 临床可疑有其他发作类型(即伴局灶性特征)。
- 临床可疑非惊厥(失神)持续状态。

▶失神持续状态癫痫

概述

顾名思义,失神持续状态癫痫(ASE)是以反复出现的非诱发性失神持续状态发作为特征,失神持续状态发作是该综合征主要的也是特征性的发作类型,多数患者有不频繁的 GTCS,少数患者既往也有不频繁的失神发作病史。这个综合征不包括幻影失神发作和肌阵挛发作,也没有光敏性的报道(**表 3-1**)。多数患者在青少年期至中青年期起病,虽然是非自限性的,但对合适的 AED 治疗反应良好(Genton et al.,2008)。如同幻影失神癫痫,失神持续状态发作不仅因为应用对 GGE/IGE 不适合的 AED 而加重,也可在无诱因情况下发生(Thomas et al.,2006)。

发作症状和症状学

失神持续状态发作 反复出现的失神持续状态发作是失神持续状态癫痫的核心诊断

特征（**表 3-1**）。意识障碍的严重程度可从非常轻微到严重不等（**图 3-39**）。

GTCS　见于大多数患者，可伴随失神持续状态发作出现或单独出现（**图 3-40**），在一些患者可能是最初明显的临床表现，但不是主要的临床表现。

失神发作　少数患者可从儿童期或更晚出现不频繁的失神发作，且整体的临床特征不符合 CAE 或 JAE 两种已经认识的失神综合征特点。

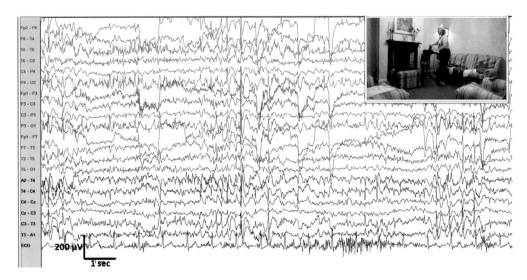

图 3-39　50 岁女性的远程家庭视频 EEG，大约从 20 岁开始每个月出现失神持续状态发作。儿童期有不频繁的失神发作及 4 次 GTCS，第一次在 17 岁，47 岁时 1 个月内出现 3 次 GTCS。注意：EEG 模式是不连续和非节律性的。患者可进行所有的家庭日常活动（此时正在熨烫衣服），包括晚上与亲属交流，表面上没有任何不适当的行为变化。然而在其他时候，患者自诉有轻微的注意力障碍

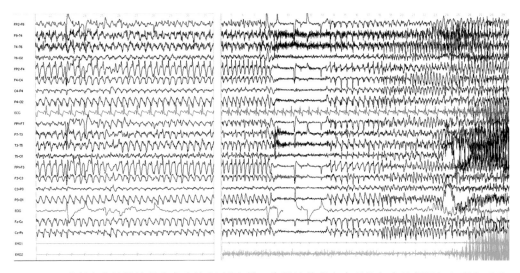

图 3-40　诊断为失神持续状态癫痫的 39 岁女性。失神持续状态表现为每个月都反复出现 3～24h 的意识混浊状态，以 GTCS 结束。左图：发作期 EEG 显示广泛性 2Hz 棘慢复合波持续发放，此时患者呈中等程度的意识混浊状态伴语言笨拙及定向力障碍。右图：记录 88min 后，失神持续状态被募集性的 7Hz 尖波活动起始的全面性强直-阵挛发作所打断，两图间隔 23min

独立的肌阵挛发作和幻影失神发作(应用临床高级评估方案确认,知识框 2-1) 该综合征不包括这两种发作(Genton et al.,2008)。

EEG 部分

背景活动

预计正常或非特异性异常。

发作间期的阵发性异常活动

清醒期

如同其他的 GGE/IGE,GSWD 为 3Hz,通常持续时间短暂(2~4s),偶尔可达到 5~6s。也可见不完的广泛性棘慢复合波和局灶性非定位性的放电(图 3-41)。

有些患者进行过度通气能诱发 GSWD,但没有幻影失神发作(通过临床高级评估方法测试;知识框 2-1、图 3-41 左图和图 3-42)。

睡眠期

NREM 期(图 3-43)和觉醒期可激活放电。

伴随发作事件的 EEG 阵发性活动

失神持续状态 发作期 EEG 的描述读者可参照知识框 3-1。需要重点强调的是,在持续状态发作后期出现非节律性的比 2.5Hz 更慢的放电,但这仍然符合 GGE/IGE 的特征,因此这并不提示非典型失神持续状态(图 3-40、图 3-44)。

全面性惊厥发作 这种发作类型可以打断或终止失神持续状态发作(失神-强直-阵挛顺序,图 3-40)(Genton et al.,2008)或单独出现(强直-阵挛顺序)。

典型失神发作 少见。

记录方案

备注 1 对于任何一个特定患者,失神持续状态作为一个发作类型的诊断并不一定需要在 EEG 或 VEEG 记录到确切的失神持续状态(知识框 3-1)。

备注 2 GGE/IGE 综合征都可能出现失神持续状态,因此,初级和高级标准 EEG 记录到确切的失神持续状态不一定提示失神持续状态癫痫综合征的诊断。诊断后者要求失神持续状态是主要的发作类型。

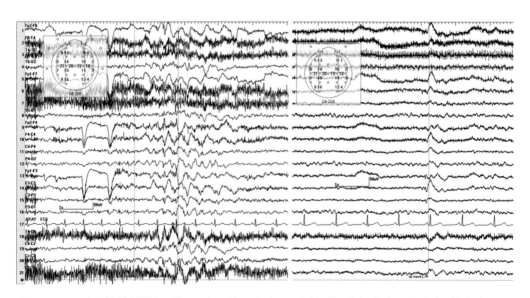

图 3-41 63 岁男性的 VEEG。从 16 岁开始至少有 10 次长时间的知觉水平下降史,其中有些以 GTCS 结束。左图显示 HV 伴呼吸计数时诱发亚临床 GSWD,患者并没有计数延迟和错误,因此不是幻影失神发作。右图显示浅睡期出现不完的 GSWD

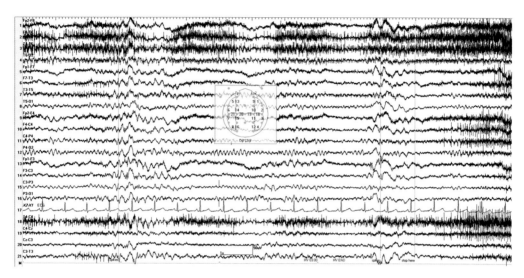

图 3-42　图 3-41 的同一患者 2 年后的 VEEG。过度通气过程中诱发 GSWD,呼吸计数也没有出现任何错误和延迟（在两段 HV 记录）

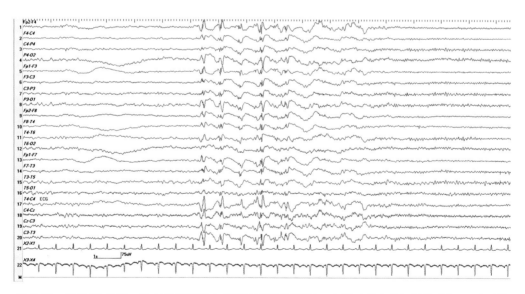

图 3-43　图 3-39 的同一患者的睡眠剥夺 EEG（不同的记录）。1 期睡眠出现短暂的 GSWD 随后伴短暂的超同步化 δ 波,继而出现 α 活动（癫痫性觉醒）

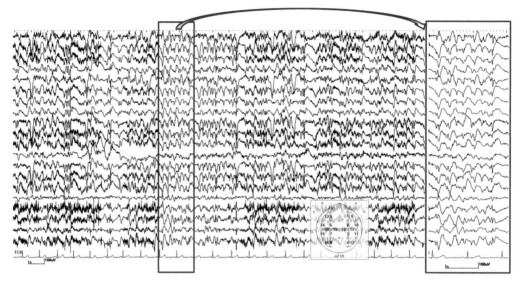

图3-44 59岁女性，因长时间意识混浊发作而频繁就诊于急诊，VEEG显示失神持续状态。本次EEG在失神持续状态发作开始后记录了几个小时，患者一直保持睁眼坐位，似乎能意识到周围有人，但对指令无反应。患者有一些半目的性动作并不时轻微晃动手脚。注意：非节律的广泛性放电模式，其频率范围≤2Hz~4Hz

因此，失神持续状态癫痫的诊断需要在失神持续状态发作的适当临床背景下，EEG证实有发作间期典型的GSWD（或确切记录到失神持续状态），且失神持续状态发作是主要的发作类型。Genton及其同事（2008）提出虽然一些患者可有不频繁的典型失神发作，但是失神持续状态癫痫不会出现幻影失神发作；尽管

幻影失神癫痫也可伴GTCS，且一些患者伴有失神持续状态发作，但幻影失神发作是其唯一的失神发作类型。因此，排除幻影失神发作是唯一的失神发作类型是诊断失神持续状态癫痫的第二个条件。接下来推荐的EEG诊断策略和GTCS-a章节所述相同，其目的也是排除幻影失神发作（**图3-45**）。

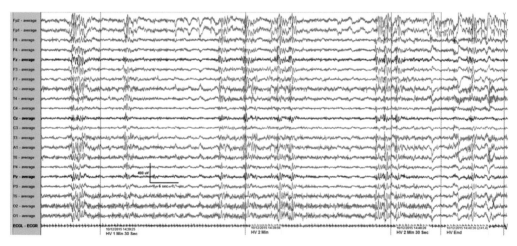

图3-45 29岁女性，23岁时有1次持续2小时的严重意识混沌状态被GTCS所终止。此后出现多次注意力障碍。在这次EEG检查前3个月几乎每周均有发作。她的儿童期及青少年期无失神或肌阵挛发作史。注意：VEEG显示HV期间诱发出短暂的GSWD，然而没有干扰正确的且适时的连续呼吸计数

▶ 知识框 3-1　典型失神持续状态

典型失神持续状态是发生于 GGE/IGE 患者、能观察到的或主观感受到的意识、反应和行为的不同程度改变的一种状态,同期 EEG 伴广泛性>2.5Hz 的持续性或接近持续性、节律性或非节律性 GSPWD 的 EEG 活动。与非典型失神持续状态相比较,后者伴较慢的棘慢复合波放电(表 3-1)。典型失神持续状态发作(或此章节后面提到的失神持续状态)可持续数分钟到数天,极少数可达数周,可被 GTCS 打断或终止发作。经常能发现轻微的眼睑肌阵挛。所有的 GGE/IGE 综合征都可能出现失神持续状态,但出现的频率和临床特征在不同的综合征中有所区别(Agathonikou et al.,1998)。失神持续状态是全面性发作的一种类型,可自发出现,与 GGE/IGE 的其他发作类型具有相同的促发因素,或由使用不合适的 AED 所致(Thomas et al.,2006)。

当 VEEG 或 EEG 记录到确切的发作,能直接诊断失神持续状态,或者当获得明确的长时间意识混浊发作的病史并伴有 GGE/IGE 的临床和 EEG 证据(失神、肌阵挛发作或 GTCS,EEG 伴相关的 GSWD)时,可间接诊断失神持续状态(Andermann and Robb,1972)。记录失神持续状态发作不应只凭运气,如果患者既往有提示性病史,且经常反复出现持续时间较长失神持续状态发作,可以由经过特殊指导的家属将患者带到 EEG 单元进行急诊记录以便诊断。或者也可行远程家庭视频 EEG 监测(某些三级癫痫中心配备)(图 3-46)。失神持续状态也应与晚发的状态相关性新发失神持续状态相鉴别。

晚发的新发失神持续状态

晚发的新发失神持续状态(de novo absence status of late onset,dnASLO)是一种状态相关性(或急性症状性;Beghi et al.,2010)长时间的癫痫性意识模糊状态,就发作期症状和 EEG 表现来说(图 3-47 和图 3-48)与失神持续状态非常相似。因此,与其他急性症状性发作一样,并不认为晚发的新发失神持续状态是某种癫痫或综合征的发作症状。

晚发的新发失神持续状态一般发生在既往没有癫痫病史的中、老年人,它的特点是由中毒或代谢因素触发,患者一般常有精神疾病史,使用多种抗精神病药物进行治疗。

急诊 EEG 是具有诊断意义的。然而,仅有极少数患者的发作期活动为精确的 3Hz;大部分患者 GSPWD 的频率范围为 1~2.5Hz(Granner and Lee,1994)。静脉注射苯二氮䓬类(benzodiazepines,BZD)药物可使 EEG 和临床症状正常化(图 3-48)。

静脉应用抗发作药物对确定发作事件的性质是必要的,由于放电内部通常频率较慢,所以可能很难区分真正的发作期癫痫性 EEG 模式与发作间期或非发作性的 EEG 放电,例如,在肝性脑病(Kaplan,2002)或药物诱发性脑病中出现一簇三相尖波。在这些病例,静脉注射苯二氮䓬类药物使癫痫样放电可能消失或也可能不消失,但即使消失,背景节律也是异常的,并且临床症状也无改善(图 3-49~图 3-51)。然而,似乎一些药物(例如头孢吡肟)既能诱发中毒性脑病,又可诱发晚发的新发失神持续状态(尽管较少见但有详细的报道)。

总之,晚发的新发失神持续状态是一种急性症状性发作,如果能确定和纠正触发因素则可能不再复发。因此,可能不需要长期的 AED 治疗(Thomas et al.,1992)。其诊断需要:①急诊 EEG 记录并进行静脉注射苯二氮䓬类药物试验;②有明确的外源性触发因素的证据,主要是精神类药物突然撤药以及急性代谢性或中毒原因;③病史或随访期间的临床和 EEG 无 GGE/IGE 证据。

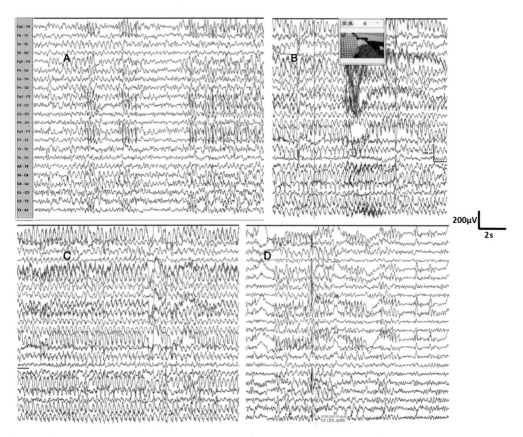

图3-46 30 岁女性,失神持续状态。该患者 7 岁时出现失神发作及青少年期出现 GTCS。本次进行 3 天的远程家庭视频 EEG 监测,记录到一些轻微的、短暂的失神发作和 1 次持续 34min 的失神持续状态发作,此时患者没有明显的行为变化或症状,也没有促使她做事件标记。在失神持续状态期间,她和她母亲进行正常的对话,两人都未发现有什么异常。在其他的失神持续状态发作时意识受到更大程度的影响,患者不能理解句子的含义,不能正确回答简单问题,保留说话能力,感觉身体"摇晃"伴抽搐、双眼迷离。(A)上午 7:16 失神持续状态开始。(B,C)上午 7:41 的记录(B、C 是连续的)。(D)上午 7:49 失神持续状态自发终止

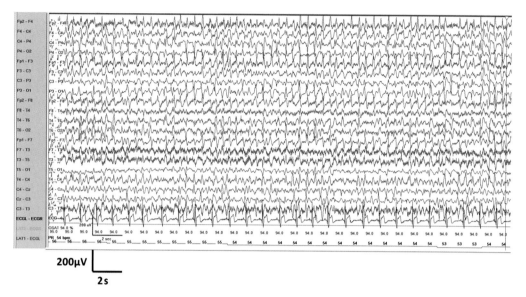

200μV
2s

图 3-47 72 岁女性,苯二氮䓬类药物撤药后出现新发的失神持续状态。静脉注射左乙拉西坦后 EEG 及临床症状都恢复正常。既往无癫痫发作史,包括长时间的意识混浊状态在内。此后未再出现类似症状,6 个月后随访 EEG 正常。注意:持续性的 GSWD 以前头部波幅最高,频率为 2.5Hz(在 GGE/IGE 较低频段范围)

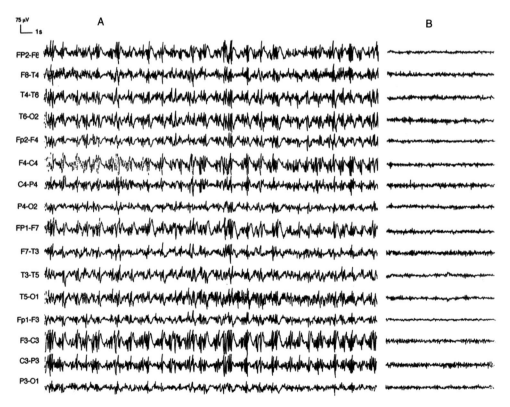

图 3-48 83 岁女性,非酮症高血糖以及多种药物治疗撤药后出现晚发的新发失神持续状态。(A)持续性额区突出的 1.5~2Hz GPSWD。(B)静脉注射 1mg 氯硝西泮后 EEG 完全恢复正常,且临床症状得到明显改善

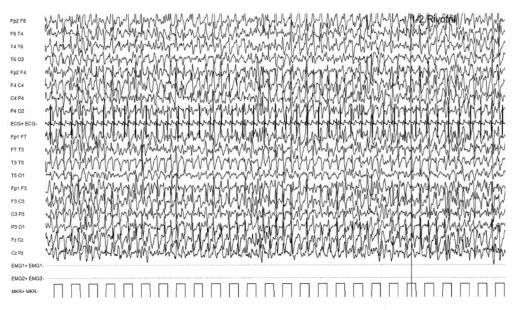

图 3-49 81岁女性,既往无神经系统疾病史,静脉应用头孢吡肟系统抗感染治疗后出现进行性意识混浊而误诊为晚发的新发失神持续状态。EEG 显示弥漫性 2.5~3Hz 三相尖波,静脉注射 1mg 氯硝西泮和其他 AED(磷苯妥英钠以及左乙拉西坦静脉注射)无明显效果,停用头孢吡肟三天后完全缓解

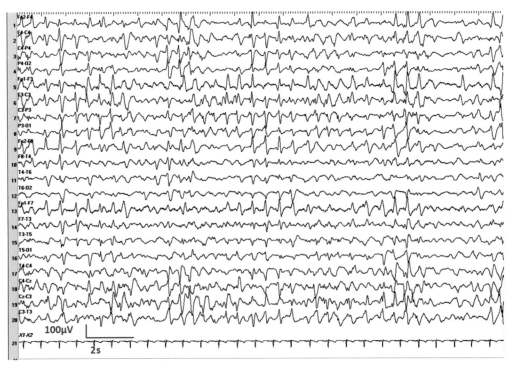

图 3-50 肝性脑病患者 EEG 显示 2Hz 左右的半持续的、节律性三相波

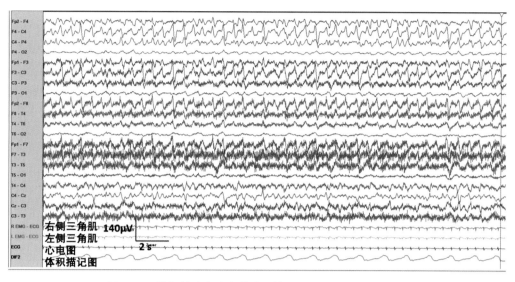

图 3-51 缺氧性脑病患者的弥漫性 1.5~2Hz 节律性三相波

EEG 诊断分级

- 有长时间认知受损史和 GTCS 患者失神持续状态癫痫的确定性诊断(高级标准睡眠剥夺 EEG 或包括睡眠期和觉醒期的初级标准 EEG) 记录到典型的 GSWD 或 GPSWD,临床高级评估无意识障碍的证据。

- 高确定性诊断(很可能的)(初级标准清醒期 EEG) 记录到典型的 GSWD 或 GPSWD,临床高级和基础评估无意识障碍的证据。推荐高级标准睡眠剥夺 EEG 记录且评估足够数量的 GSWD 以排除幻影失神发作,可将诊断等级提升至确定性诊断。如果不能进行高级标准睡眠剥夺 EEG,则重复初级标准 EEG,尽量包括睡眠期以及在觉醒期进行合适的诱发试验和 GSWD 期间的临床高级认知评估。

　　备注 1 如果初级和高级标准的清醒期 EEG 正常,则应该进行高级标准睡眠剥夺 EEG 和上述的意识水平临床评估(参阅 GTCS-a 和幻影失神癫痫相关章节备注)。

　　备注 2 虽然目前尚无证据提示失神持续状态癫痫和幻影失神癫痫可能存在相互重叠的临床特征(Panayiotopoulos,1998;Genton et al.,2008;Koutroumanidis et al.,2008)。但它是可能的,例如,一些临床有明显的失神持续

状态发作的患者行高级标准的睡眠剥夺 EEG 记录及合适的诱发试验,在短暂的 GSWD 期间测试其认知水平可能有幻影失神发作。这是未来临床 EEG 研究的领域,应用睡眠剥夺 EEG 伴觉醒期的 HV 诱发试验以及在 GSWD 期间任何类型的临床认知评估是必要的。

远程视频 EEG 或便携式 EEG 检查的适应证

- 如同 GTCS-a,系列的高级标准的睡眠剥夺 EEG 未记录到 GSWD。

- 临床可疑有其他发作类型(即伴局灶性特征)。

▶伴或不伴失神的眼睑肌阵挛(Jeavons 综合征)

概述

　　1977 年由 Jeavons 描述,该综合征是以眼睑肌阵挛为特征的局灶性癫痫性肌阵挛的一个独特类型,发作通常在光线充足的环境中由合眼诱发并具有光敏性,有时可伴短暂的意识障碍[即眼睑肌阵挛失神发作(ELMA)]。眼睑肌阵挛发作与合眼诱发的常以枕区突出的后头部或广泛性 EEG 异常有关,并且通常在黑暗状态下消失。儿童期起病且高峰年龄为 6~8 岁。女孩发病率为男孩的 3~4 倍。多数

患者可有不频繁的 GTCS,20%~25%患者可发生失神持续状态发作。神经系统检查及智力发育正常,神经影像学检查无明显异常。Jeavons 综合征与 JME 可有部分重叠。

Jeavons 综合征的临床和 EEG 特征使其归属于具有明确反射性成分的 GGE/IGE 谱系疾病,虽然光敏性可以随时间和/或治疗(主要是丙戊酸)而减弱或消失,但 Jeavons 综合征是非自限性的。该癫痫综合征很可能是所有 GGE/IGE 中最耐药的,大多数患者经合适的 AED 治疗可改善病情,但应用适当的剂量很少能达到无发作状态(Giannakodimos and Panayiotopoulos,1996;Sadleir et al.,2012)。

备注 眼睑肌阵挛是 ILAE 已经公认的一种独特的癫痫发作类型(Engel,2006),但这并不等同于 Jeavons 综合征。一些伴有典型眼睑肌阵挛发作的儿童(大多数在 3 岁前发病)和成年人对 AED 治疗持续耐药,并可进一步出现轻-中度智力发育障碍;其中的一些患者可在睡眠期出现 GTCS 或其他局灶性发作。目前仍然不能确定这种表型是否属于眼睑肌阵挛综合征的变异型或是一种特殊的情况(Capovilla et al.,2009;Caraballo et al.,2009)。

发作症状和症状学

眼睑肌阵挛 是特征性发作类型。表现为明显的反复的眼睑抽动,常伴眼球上视动作和头后仰,有时伴肩或上肢、头或躯干的抽动。发作可能伴有强直成分,迫使眼睑处于肌张力障碍样的半睁状态。眼睑肌阵挛发作在光线良好的环境下通常由合眼诱发(不是简单的眨眼动作),完全暴露于明亮的光线时(如在明亮的晴天和 IPS)合眼更易诱发。与之相反,在光线昏暗的环境中电-临床反应也相应变弱,在黑暗环境中彻底消失。发作持续时间达 5~6s 可伴短暂而轻微的意识障碍(即眼睑肌阵挛失神发作)。眼睑肌阵挛伴或不伴失神发作最常见于觉醒期,过度通气、睡眠剥夺、疲劳、精神压力通常可使发作增多。对于新诊断或误诊的儿童或成人患者,应用适用于局灶性发作的药物进行治疗,可导致每日出现上百次的发作。

备注 作为一种癫痫性发作,眼睑肌阵挛发作与合眼诱发的癫痫样放电相关(在下文的 EEG 部分中已描述)。经数年治疗后,尤其是丙戊酸,一些成人仍有眼睑肌阵挛发作,但没有合眼诱发的癫痫样放电。在这类患者中,其阵发性的临床现象可能和癫痫性眼睑肌阵挛的表现一样,但却不能归类为癫痫发作。

失神持续状态发作 约五分之一的患者可发生,尤其是未经治疗或使用不合适的 AED 治疗的患者,通常在有促发因素时出现,如觉醒、睡眠剥夺,精神压力、酗酒等情况。这些患者报告几乎每天会出现持续性的眼睑抽动(有时也伴身体抽动),伴有注意力障碍和其他更高级认知功能损伤;一些失神持续状态发作可能以 GTCS 结束(**图 3-52**)。

不频繁的 GTCS 可能发生于多数患者,直接由闪光刺激诱发,与失神持续状态发作伴发或自发出现。促发因素同失神持续状态发作。

独立的典型失神发作(与合眼诱发的眼睑肌阵挛无关) 可见于一些患者,主要在 HV 和睁眼闪光刺激时出现,但也可自发出现。通常是不频繁和短暂的(**图 3-53**)。

独立的肌阵挛发作 Jeavons 综合征的患者出现不频繁的这种发作(与 JME 有部分重叠)。

EEG 部分

备注 EEG(尤其是 VEEG)对于 Jeavons 综合征的诊断和随访是至关重要的。前面的讨论把眼睑肌阵挛发作看作一种特殊的肌阵挛发作,Jeavons 综合征患者可能有 3 种合眼相关的电-临床关系如下:①眼睑肌阵挛伴相关的合眼诱发的癫痫样放电,伴或不伴失神发作;②合眼诱发的癫痫样 EEG 活动不伴明显临床变化(眼睑肌阵挛或失神);③眼睑肌阵挛不伴相关的合眼诱发的癫痫样活动。第①种情况是明确的癫痫发作,按发作期阵发性异常处理。第②种为亚临床发作间期活动,在发作间期异常章节描述;第③种情况是一种非癫痫性事件。

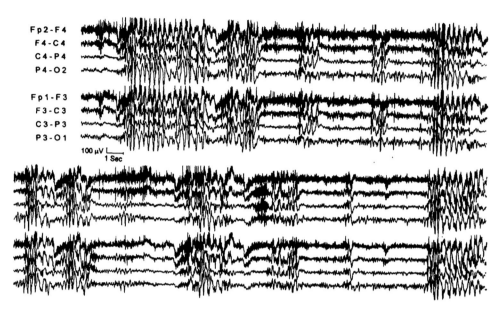

图 3-52 34 岁男性,眼睑肌阵挛失神发作,VEEG 显示失神持续状态(from Agathonikou et al.,1998)

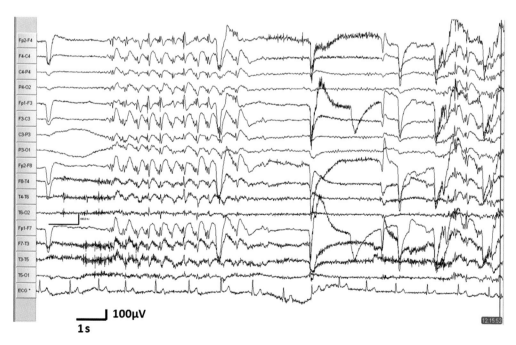

图 3-53 图 3-52 患者的 VEEG。图的左半部分为睁眼时出现典型失神发作伴规则的 2.7Hz 的 GSWD。注意图右侧末端为合眼诱发 GSWD 伴眼睑肌阵挛发作

背景活动

背景正常(或轻度非特异性异常)。

发作间期的阵发性异常活动

清醒期

合眼相关异常 指真正合上眼睛的前几秒内出现短暂的、常以枕区起始或枕区明显的GSPWD(图3-54)。同一患者EEG的多棘波成分通常不如眼睑肌阵挛发作期时明显(参

阅下文的发作期EEG特点)。

发作间期阵发性异常活动与合眼状态无关,包括:

- 前头部(图3-55)或后头部明显的广泛性和不完全广泛性棘慢复合波放电。
- 主要位于枕区,但也可有额区的局灶性棘慢复合波放电(图3-56、图3-57)。

HV既可诱发发作间期的广泛性和局灶性棘慢复合波放电(图3-58),也能诱发眼睑肌阵挛伴或不伴失神发作(参阅下文发作期EEG特点)。

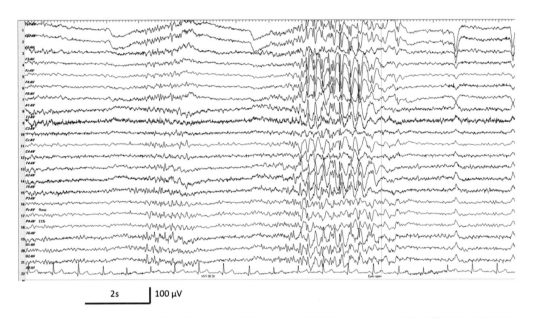

2s | 100 µV

图3-54 43岁女性,眼睑肌阵挛失神发作,VEEG显示左侧的第一个放电为发作间期的后头部明显的合眼异常,右侧的放电为后头部前导的、额区波幅最高的GSWD

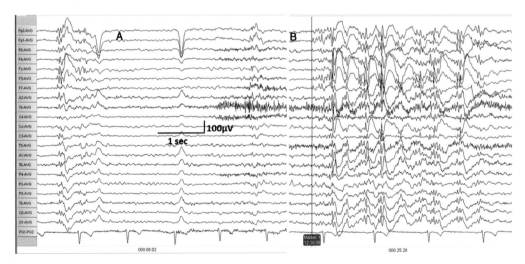

图3-55 图3-52同一患者的VEEG,发作间期为(A)额区优势的GSWD短暂而明显的暴发和(B)反复或成簇的GSWD

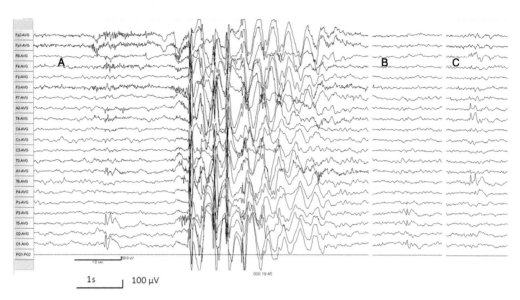

图 3-56　12 岁女孩,眼睑肌阵挛失神发作。注意 VEEG 显示(A 和 B)左侧后头部局灶性棘波放电及(C)右侧颞区棘波放电。注意(A)可见合眼诱发的 GSWD

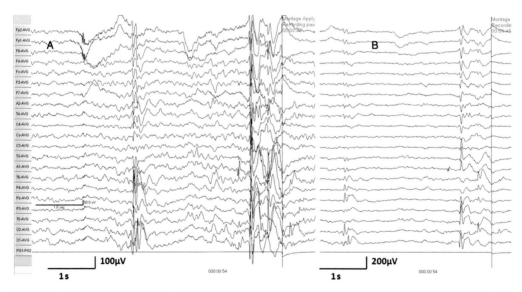

图 3-57　图 3-56 的同一患者。以常规灵敏度(A)和更高灵敏度(B)观察两次合眼 EEG 异常。第一次是后头部为主的不完全广泛性放电,而第二次为广泛性放电(A)。提高灵敏度后,两次放电明显变得更局限,第一次为后头部局灶性放电,第二次为后头部为主的不完全广泛性放电

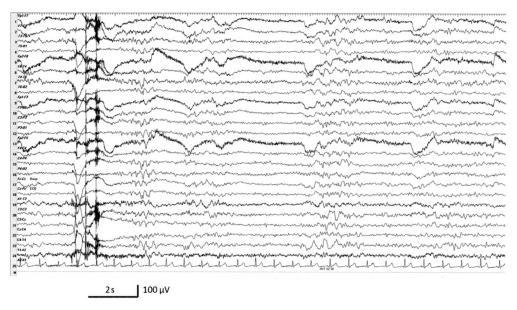

2s | 100 μV

图 3-58 图 3-54 同一患者的 VEEG。注意 HV 时诱发的亚临床的合眼异常

IPS 最可能诱发合眼相关的异常伴眼睑肌阵挛发作（参阅下文发作期 EEG 特点）。已经接受治疗的患者可能会出现亚临床的广泛性 PPR；长期使用丙戊酸治疗的一些成人患者可能仅出现后头部为主的 PPR，或（数年后）根本没有 PPR。

睡眠期

NREM 期可激活前头部或后头部明显的广泛性放电和局灶性放电（**图 3-59** 和**图 3-60右图**）。觉醒可激活放电并在合眼时容易出现眼睑肌阵挛发作（参阅下文发作期特点）。

伴随发作事件的 EEG 阵发性活动

伴或不伴失神发作的眼睑肌阵挛

在合眼后的第 1 秒内出现发作期放电，通常一个明显的起始在正相合眼运动伪差的上

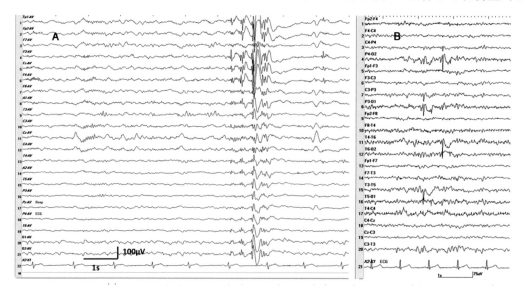

图 3-59 （A）诊断为 Jeavons 综合征的 22 岁男性，2 期睡眠的不完全广泛性 3Hz GSPWD。（B）图 3-56 和图 3-57 的患者在 1 期睡眠时出现枕区棘慢复合波放电

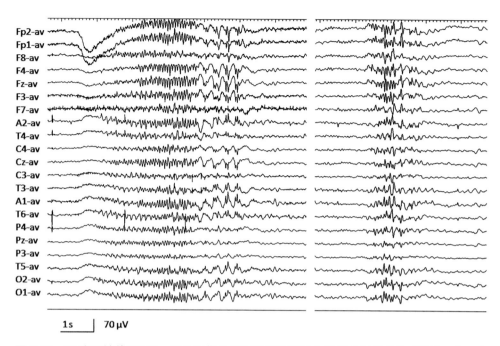

图 3-60　64 岁男性的 VEEG。自儿童期出现眼睑肌阵挛和失神发作及偶发的 GTCS。左图为弥漫性募集节律演变成 3Hz 的 GSWD。右图为出现于 2 期睡眠的额区优势的广泛性多棘慢复合波放电

升支,偶尔癫痫活动就起始于眼运动伪差的下降支之前,说明合眼本身可能是发作期表现的一部分,而不仅仅是发作的促发因素(图 3-61)。

与明显的眼睑肌阵挛发作相关的典型放电为广泛性高波幅多棘波或多棘慢复合波,遍布整个大脑(图 3-62)。

另一种不常见的由合眼诱发的阵发性异常是弥漫性低波幅快节律。这种放电模式也可演变成短暂的广泛性"经典"3Hz 棘慢复合波伴轻微的知觉障碍(眼睑肌阵挛失神发作)(图 3-60)。

即使保持更长时间的闭眼状态(图 3-63),发作期的临床或 EEG 现象通常也是短

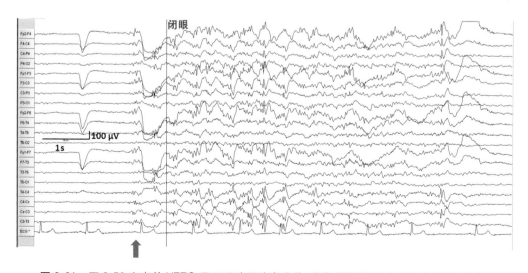

图 3-61　图 3-52 患者的 VEEG 显示眼睑肌阵挛发作,注意 GSWD 就出现于合眼前(箭头)

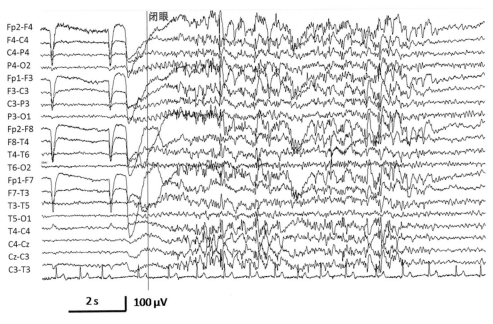

图 3-62 图 3-52 的患者,典型的发作期不规则的 GSWD 或 GPSWD

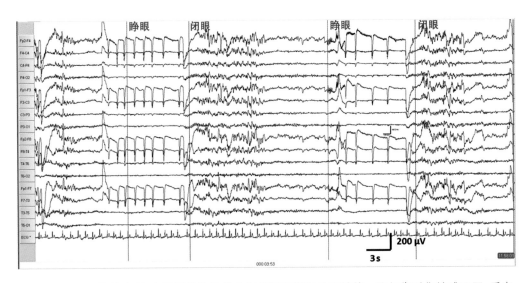

图 3-63 图 3-52 的患者,合眼诱发的异常在保持闭眼期间并不持续。这与失对焦敏感不同,后者只要保持闭眼就会持续(参阅失对焦敏感章节)

暂的。

激活和抑制

在某一时刻眼睑肌阵挛发作需要当时环境光线的明亮度超过该患者产生癫痫所需的阈值,阈值是在固有癫痫压力以及外部因素(包括睡眠剥夺和压力)的综合促进作用决定的,同时也要记住固有癫痫压力在一天内是波动的(觉醒时最大)。另外,在昏暗的灯光下临床和 EEG 反应会降低,而在黑暗环境下或者减少光刺激量(例如简单的太阳镜)反应可消失(**图 3-64**)。

HV 可增加眼睑肌阵挛伴或不伴失神发作的易感性,此时如果进行合眼诱发试验,通常在合眼时或合眼后立即出现发作(**图 3-65**)。

发作易感性在觉醒时和觉醒后一段时间

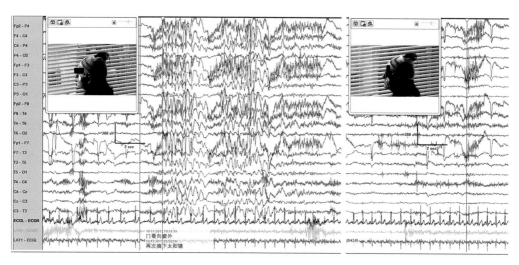

图 3-64 左图:29 岁女性能被明亮的阳光(也包括百叶窗本身图案的作用)诱发眼睑肌阵挛发作。右图:通过佩戴暗色太阳镜减少致痫性光刺激量,仅几秒后就完全消除了临床发作或 EEG 异常放电。注意患者在这两种状态朝向阳光的时候合眼伪差的形状是一样的

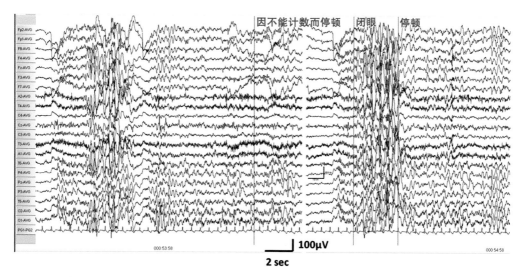

图 3-65 诊断为 Jeavons 综合征的 21 岁女性,清晨不频繁的独立的肌阵挛抽动。睡眠剥夺 EEG 在觉醒后进行 HV 伴呼吸计数试验时,每次眼睑肌阵挛发作伴患者停止计数(眼睑肌阵挛失神发作)

内(通常为几分钟)最大;在这段时间内,合眼很可能触发眼睑肌阵挛伴或不伴失神发作。

IPS 能诱发眼睑肌阵挛发作,有时伴轴肌抽动(图 3-66),尤其是未经治疗或使用不合适的 AED 患者。因为多数光敏感患者常在合眼时出现 PPR(参阅光敏感章节),所以除非在睁眼状态出现,否则很难鉴别是由合眼诱发还是光刺激诱发,偶尔可有双重反应,可能反映合眼敏感或光敏感的分离(图 3-67)。

其他发作

失神持续状态发作(知识框 3-1) 可能出现在极度兴奋的状态下,这也是该综合征的特征(Agathonikou et al.,1998)。发作期记录显示反复(每 2~4s)的广泛性多棘慢复合波放电伴明显的眼睑肌阵挛发作。长时间的眼睑抽动或强直收缩的闪烁效应及伴随的眼球上视动作(Evans-Mulholland 效应)可点燃棘慢复合波放电,并且患者可出现持续数秒的不能睁眼。最后当患者努力去保持睁眼时,放电被阻断且 EEG 正常化,直到下次合眼再次触发一

次新的成簇的眼睑肌阵挛发作。因此,失神持续状态发作的 EEG 模式通常是间断出现短暂正常活动的不连续模式(图 3-52)。

全面性惊厥发作 可打断或终止失神持续状态发作,但是,如果有的话,没有充足的证据证实哪种发作顺序(失神-强直-阵挛,阵挛-强直-阵挛或强直-阵挛)是最常见的。

失神发作 与规则或不规则的 3~4Hz GSWD 有关(图 3-53)。

肌阵挛发作 与高波幅(多)棘慢复合波放电有关(图 3-65)(参阅 JME 章节)。

关于自我诱发的注释

自我诱发(SI)不是 Jeavons 综合征的一部分,但它可以出现,如果不识别会使治疗复杂化。因为在第一次 EEG 检查前,临床上可能不会想到自我诱发现象,这里简短描述其电-临床特征。

在光线充足情况下,有两种主要的眼睑或眼球运动的方式可诱发棘慢复合波活动,能通

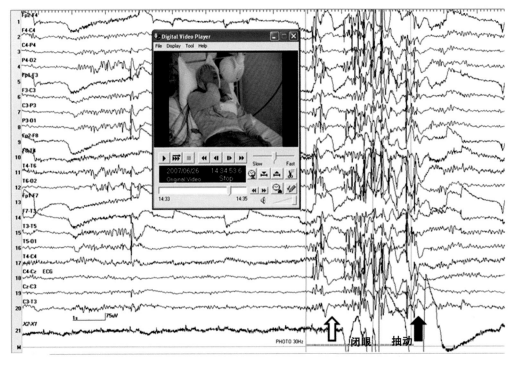

图 3-66 图 3-56 和图 3-57 的患者,图左侧:长时间合眼诱发双侧枕区一串快频率的棘波,以棘慢复合波结束,但未诱出眼睑肌阵挛发作。图右侧:在觉醒和 HV 后进行 30Hz 单眼 IPS。注意大量的光阵发反应,并可被短暂的睁眼暂时抑制(白色箭头),但合眼时又迅速恢复放电且伴一次轴肌抽动(黑色箭头)

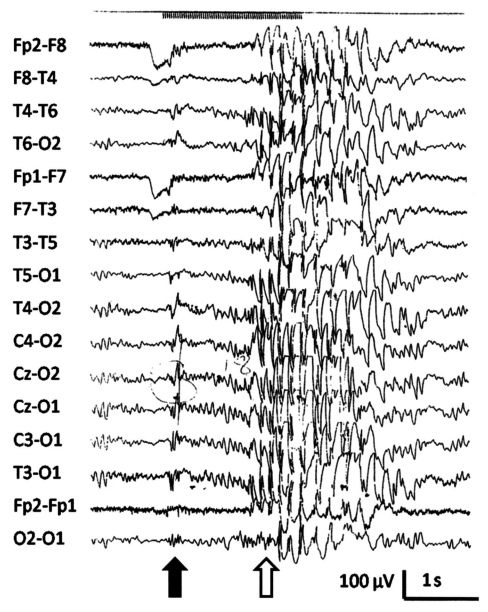

图 3-67 20 岁女性,眼睑肌阵挛失神发作,IPS 和合眼敏感的分离反应。在正相合眼伪差的上升支出现短暂的后头部为主的 GSWD,与 IPS 起始一致(黑色箭头);IPS 足够的时间累加后引起了又一段后头部前导的、规则的 3Hz GSWD(白色箭头)

过 EEG 和 VEEG 做出推断:①快速眨眼;②主动的长时间合眼动作,伴眼球向上极度偏转。可想而知,前者的目的是产生快速的闪烁效应,而后者与正常的合眼活动(例如按指令做合眼动作)相比,不仅增加了 α 活动,也有助于诱发阵发性活动。

通常将两者结合使用。就 EEG 而言,当患者独自一人感到孤独和无聊时,主动快速眨眼可能会产生一些可识别的眼动伪差,并能被视频记录下来(**图 3-68**)。

不同于按指令进行的合眼,主动长时间合眼动作产生的正性更长时程的双相合眼伪差,随后出现一个高波幅的负相偏转,对应于双侧眼球向上极度偏转的动作(符合 Evans-Mulholland 效应)(**图 3-69**)。与快速眨眼一样,当患者无聊和不动时,尤其是在光线适度的 EEG

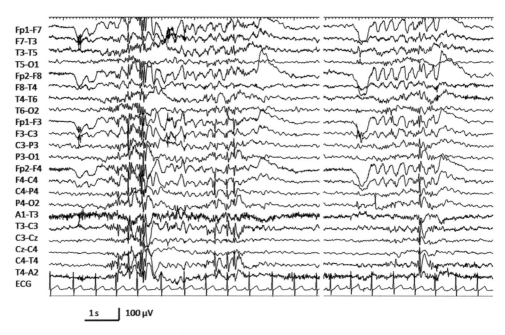

图 3-68 20 岁男性,眼睑肌阵挛失神发作和外加自我诱发现象。注意日间远程 VEEG 患者"试图"通过多次主动的眨眼动作诱发失神发作

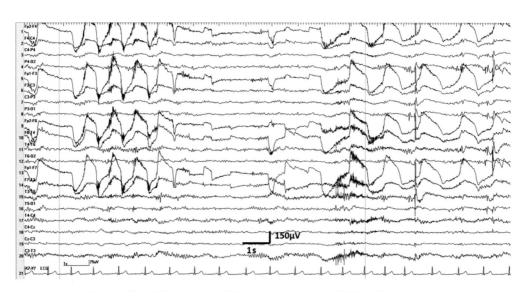

图 3-69 图 3-66 患者的 VEEG。图左侧:按指令合眼仅出现短暂的快 α 活动。图右侧:自主合眼持续时间更长且产生短暂的枕区棘波暴发。这两种类型均发生明显眼球向上偏转现象(Evans-Mulholland 效应)

检查室内,缓慢合眼及眼球上视的复杂运动很容易被辨认(图 3-70)。

对于学习障碍的光敏性患者,挥手是自我诱发的首选操作,在 Jeavons 综合征患者未发现。

记录方案

初级标准

- **记录时间** 早晨(如果可能,在一天中最早的时间)。

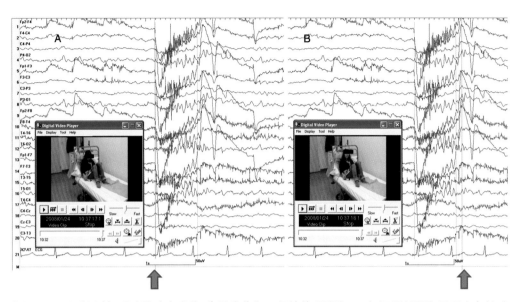

图 3-70　28 岁女性,眼睑肌阵挛发作、失神发作和不频繁的 GTCS。日间远程 VEEG 显示患者长时间阅读杂志感到孤独后,她做了几个无效的长时间的合眼动作(仅出现 α 活动,但无棘波)。(A)和(B)显示在不同时间做同样的合眼动作(箭头)。注意:额区电极的肌电活动反映眼睑眨动以及合眼动作产生的高波幅正相偏转及随后的负相偏转提示多次眼球向上的偏转动作。(B)视频观察到复杂的眼动伴头向上抬。脑电室亮度适中

- **诱发试验**　如果患者出现思睡且时间允许的话,鼓励进行浅睡期记录。在 HV 之前分别于光线充足和相对较暗的环境下进行多次指令性合眼;在觉醒期(如果睡眠记录已完成)以及 HV 之后分别在光线充足和相对较暗的环境下再次进行多次指令性合眼。如果出现眼睑肌阵挛发作,让患者进行几次闭眼,同时用计数来评估意识状态,这有助于发现眼睑肌阵挛失神发作。合眼异常的持续时间短暂,临床基础评估意识状态或反应性(例如,通过大声读数字或名字)的结果可能阴性,因此推荐呼吸计数试验。在 HV 期间使用这种方法是明智的,以备出现失神发作,因为它们通常是短暂和轻微的(**图 3-53**)。
- **IPS**　按照每次的光敏性方案(参阅相关章节)。
- **多导生理参数记录**　如果患者有肢体抽动史,配备双侧三角肌 EMG 是很重要的。如果没有额外的通道,使用一个或两个 EEG 通道做 EMG 记录也是值得的。

高级标准

- **记录时间**　一天中最早的时间。

- **睡眠记录**　推荐初次 EEG 评估时使用部分睡眠剥夺 EEG 记录;尽可能达到睡眠 2 期,且睡眠期记录至少持续 15～20min,觉醒后继续进行包括诱发试验在内的记录至少30min。

  如果有两个视频镜头,一个应聚焦于患者的眼睛或面部,另一个应包括整个身体。
- **诱发试验**　如上述的每次初级标准记录,在入睡前和觉醒期进行,如果可疑有 JME 共存,根据 JME 相关章节叙述的要求执行。
- **多导生理参数记录**　即使患者既往没有上肢抽动史(参阅 JME 部分),也需配备双侧三角肌 EMG。

  如果根据既往病史或者 EEG 的证据怀疑患者存在自我诱发的可能,建议进一步仔细对比患者主动性合眼和指令性合眼的区别。如果可能,可将患者单独置于记录房间进行视频监测。

EEG 诊断分级

- **基于临床可疑伴或不伴失神的眼睑肌阵挛的确定性诊断**(初级和高级两种标准记录)记录到典型的眼睑肌阵挛发作并恒定与合眼诱发的阵发异常相关(如果临床高级评

估存在意识障碍的证据则证明同时伴有失神发作)。对于其他 GGE/IGE 综合征来说,初次临床高级评估应该采用睡眠剥夺 EEG 记录。然而,如果初级标准的觉醒期 EEG 已经能够诊断这个综合征,则无须再进行睡眠剥夺 EEG 记录。对于 JME 共存的患者请参阅相关章节。

- **高确定性诊断(很可能的)**(初级标准 EEG) 记录到典型的"发作间期"恒定的合眼诱发的阵发异常但不伴眼睑肌阵挛发作。如果行高级标准的睡眠剥夺 EEG 可记录到这个综合征的临床标志(眼睑肌阵挛),则可将诊断等级提升至确定性诊断。如果不能进行高级标准的睡眠剥夺 EEG 记录,则建议重复初级标准 EEG 记录,尽

可能包括睡眠期以及在觉醒期进行合适的诱发试验和临床评估。

- **低确定性诊断(可能的)**(初级和高级两个标准 EEG) 非恒定的合眼诱发的阵发性异常(例如仅在几次指令性合眼时出现),有光敏性但不伴眼睑肌阵挛发作。该结果提示光敏性癫痫,但不足以支持 Jeavons 综合征的诊断,应进一步行上述的高级标准睡眠剥夺 EEG。

远程视频 EEG 或便携式 EEG 检查的适应证

- 临床可疑有其他发作类型(即伴局灶性特征)。
- 高级和初级标准 EEG 可疑有自我诱发。

(王江涛 译,李光健 校,刘翔宇 审)

⌁ 第四章 反射性癫痫

▶ 光敏感和视觉敏感

概述

视觉诱发发作是反射性发作中最常见的类型,并且它们可见于多种类型的癫痫和癫痫综合征。EEG 实验室的间断闪光刺激(IPS)以及环境刺激均能触发视觉诱发发作。环境促发因素包括闪烁的日光、人工间歇照明、电视及电脑屏幕和黑白条纹图形。电子游戏也能促发癫痫发作,事实上,在最可能玩电子游戏年龄的群体和既往从无癫痫发作的个体,电子游戏促发的发作可能提示真正的光敏感。IPS 诱发的 EEG 癫痫样反应[即光阵发反应(PPR)]与 IPS 和/或其他视觉刺激诱发的临床发作是不同的。检测到 IPS 诱发的 PPR 定义该患者为 IPS 诱发阳性或光敏感,而视觉敏感是指对 IPS 或其他类型物理属性的视觉刺激所触发的体验性发作有易感性,而非它们的知觉属性(即由视觉刺激的认知作用诱发的反射性癫痫发作)(Kasteleijn-Nolst Trenité et al.,2001,2012a)。

EEG 对 IPS 反应的分类

IPS 能诱发出多种 EEG 反应,具有不同的临床意义。由于方法学至关重要,近年来,人们致力于 IPS 检测方法的标准化及对结果的解释(Kasteleijn-Nolst Trenité et al.,2012b)。最近的分类方案把已经确认的 IPS 诱发出的 EEG 反应分为以下类型(Kasteleijn-Nolst Trenité et al.,2001;Rubboli et al.,2004):

- **光驱动** 随刺激结束而终止的正常反应。
- **眶额区光肌阵挛(OPM)** 主要表现为与闪光频率同步的肌电反应(尽管已经推测有额叶皮质参与),刺激结束或睁眼时反应停止(**图 4-1**)。

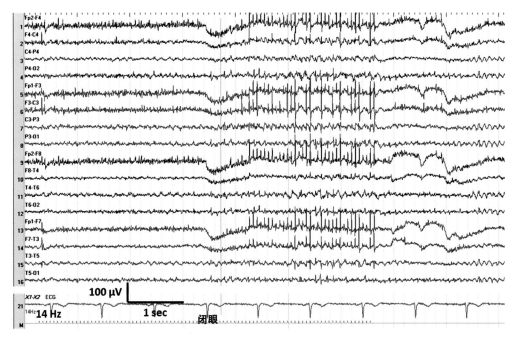

图 4-1 眶额区光肌阵挛。注意:闭眼状态下诱发的与 IPS 刺激频率同步的自限性肌电反应,额区波幅最高

- **刺激相关性后头部反应** 较为少见的现象,表现为与刺激频率同步的高波幅尖样视觉诱发电位。

- **非刺激相关性后头部反应** 包括 θ-δ 活动和明显的癫痫样放电,与闪光刺激的频率或其谐波不一致。分为 2 种亚型:①限局于刺激串内;②自持性,后者可演变为一次明显的癫痫发作。

- **广泛性 PPR** 包括前头部优势的广泛性多棘波或棘慢复合波活动。这种反应可限局于刺激串内或具有自持性(即刺激停止后仍继续)。这种反应被认为与癫痫及视觉诱发发作有关(Waltz et al.,1992;Kasteleijn-Nolst Trenité et al.,2001)(图 4-2)。

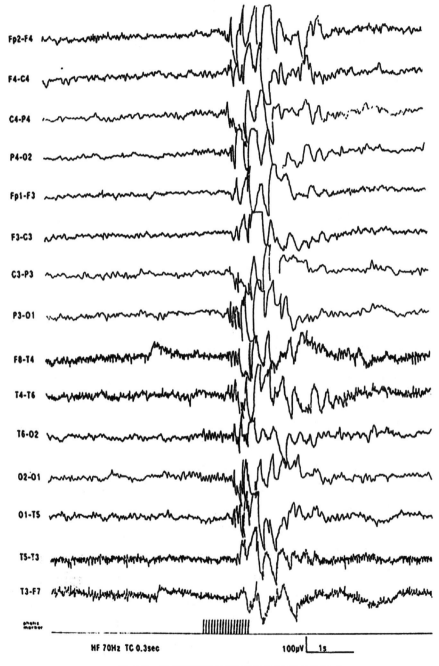

图 4-2 睁眼状态下 IPS 诱发的光阵发性反应

● **预先存在致痫区的激活反应** 后头部致痫皮质的自发性激活是一种少见现象。它作为一种 PPR 的意义仍存在争议。

光阵发反应

PPR 是对 IPS 的一种癫痫样 EEG 反应，与癫痫和视觉诱发发作有关（Waltz et al.，1992；Kasteleijn-Nolst Trenité et al.，2001）。PPR 是以多棘波或棘慢复合波活动为特征，广泛性分布，前头部优势，后头部开始也不少见，限局于刺激串内或具自持性（即刺激停止后仍继续）（图 4-2）。必须指出：能否检测到 PPR 取决于使用的闪光频率、患者检查时的年龄、应用的药物以及睡眠是否充足，即使同一患者其 PPR 的 EEG 分布也可以是多变的，可为后头部伴不同程度的向前扩散或广泛性的（Koutroumanidis et al.，2015）。据报道 PPR 在正常人群的发生率为 1.4%～8.9%。此外，在有先兆的偏头痛患者中 PPR 的发生率可达 30%（Kasteleijn-Nolst Trenité et al.，2012a）。

发作症状和症状学

与视觉敏感、IPS 或其他类型视觉刺激有关的临床表现如下（Kasteleijn-Nolst Trenité et al.，2001）：

● **轻微的主观症状** 如看到红条或彩条、头晕、眼痛、上腹部不适、恶心或者简单的视幻觉。

● **眶额区光肌阵挛（也称为额极或光肌源性或光-眼阵挛反应）** 指仅在闭眼状态下诱发出的眶周肌肉的快速肌阵挛样抖动，导致眼睑颤动和眨动（图 4-1）；仅在闭眼时出现，睁眼或刺激结束时停止。如果 IPS 继续，肌阵挛可以累及其他肌肉，这种现象更常见于成年人或老年人。

● **眼睑肌阵挛** 这是一种非常短暂的现象，持续 1～2s 或更长时间，可伴失神发作，如"眼睑肌阵挛失神"部分所述（参阅第三章眼睑肌阵挛伴或不伴失神发作部分）。与眶额区光肌阵挛不同，触发性刺激和随后出现的眼睑肌阵挛之间有更长的时间延迟。故意眨眼同时努力仰头去面对强光的方式可进行自我诱发（参阅眼睑肌阵挛-Jeavons 综合征相关章节）。

● **全面性肌阵挛发作** 主要累及双上肢，且可不对称（图 4-3）。这种节律性抽动和

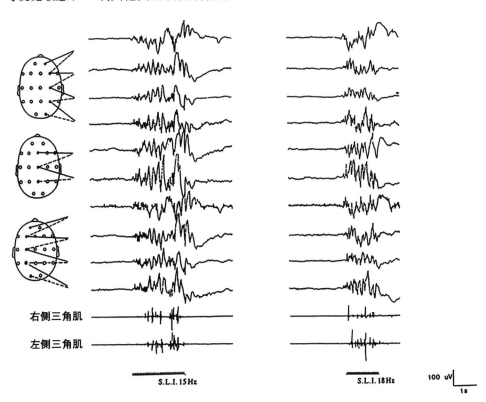

图 4-3 广泛性 PPR 伴对称（左侧）或不对称性（右侧）的肌阵挛性抖动

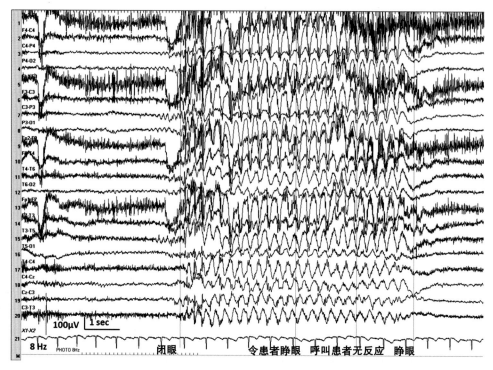

图 4-4　IPS 在 8Hz 时诱发出 1 次典型失神发作。患者在整个发作期间均无反应

IPS 频率相同已在光反射性肌阵挛发作的文献中报道 (Rubboli et al. , 1999) ;如果 IPS 继续进行,随后可能发生 GTCS。

- **失神发作**　IPS 或者其他视觉刺激可以诱发出失神 (图 4-4)。
- **强直性偏转发作**　由 IPS 诱发的头眼偏转已经被描述为简单部分性发作的特征,可演变为复杂部分性发作或最终演变为 GTCS。
- **部分性发作**　视觉诱发发作的患者中高达 65% 起始于枕区。症状通常包括一系列的

视觉和自主神经症状,有时伴随头痛。视觉症状包括简单的视觉症状 (局限于一个象限、单侧或者全部视野的亮光、多色彩环、持续的或闪烁的几何图形,随后出现黑朦或严重视物模糊) 以及复杂的视觉症状 (视物变大、变小以及各种视幻觉或视错觉)。文献中已有描述发作期活动可快速扩散,也可局限在枕区数分钟后非常缓慢的扩散 (Guerrini et al. , 1995) (图 4-5)。

- **全面性强直-阵挛发作**　GTCS 经常、但不

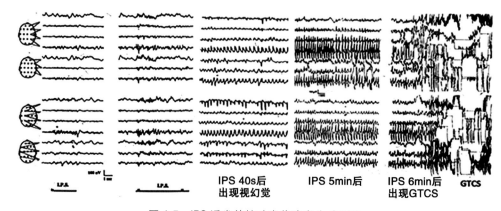

IPS 40s后
出现视幻觉　　IPS 5min后　　IPS 6min后
出现GTCS

图 4-5　IPS 诱发的枕叶发作演变为 GTCS

总是出现在长时间暴露于视觉刺激后,失神、肌阵挛性抖动或部分性发作可出现在GTCS之前。

光敏性、视觉诱发发作和癫痫

具有不同病因(特发性、隐源性和症状性)的多种类型的癫痫都可表现出光敏性和视觉敏感性的特点(Kasteleijn-Nolst Trenité et al.,2012a)。

具有光敏性和视觉诱发发作的癫痫和癫痫综合征主要见于:

- 遗传性或特发性全面性癫痫
  - 婴儿良性肌阵挛癫痫
  - 儿童失神癫痫
  - 青少年失神癫痫
  - 青少年肌阵挛癫痫
  - 仅有全面强直-阵挛发作的癫痫
  - 原发性阅读性癫痫
- 视觉敏感性特发性全面性癫痫(包括仅由视觉刺激触发的单纯性光敏性特发性全面性癫痫和眼睑肌阵挛失神)
- 伴或不伴脑病的其他癫痫
  - 肌阵挛-站立不能癫痫
  - Dravet 综合征
  - 进行性肌阵挛癫痫
  - 局灶性癫痫
  - 特发性光敏性枕叶癫痫
  - 非特发性光敏性枕叶癫痫
- 自我诱发行为　光敏感患者会故意做出某种动作(如在眼前节律性地挥手、眨眼或者看亮光)或将自己暴露于某些情景中(如近距离看电视),这样可以有效的诱发自己发作。一些资料表明在高达30%的视觉敏感性患者中能观察到自我诱发行为。VEEG记录非常有助于发现这种现象(参阅前面章节中关于自我诱发的注释)。

EEG 部分

背景活动

取决于癫痫综合征或癫痫类型。

清醒期和睡眠期的发作间期阵发性异常活动

如上所述,发作间期癫痫样放电的出现方式和特点与癫痫综合征或癫痫类型有关。在

IPS 期间能观察到上文中已经列举的相关EEG 反应。

伴随发作事件的 EEG 阵发性活动(在视觉诱发后)

视觉诱发发作的发作期 EEG 特征主要与发作类型有关,例如:

- IPS 诱发的失神发作　发生于视觉敏感伴有 GGE/IGE 患者,成串刺激触发典型的3Hz 棘慢复合波放电(**图 4-4**)。
- IPS 诱发的肌阵挛发作　以视觉刺激触发不规则棘慢复合波或多棘慢复合波放电伴肌阵挛性 EMG 暴发为特征(**图 4-3**)。
- 特发性光敏性枕叶癫痫(OLE)的枕叶发作其特点是初期局限于后头部的长时间局灶性放电,可持续几分钟,但最终变得更弥漫,甚至演变为 GTCS(**图 4-5**)。也有报道指出,发作可起始于颞-顶-枕区交界区,随后扩散到其他脑区,且最终演变为GTCS。
- 视觉诱发 GTCS　表现为突然开始的全面性强直收缩(其前常有一些肌阵挛暴发,相关的肌电可能掩盖 EEG 的起始)(**图 4-6**)。有时,发作起始表现为暴发性的慢波或弥漫性多棘慢复合波活动,或者甚至可见到短暂的后头部放电。

记录方案

如上所述,在脑电室中对光敏感的发现主要取决于视觉刺激方法。2012 年,Kasteleijn-Nolst Trenité 等人提出基于欧洲法则的 IPS 操作流程,包括初级标准(标准 1)和复杂的高级标准(标准 2)(Kasteleijn-Nolst Trenité et al.,2012b)。我们概括了两个标准流程的主要特点如下(更多细节参阅 Kasteleijn-Nolst Trenité et al.,2012b):

标准 1　为了临床需要,以简洁的方式收集尽可能多的信息,目的不是降低癫痫阈值,而仅为评估日常生活中是否存在视觉刺激的易感性。光敏性评估的标准 1 应按以下程序进行:

- 在 IPS 开始之前收集相关临床信息:PPR出现的可能性受到一些因素影响,如睡眠剥夺、酗酒以及药物戒断。应询问既往有

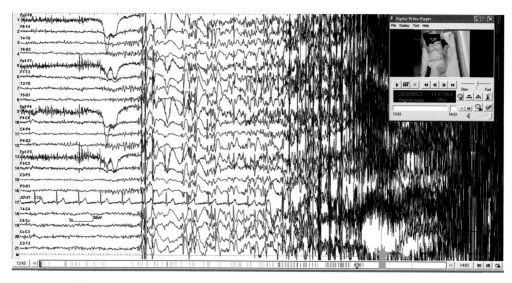

图 4-6 既往有闪光诱发的全面性发作病史的患者,IPS 在 8Hz 时诱发的广泛性 PPR 演变为 GTCS。注意:箭头标记时间点出现非对称强直姿势

无电视、阳光、电脑诱发的发作,以及家族成员中有无视觉诱发癫痫发作史。

- 如果可能,同步进行 VEEG 记录。
- 如果有足够可利用的通道,记录双侧三角肌 EMG 活动以发现轻微的肌阵挛现象。
- 在 HV 之后或之前至少 3min 进行 IPS。
- 在灯光较暗的房间,患者采取端坐位。
- 对怀疑有失对焦敏感(FOS)的患者进行其他的测试(参阅相关章节)。
- 在开始进行 IPS 程序之前记录至少 2.5min 的睁眼状态和 2.5min 的闭眼状态。
- 使用圆形闪光灯(闪光强度至少 0.7J),视距 30cm。
- 在任何闪光频率下,只要出现广泛性癫痫样放电,就应立即停止视觉刺激。
- 在睁眼、合眼、闭眼三种状态下分别进行闪光刺激来确定 IPS 的敏感性。每个频率的闪光刺激持续 5s。如果没有足够的时间,只选择合眼状态(在成串刺激开始时命令患者合眼)且每个闪光频率刺激 7s。
- 分别使用以下闪光频率。推荐的 IPS 频率和刺激序列是:1—2—8—10—15—18—20—25—40—50—60Hz。如果在某个频率(较低阈值)出现广泛性 PPR,则跳过余下的频率,再从 60Hz 开始递减(60—50—

40—25Hz……),直到再次出现广泛性 PPR(较高阈值)。自限性和自持性的 PPR 有同样的临床意义,因此,在这两种情况下能确定较高和较低的阈值。当怀疑某一特定频率是否已经诱发出广泛性 PPR 时,在暂停 10s 后重复该频率或使用相差 1Hz 的频率继续刺激。

- 只要有可能,使用其他已知的促发性刺激去测试(例如患者自己的电子游戏)。
- 测试有色透镜的保护效果(Capovilla et al., 2006),有时患者自己的普通太阳镜也可能有效。
- 在 PPR 期间观察临床症状并询问患者(他或她)是否有任何感觉。当患者无光敏感或只对一个频率敏感时,执行上述的 IPS 程序则最多需要 5min;在这种情况下,所有的频率仅做一次,直到 60Hz,刺激就能停止。在其他情况下,执行 IPS 所需时间会更短;实际上,如果一个患者敏感性越高,所需要的时间就越短,因为刺激能在较低和较高的阈值频率停止。上述 IPS 流程可确定个体患者在日常生活中可能诱发发作的光敏感范围,它也能随着年龄增长或者抗癫痫药物(AED)的应用而改善。

标准 2 为了临床或研究的需要,收集尽可能多的信息。通过使用更大范围的视觉刺激,对于可能诱发的视觉刺激和治疗的措施提出更精准的个体化建议。对于有发作史的患者应该执行这个标准，其发作可能由视觉刺激（如图形、电子游戏或电视）而非闪烁光诱发，尤其是标准1测试结果呈阴性时，以及在标准1测试结果为光敏性的患者，并且也应在光敏感及视觉敏感方面做进一步研究。

标准2评估应依据以下程序执行：

- 留出充足的时间，因为将进行足够数量的试验以及其他的刺激程序。这也可能需要在睡眠剥夺后进行记录。
- 整个过程必须进行 VEEG 记录。
- 使用电极去记录眼球运动。这有助于更精细的区分不同的眼状态，也有助于发现缓慢合眼时的自我诱发现象。
- 通过三角肌表面电极记录肌电活动，必要时也可以监测其他部位肌肉的肌电活动来研究视觉诱发肌阵挛现象的分布和传导模式。
- 分别测试三种眼状态（合眼、闭眼及睁眼）IPS 的敏感性。
- 按照如下闪光频率序列进行刺激：1—2—6—8—9—10—13—15—18—20—23—25—30—40—50—60Hz。
- 如果在某个频率诱发出广泛性 PPR，则跳过余下的其他频率，并且再从 60Hz 开始逐渐递减（60—50—40—30—25Hz……）进行刺激直到再次出现 PPR。与标准1相比，使用更宽范围的频率对光敏感患者重复测试，可更精准的确定光敏感范围。
- 用彩色闪光进行刺激序列。
- 对于既往有电视和电子游戏诱发发作史的患者。
- 在光线充足的房间里或在背光稳定的 LCD 显示器上，使用等宽的黑白相间条纹图形进行刺激（需确保格栅的中心固定呈圆形；空间频率为 2~4 周/度，迈克耳孙对比度>0.8，平均亮度至少 300cd/m²）。随后逐渐增加显示图形的尺寸进行刺激（半径分别为 3、6、12 和 24 度）；如果出现 PPR 则结束这个序列。一个序列的条纹是黑白相间的，第二个序列是红蓝相间的。
- 使用电子游戏、电视和电脑屏幕上的卡通图片进行测试，如果合适，也可以用患者自己的电子游戏。
- 如同标准1，用有色透镜来测试保护效果。
- 如同标准1，观察患者 PPR 期间的临床症状并询问患者（他或她）是否有任何感觉。

EEG 诊断分级

- **光敏感的确定性诊断（肯定的）**（标准1和2两者的记录）　检测到 IPS 诱发的 PPR 则患者可诊断为光敏感。对于既往有明确的视觉诱发发作史的患者，这能是一个确定性诊断。然而，对于不知道自己有光敏感或视觉敏感的患者，检测到 PPR 可能只是一个意外的发现，在这种情况下，应该进一步询问，以发现患者未提及或未意识到的视觉诱发的临床症状或发作。
- **光敏性的高确定性诊断（很可能的）**（标准1记录）　在既往可能有视觉刺激诱发作史的患者，检测到非刺激相关性 EEG 反应，而非广泛性 PPR（如后头部），尤其是自持性的时候，推荐进行标准2记录。如在标准2检测到广泛性 PPR 将提供确定性的诊断证据；如未检测到广泛性 PPR 则维持高确定性的诊断（很可能的）。
- **光敏性的低确定性诊断（可能的）**（标准1记录）　在既往很可能或可能有视觉刺激诱发癫痫发作的患者，但未检测到 IPS 诱发的 PPR。此时推荐进行标准2记录，如上所述，如果出现 PPR 则为确定性诊断证据（确诊为光敏感），如果 IPS 在标准2记录没有诱发出异常反应则排除光敏性（Kasteleijn-Nolst Trenité et al.，2012b）。

IPS 或其他视觉刺激（标准1和2记录）诱发出临床症状或发作可确定视觉敏感。

▶ 阅读性癫痫（包括语言性癫痫）

概述

阅读性癫痫是所有发作或几乎所有发作均由阅读触发的反射性癫痫中的一种特殊类型。当书写或谈话等其他语言活动也成为恒定的发作触发因素时，使用"语言性癫痫"这个术语则更为恰当。发作的起病年龄在 10 ~ 30 岁之间，其中高达 1/4 的患者有癫痫家族史，包括阅读诱发的发作。阅读诱发的发作包括：①通常表现为下颌、舌或口周短暂的肌阵挛性抖动或异常感觉；②少数为长时间的局灶性发作，表现为阵发性失读或阅读障碍；③偶尔可有失神发作。安静状态的常规 EEG 一般正常，仅在阅读期间激活局灶性、弥漫性甚至广泛性尖慢复合波或棘慢复合波放电。神经系统和神经心理学检查以及颅脑 MRI 结果正常。患者对抗癫痫治疗的反应不同，常常疗效有限，但是发作随年龄增长而减少（Radhakrishnan et al.，1995；Koutroumanidis et al.，1998）。因此，阅读或语言诱发的癫痫可能是一种遗传性的伴有全面性和局灶性发作的反射性癫痫（参阅引言）；不过偶尔可能伴有明显的局灶性结构性病变，主要累及优势半球额区。

发作症状和症状学

肌阵挛发作 最常见，阅读诱发的发作包括短暂的下颌或口面部肌阵挛或"敲击感"，发作时意识清楚；多导 EEG 常显示双侧分布广泛的尖慢复合波或棘慢复合波放电（通常左侧著），伴口周和颏下肌肉的 EMG 电位。如果阅读继续，由此诱发的口周肌阵挛可演变为 GTCS（参阅下文）。

以失读或阅读障碍为表现的局灶性发作 少见，不过可能被低估，阅读诱发发作持续时间较长，表现为失读症状和发作期的局灶性 EEG 活动，放电常累及左侧后颞或顶区。这种发作也可演变为 GTCS。

失神发作 阅读诱发的失神发作是罕见的。

GTCS 可继发于阅读诱发的肌阵挛发作或者常由后外侧颞区起始的以阅读障碍为主要症状的局灶性发作演变而来。

备注 正如其他复杂的反射性癫痫一样，阅读诱发的发作在一定的阅读时间后出现，其时间可能取决于与其他调节发作阈值因素（如睡眠剥夺）相关的负责语言功能的神经系统在一定时间内的整体过度兴奋性。由于这种潜伏期和进一步评估可能的其他语言相关触发因素的需要，在计划对疑似阅读诱发发作的患者进行诊断性 EEG 记录时，必须留出足

够的时间，使用部分睡眠剥夺 EEG 记录并在觉醒后进行阅读诱发试验（参阅记录方案）。

其他类型癫痫伴阅读诱发性发作 某些 JME 患者也可能经历过阅读诱发的累及双上肢的肌阵挛发作。此外，有极少报道的阅读诱发性发作或癫痫患者伴结构性病因，通常为左侧额区血管病变（Lee et al.，1980；Ritaccio et al.，1992；Radhakrishnan et al.，1995）。

EEG 部分

背景活动

正常；当病因为结构性时，可能存在局灶性异常。

清醒期和睡眠期的发作间期阵发性异常活动

下颌肌阵挛变异型 通常没有癫痫样放电；偶见双侧棘慢复合波放电，甚至能出现单侧（大多数左侧）棘慢复合波。

长时间发作性失读变异型 通常没有癫痫样放电；一些患者在睡眠期可见左侧后颞区棘波（Radhakrishnan et al.，1995；Koutroumanidis et al.，1998；Maillard et al.，2010）或者睡眠期快节律（Koutroumanidis et al.，1998）。

伴随发作事件的 EEG 阵发性活动（阅读所诱发）

下颌肌阵挛变异型 典型的发作期放电包括突出于背景活动的间歇性出现的单个尖波、尖慢复合波或棘慢复合波放电（**图 4-7**）。尽管发作表现（下颌肌阵挛）都是非常刻板、形式一致的，但 EEG 放电的分布多变；双侧同步对称或不对称的放电或完全一侧分布的放电均有报道且比例相似。不对称或局灶性放电通常在颞-顶区，更常见于语言优势侧半球（Radhakrishnan et al.，1995；Koutroumanidis et al.，1998）。注意，并不是所有的发作期放电都伴有下颌肌 EMG 电位（参阅下文推荐的记录方案）。

长时间发作性失读变异型 阅读开始后可很快诱发出左侧后颞区的亚临床棘波或 δ 活动（**图 4-8A**），但真正的发作通常在阅读较长时间后，有文献报道为 3 ~ 19min（**图 4-8B、C**）。迄今为止，不同文献共报道了 8 例患者的 14 次失读性发作，其发作期 EEG 为节律性棘波、θ 活动及快活动，其中 11 次发作为左侧起始，3 例患者发作为双侧独立起始。

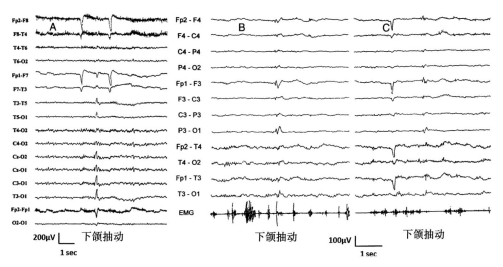

图 4-7 阅读诱发的下颌肌阵挛发作伴同期 EEG 改变:(A)左侧发作期的尖波放电。(B 和 C)左侧突出的双侧同步的低波幅棘慢复合波放电。注意(B)和(C)图的发作期放电均伴有临床上明显下颌抽动,但仅(B)图的发作期放电伴相关的短暂 EMG 电位(from Koutroumanidis et al.,1998,with permission)

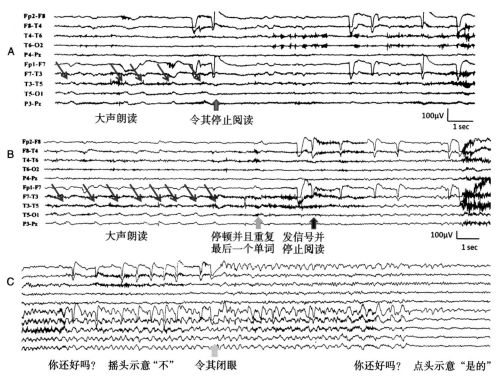

图 4-8 阅读诱发的发作间期放电的激活(A)及表现为失读和阅读障碍的局灶性发作(B,C)。(A)阅读诱发的左侧(优势侧)颞区亚临床一过性 δ 活动(红色箭头),当患者停止阅读时立即消失(蓝色箭头)。(B)患者开始大声朗读后不久,左侧颞区出现 0.8~1Hz 的节律性单一波形 δ 活动(红色箭头),此时患者仍然可以阅读,直到一段时间后突然停顿并重复一个单词(绿色箭头),好像尝试去理解它,并且按压事件按钮(黑色箭头)。EEG 正常数秒且随后左侧颞区出现 3.5~5Hz 不规则低波幅活动(B 图右侧末端),随后逐渐演变为 5Hz 的尖形节律性 θ 活动(C 图开始)。(C)在第一次行为改变开始的 94s 后电发作停止,随后电活动出现短时间的发作后抑制。在整个发作过程中患者意识保留,并且可以理解简单的问题及完成简单的指令(黄色箭头),但是不能理解文中的含义且出现表达障碍,仅通过点头表达。对此次发作的描述是不连续的,仅包括明显的行为改变和脑电改变的时期(modified from Koutroumanidis et al.,1998,with permission)

记录方案

初级和高级标准记录的全面性指导

- 留出充足的记录时间。
- 在 EEG 诱发试验真正开始之前,对于怀疑有阅读诱发性发作的患者,技师应该详细询问其可能有效的促发因素并编制成一个个体化的工作列表,在标准测试之外进行补充测试(参阅下文的初级标准);以及应该调查分析阅读诱发可能出现的发作症状,以便形成最佳的记录策略(比如确定 EMG 电极的位置、特写镜头等)。
- 技师也应该指导患者去标记他们的惯常发作症状,因为 EEG 放电可以伴或不伴临床症状,有些患者即使出现临床发作,也并不是每次都有可识别的 EMG 电位(图 4-7C),例如患者主要感觉为"敲击感"的症状伴阵发性失读或者大声朗读时仅在口周出现过多生理性 EMG 活动。

初级标准

- 采用长程的清醒期 EEG 记录并进行过度通气和闪光刺激诱发试验;如果可能,包括睡眠期记录并在觉醒后进行阅读诱发试验。
- 进行数分钟的默读和大声朗读的特殊诱发,目的是诱发出无症状的癫痫样放电,或者采用患者提及的最有效的诱发因素(例如小字或复杂文章)去再现惯常的阅读诱发的症状。根据特别的临床证据、可利用的时间以及技师的专业知识,对下文高级标准中所提出的全部特殊诱发试验的修订版也可进行测试。
- **多导生理参数记录** 如果可能,记录颏下 EMG。

高级标准

- 在部分睡眠剥夺后进行包括清醒期和睡眠期的长程 EEG 记录及 HV 和 IPS,如果可能进行图形刺激。
- 应在觉醒后进行连续 VEEG 监测下的特殊诱发,包括默读和大声阅读患者认为最有诱发性的资料(如上述的初级标准);还应该包括:使用母语和外语阅读熟知的和不熟悉的简单的和复杂的文章、谈话和聆听

交谈、听写和执行填字游戏以及绘制和临摹几何图形。
- 通常阅读开始后不久即可出现亚临床局灶性和广泛性 EEG 激活,上述的每项活动都需要几分钟去测试,因此完成全部方案可能需要将近 30~45min。

多导生理参数记录 记录颏下和三角肌 EMG。即使进行视频监测,也必须安装颏下肌电极,而当病史中怀疑有 JME 共存时,还应该加用三角肌电极。

EEG 诊断分级

(临床怀疑阅读或语言诱发性发作或癫痫)

- **对于无(或仅有少量)自发性发作、未经治疗的青少年或青年患者的阅读性癫痫的确定性诊断**(初级和高级标准记录均适用)记录到阅读中逐渐增强的亚临床放电的激活以及典型发作期 EEG 表现伴下颌肌阵挛或阵发性失读。
- **高确定性诊断(很可能为阅读性癫痫)**(初级和高级标准记录均适用) 未记录到阅读诱发的发作,但记录到阅读期间的亚临床 EEG 激活,如图 4-9 所示的左侧后颞区棘波。

   亚临床 EEG 激活的操作性定义是阅读或任何其他语言性活动时持续出现阵发性活动(棘波、尖波或 θ、δ 波)。典型表现为:在清醒安静状态下的 EEG 正常,但在执行任务期间,出现自发性放电(如棘波)且棘波密度(每分钟棘波出现的数量)持续性增加,被称为 EEG 激活。上述情况支持高确定性的临床诊断,此时建议进一步(或重复)高级标准 EEG 记录以诱发发作,将诊断级别提升至确诊标准。
- **低确定性诊断(可能的)** 初级标准记录在清醒安静状态下 EEG 有癫痫样放电时,未记录到下颌肌阵挛或阵发性失读,但是在诱发试验时记录到癫痫样放电的密度增加,尽管未达到基线的两倍。仍不能排除阅读性癫痫和阅读诱发性发作,建议行高级标准记录(睡眠剥夺情况下)。如果仍不能达到确诊或很可能的诊断级别,那么不可能诊断阅读性癫痫。

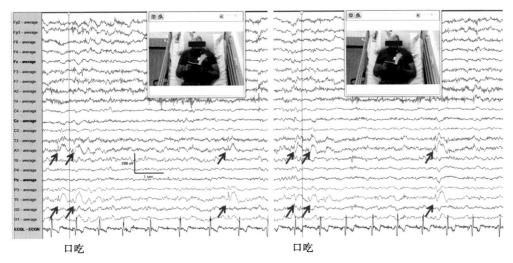

图 4-9 25 岁学生的 VEEG,阅读诱发的 EEG 激活。患者在阅读英文文献时诱发发作性阅读障碍。3 年前患者在火车上阅读时出现首次全面性惊厥发作。规律服用卡马西平治疗 3 年,未再次出现 GTCS,但长时间阅读后仍可诱发出发作性阅读障碍。如图所示,患者正在阅读英文文献,偶尔休息一下,安静状态下 EEG 完全正常,而当大声阅读时可诱发出短暂的口吃伴短暂成串的左侧中-后颞区棘慢复合波(两个箭头)和亚临床放电(单个箭头)

重复高级标准睡眠剥夺记录的适应证
- 对合适的 AED 无效(丙戊酸、左乙拉西坦、氯巴占、卡马西平)。
- 已提及或怀疑有新的诱发因素。

远程视频监测的适应证

临床怀疑有其他(自发性)的发作。

▶失对焦敏感

概述

失对焦敏感(FOS)是一种由中心视野调节的视觉对焦消失所诱发的反射性 EEG 现象(Panayiotopoulos,1998)。在 EEG 记录过程中,如果一闭眼癫痫样放电就持续出现,一睁眼就明显减弱(或者消失),那么从开始就可以怀疑存在 FOS,这种情况应该立即执行标准的测试。FOS 在觉醒后更明显,并且可以逐渐适应。FOS 主要是一种 EEG 现象,与其相关的发作罕有报道(图 4-10)。FOS 主要见于 Gastaut 型儿童枕叶癫痫和 Panayiotopoulos 综合征(当后者合并枕区的阵发性异常时)以及 GGE 或 IGE,偶尔见于结构性或原因未明的 OLE(Gobbi,2005;Ferlazzo et al.,2010)(参阅 OLE 章节)。也有报道 FOS 可见于一些原因未明的全面性癫痫,甚至发生于一些没有癫痫发作的儿童和成人。尽管光敏感和 FOS(PPR 取决于中心视野和对焦)所需要的条件明显不同,但是两种以枕区为基础的反射机制可在一些 GGE/IGE 患者中共存(Koutroumanidis et al.,2009)。诊断 FOS 需要在光线良好的脑电室内,患者在睁眼状态通过使用半透明的球形镜片使视觉对焦受阻的情况下,出现癫痫样放电(图 4-11)。

发作症状和症状学

FOS 的枕叶和广泛性 EEG 放电常常为亚临床的,FOS 相关发作的报道罕见。发作类型取决于癫痫综合征或癫痫类型:例如 Gastaut 型儿童枕叶癫痫可表现为游走、失衡或跌倒(Beaumanoir et al.,1989);肌阵挛癫痫伴破碎红纤维(myoclonic epilepsy with ragged-red fiber,MERRF)综合征患者表现为面部、头部和肢体多灶的、游走的、无节律的抽动(Garcia Silva et al.,1987);GGE/IGE 伴失神患者可有失神发作(Koutroumanidis et al.,2009)和失神持续状态(Ming and Kaplan,1998);青少年肌阵挛患者可表现为肌阵挛性抖动(图 4-12)。

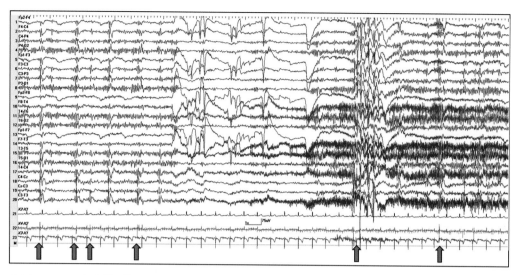

图 4-10　20 岁女性,首次 GTCS 发作,肌阵挛发作伴单发的 3Hz GSPWD。注意相关的三角肌 EMG 电位(箭头)。当保持睁眼并形成视觉对焦时没有放电,在正式的测试中提示存在 FOS[高频滤波(HFF):70Hz;时间常数(TC):0.3s]

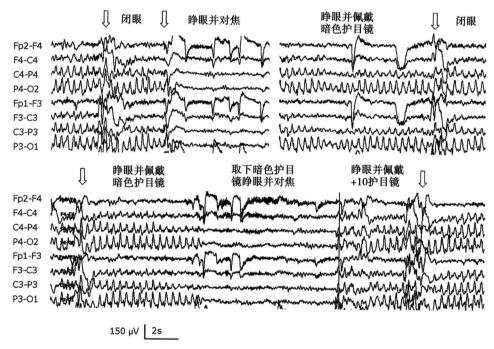

图 4-11　FOS 的诊断流程。左上图:闭眼状态下出现双侧枕区同步的阵发性活动,睁眼形成视觉对焦时立刻被抑制,这种模式应怀疑存在 FOS。右上图:佩戴暗色的护目镜后,无论睁眼还是闭眼均出现持续的双侧枕区阵发性活动,这种反应提示高度可能为 FOS,但是不能排除单纯的暗敏感。下图:采用可以透光但无法对焦的半透明护目镜,睁眼佩戴暗色护目镜(左侧 1/3)证实存在 FOS,取下暗色护目镜并保持视觉对焦(中间 1/3),然后佩戴+10 半透明护目镜(右 1/3)。图中可见亚临床的广泛性多棘慢复合波放电夹杂在双侧枕区阵发性活动中(箭头)(HFF:70Hz;TC:0.3s)(from Koutroumanidis et al.,2009)

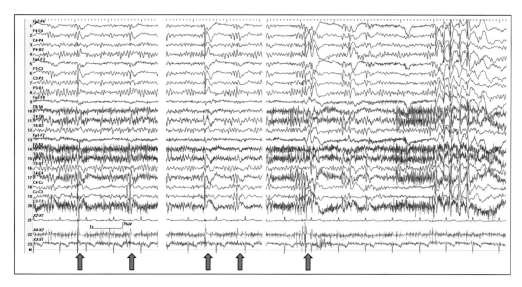

图 4-12 图 4-10 同一患者,新近诊断为 JME 和 FOS,睡眠剥夺 VEEG 在觉醒后很快出现广泛性棘慢复合波或多棘慢复合波放电和 3Hz 棘慢复合波放电(HFF:70 Hz,TC:0.3s)。注意:多导生理参数记录的 EMG 可见相关的肌阵挛性抖动(箭头)

EEG 部分

背景活动

取决于癫痫综合征或癫痫类型,多数情况下是正常的。

清醒期和睡眠期的发作间期阵发性异常活动

取决于癫痫综合征类型,癫痫样放电可以是广泛性的,常以后头部或者枕区为著(参阅相关章节)。

备注 1 当阻碍自主性视觉对焦时可出现 FOS,并且似乎影响到 α 节律的产生(在灯光不变的情况下阻碍对焦可以诱发出 α 节律)。因此,在 α 消失后和整个睡眠期也不会出现 FOS 相关的 EEG 异常。然而,睡眠 EEG(尤其是部分睡眠剥夺后)是有帮助的,它不仅能为潜在的癫痫综合征或癫痫类型的诊断提供信息,而且觉醒期的记录预计能增强 FOS(图 4-10、图 4-12)。

备注 2 FOS 表现为"闭眼"时 EEG 异常,在瞬目伪差之后出现,并且只要保持闭眼状态,放电会持续存在;而光敏感通常表现为"合眼"相关的 EEG 异常,但放电持续时间是短暂和一过性的,且经常与瞬目伪差的正相偏转重合(参阅相关章节)。有时,光敏感和 FOS 这两种现象在同一患者共存,导致复杂的 EEG 模式(图 4-13)。

伴随发作事件的 EEG 阵发性活动(失对焦诱发)

FOS 诱发的发作罕见,发作期所见取决于潜在的癫痫综合征类型(图 4-10、图 4-12;参阅相关章节)。

记录方案

初级和高级标准记录

留出充足的记录时间。因为需要佩戴不同种类的护目镜做足够数量的睁闭眼的试验,以显示 FOS 相关反应的恒定性。指导患者报告当他闭眼或戴护目镜情况下有 FOS 的 EEG 证据时有何症状。

两种标准记录都采用同样的 FOS 敏感测试流程(佩戴不同种类的护目镜做睁闭眼试验)。

用黑色胶带完全覆盖普通的水下护目镜可以实现完全的黑暗状态;如果患者眼前存在一个小光点,仅仅关灯仍然可以对焦。用普通的半透明胶带覆盖水下护目镜是球形透镜的一种简单有效的廉价替代品,而 Ganzfeld 刺激可以用于合作性较差的患者。

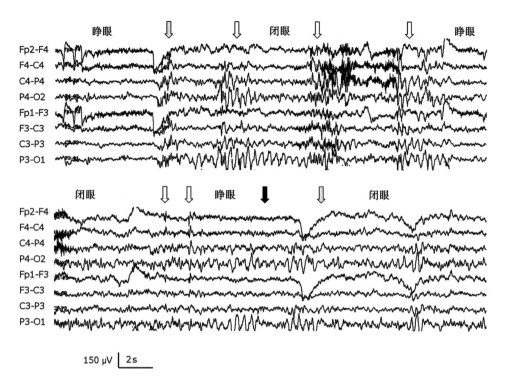

图 4-13 18 岁女性患者的 FOS,8 岁出现 IGE 或 GGE 伴失神发作和光敏感。上图:"闭眼"相关的后头部 3~4Hz 高波幅 δ 节律混有棘波和更广泛的暴发性棘慢复合波活动(白色箭头)。在合眼动作后>2s 出现与 FOS 有关的两种类型放电,保持闭眼状态时出现,而睁眼并进行自主性视觉对焦可抑制放电。注意:合眼动作同时也出现短暂的多棘慢复合波放电(灰色箭头),该放电与她的光阵发性反应(此处未显示)有关。下图:患者佩戴用黑色胶带完全覆盖的护目镜后处于完全黑暗的环境,睁眼状态下也出现后头部的高波幅 δ 节律(黑色箭头)及广泛性尖波发放(白色箭头)。注意在完全黑暗的状态下,合眼相关的(光敏感相关的)阵发性放电被抑制(灰色箭头)(HFF:70Hz,TC:0.3s)(from Koutroumanidis et al.,2009)

初级标准

- 长程的清醒期 EEG 记录并进行 HV 和 IPS。
- **多导生理参数记录** 如果可能,记录双侧三角肌 EMG。

高级标准

- 记录部分睡眠剥夺后的睡眠期 EEG 并在觉醒期进行 FOS 敏感性评估;HV 和 IPS。
- **多导生理参数记录** 双侧(三角肌)EMG 是必要的。

EEG 诊断分级

像光敏感一样,仅有脑电图变化的 FOS 可发生于一些癫痫综合征,但也可见于无癫痫发作的人群;FOS 相关的发作也是多种癫痫综合征的一部分,但明显低于闪光诱发发作的发生频率。文献报道仅有少数患者可能为反射性 FOS 癫痫,这可能不仅仅因为它罕见,还可

能是因为:在 VEEG 上证实该现象后,可以寻找 FOS 作为一种发作的诱发因素的可能作用,除非在 FOS 测试中发生发作,否则很难依据病史明确因果关系。例如,在注意力相对不集中时出现发作不一定提示 FOS。

- **FOS 的确定性诊断**(初级和高级记录标准均适用) 仅在阻碍自主性视觉对焦(如图所示采用佩戴暗色和半透明护目镜,且允许在多次试验后产生一定程度上的适应)时恒定的出现癫痫样放电,伴相关的发作症状时在临床上可以考虑 FOS。
- **高确定性诊断(很可能的)**(适用于初级标准) 在闭眼状态下或佩戴半透明护目镜阻碍视觉对焦时,出现明显的癫痫样放电趋势,但这种结果并非是恒定的。建议进一步行睡眠剥夺的 VEEG 记录(高级标准),

在觉醒期测试可以提高恒定性且将诊断的程度提升至确定性级别。

- **低确定性诊断（可能的）**（适用于初级标准）　闭眼状态下出现明显的癫痫样放电趋势而睁眼时消失（高度怀疑 FOS）。重复初级标准的 EEG 记录并用暗色和半透明的护目镜进行 FOS 评估，或者如上所述进一步行睡眠剥夺的 EEG 记录（高级标准）。

（王艺竹　译，王江涛　校，刘晓蓉　审）

▶ 颞叶癫痫

成人内侧颞叶癫痫

概述

颞叶癫痫（TLE）是成人最常见的局灶性癫痫，而 TLE 中绝大多数为内侧颞叶癫痫（mTLE）（表 5-1）。内侧颞叶癫痫具有独特的电-临床特征、病史和病程，其出生史、发育、认知和神经系统检查通常正常。许多患者在儿童早期有热性惊厥（FS）病史，但其病理改变是多样的。伴或不伴有意识障碍的局灶性发作常在少年时期复发，但极少出现惊厥发作。病因通常是结构性的，即海马硬化（hippocampal sclerosis，HS）（图 5-1）。发作间期 EEG 常见支持内侧颞叶癫痫临床诊断的前颞区癫痫样放电（ED）。对于抗癫痫药物（AED）疗效不佳的一些患者可考虑外科治疗（Williamson et al. ,1993）。

发作症状和症状学

大多数内侧颞叶癫痫患者的局灶性发作有先兆，通常为上腹部或内脏感觉的体验或精神先兆（如似曾相识感）。发作继续进展可有意识障碍，常始于无动作的凝视。口消化道自动症可比较突出，如舔唇或咂嘴、咀嚼或吞咽动作。若内侧颞叶癫痫患者发作期无语言障碍以及出现发作性呕吐或其他自主神经症状，常提示发作起源于非优势半球，但出现发作后失语则常提示优势半球起源。单侧眨眼倾向定位于同侧半球。手部自动症很少有定位价值，但当出现一侧手部持续自动症同时伴有对侧上肢肌张力障碍姿势时，通常考虑发作起源于手部自动症的同侧半球，肌张力障碍姿势的对侧半球。虽然内侧颞叶癫痫的局灶性发作

表 5-1 颞叶起源的癫痫

	mTLE	nTLE	fmTLE
发病年龄	青少年期早期-成年期早期；儿童期常有 FS 史	青少年期-成年期早期至中期	青少年期-中年期，通常高峰期在成年期早期
伴或不伴有意识障碍的局灶性发作	主要发作类型	主要发作类型	有
sec-GTC 发作	不常见	主要发作类型	约达 50%（各种出现频率）
家族史	排除标准	尚无报道	必要条件
危险因素	常有	罕见	排除标准
MRI	常有内侧颞叶硬化	通常正常	正常
发作间期 EEG	前-中颞区棘波或 TIRDA	中-后颞区棘波	前颞区棘波
发作期 EEG	前-中颞区 θ 或 α	中颞区 δ	罕有报道

mTLE，内侧颞叶癫痫；nTLE，颞叶新皮质癫痫；fmTLE，家族性内侧颞叶癫痫；FS，热性惊厥；
sec-GTC，继发性全面性强直-阵挛；TIRDA，颞区间歇性节律性 δ 活动。

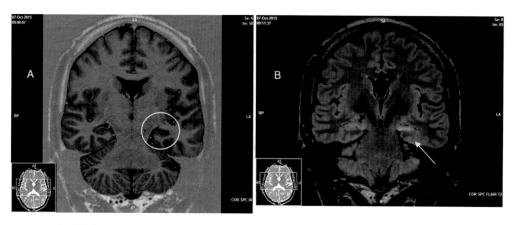

图 5-1 高分辨率颅脑 MRI。(A) 冠状位 T1 加权像,左侧海马萎缩(圆圈)。(B) 冠状位 FLAIR 序列,左侧海马高信号病变(箭头)。注意,偶然发现该患者存在透明隔囊肿。该患者随后成功地进行了立体定向激光消融术,术后发作消失

进展为惊厥发作的情况非常少见,但是这种症状的转换对发作的定侧是有价值的线索,如头部偏转、一侧强直性姿势或阵挛性抽动等现象常提示发作起源于对侧。发作后的表现对于发作起源的定侧也有一定意义,比如发作后咳嗽常见于右侧内侧颞叶癫痫,发作后单侧擦拭鼻子常提示发作起源于同侧。几种征象的结合增强了内侧颞叶癫痫发作的症状和体征的重要性,内侧颞叶癫痫的症状学在术前评估中的价值不可忽视(Gil-Nagel and Risinger,1997)。

EEG 部分

背景活动

典型的内侧颞叶癫痫的 EEG 背景活动通常正常,但如果存在 AED 中毒或近期出现过发作,可表现为非特异性慢化(图 5-2)。

发作间期的阵发性异常活动

头皮 EEG 常可记录到颞区导联间歇性慢波,思睡期和过度通气(HV)时可显著增多。局灶性慢波通常合并癫痫样放电(图 5-2)。少数患者可出现颞区间歇性节律性 δ 活动(TIRDA)(Geyer et al.,1999)(图 5-3)。TIRDA 可持续长达数秒,虽然它是一种非癫痫样波形,但是具有定位意义。随着 TIRDA 暴发时间的延长,颞区的慢化变得更加突出。前颞区的负相癫痫样放电是内侧颞叶癫痫发作间期头皮 EEG 的一个特征性表现。在长程 EEG

记录中 90% 以上的内侧颞叶癫痫患者可见前颞区癫痫样放电(Williamson et al.,1993)。棘波或尖波伴或不伴其后遍布颞区的慢波(图 5-4)。HV 可增加内侧颞叶癫痫发作间期 EEG 的局灶性慢波,而闪光刺激通常对发作间期 EEG 没有激活作用。

最大电压出现在颞叶底面电极(T1/T2,FT9/FT10;见下面的记录方案)或标准 10-20 系统的前-中颞区电极(F7/8-T3/4)。仅中颞区癫痫样放电应该高度怀疑非内侧颞叶癫痫。EEG 出现一侧颞区癫痫样放电及 MRI 内侧颞叶硬化(MTS)的证据对于发作起始区(SOZ)定位具有非常重要的价值。分布图分析可能会显示对侧中央-顶区有正相电位。清醒期和快速眼动(REM)睡眠期记录到的癫痫样放电更有助于正确定侧,表现为更限局的电场,更可能与 SOZ 有关。在 1 期和 2 期睡眠,癫痫样放电可明显增多,有时可出现双侧放电,而且颞区棘波的形态在慢波睡眠期可能发生变化。大约 1/3 ~ 1/2 的单侧内侧颞叶癫痫患者有双侧颞区癫痫样放电(图 5-5),尤其在长程 EEG 检查时(Williamson et al.,1993)。另一方面,头皮电极记录到单侧颞区癫痫样放电也不能排除存在双侧独立发作起源的可能性。对于大多数内侧颞叶癫痫患者来说,在术前评估中,头皮 EEG 带有附加电极以及颅脑 MRI 有 MTS 的证据,对发作的定位是足够的。

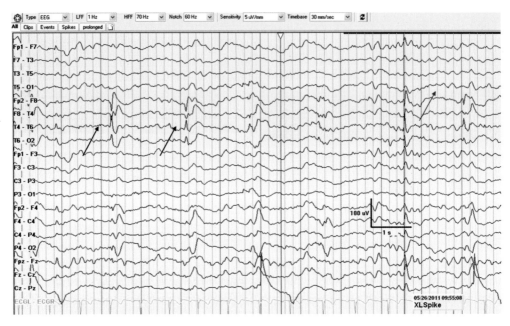

图 5-2 连续多次伴意识障碍的局灶性发作后出现节律性后头部为著的 6Hz 的弥漫性慢波(红色箭头)。注意右侧中颞区周期性棘波放电(黑色箭头)。该患者存在海马中部病变,正在进行术前评估

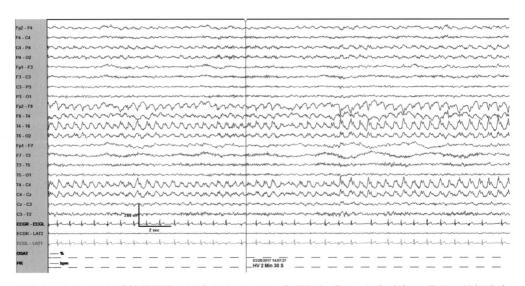

图 5-3 右侧颞区间歇性节律性 δ 活动(TIRDA),HV 变得更加明显。深部电极记录显示其惯常发作起源于右侧海马

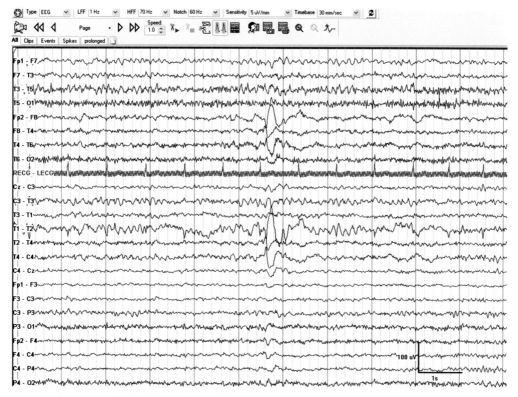

图 5-4　右侧海马硬化的内侧颞叶癫痫患者。右侧前颞区棘慢复合波放电(第 6 秒)伴同侧颞区 δ 慢活动

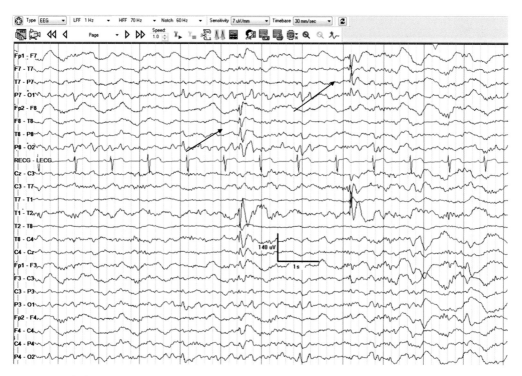

图 5-5　患者诊断为海马硬化所致的内侧颞叶癫痫,双侧颞区可见各自独立的遍布颞区的癫痫样放电(箭头)。随后成功地进行了左侧杏仁核海马复合体激光消融术

伴随发作事件的 EEG 阵发性活动

先兆期的 EEG 通常无明显异常。内侧颞叶癫痫有反复出现的局灶性发作及认知障碍,其特异性发作期 EEG 为逐渐进展的一侧颞区 5~9Hz 节律性 θ 或 α 模式(图 5-6),前中颞区头皮电极(10-20 系统的 F7/8 和 T3/4)是最明显的。这种限局性发作期 EEG 出现在临床症状开始之前或临床症状开始之后 30s 内,有报道指出这一特征对于内侧颞叶癫痫患者发作定侧的特异性接近 95%(Williamson et al.,1993)。

据报道,头皮 EEG 对内侧颞叶癫痫的发作进行定侧的总体准确性为 60%~83%。发作开始局限于海马,需要募集颞叶皮质的下-基底面活动才能产生头皮 EEG 的相应改变。在少数情况下,当颞叶新皮质基底面受影响最明显时,颅顶区可见以正相为主的发作期活动(Ebersole and Pacia,1996)。约 70% 的发作可见发作后慢波,已用于对发作起源的定位(Ebersole and Pacia,1996)。内侧颞叶癫痫颅内 EEG 的表现是在深部电极的海马触点或者在硬膜下条状电极的下颞区内侧面触点可见发作起始的高频振荡。侵入性 EEG 检查发现,发作期只有当海马发作向外扩布至颞叶新皮质下-基底面时,头皮 EEG 才能记录到 5Hz 以上的电活动(Ebersole and Pacia,1996)。

记录方案

初级标准

- 尝试部分睡眠剥夺(SD);记录镇静的睡眠期 EEG;或者如可能,持续记录到睡眠期。
- HV 可使内侧颞叶癫痫患者局灶性慢波增多,并有助于鉴别临床不易识别的患者的发作性凝视是广泛性棘慢复合波放电(GSWD)的失神发作还是具有局灶性特征的内侧颞叶癫痫。
- 如果可能,应用附加电极(如 T1/T2 或 FT9/FT10;见下面的高级标准)易于发现有特征性的癫痫样放电。

高级标准

- 睡眠期记录是必须的,可采用部分睡眠剥夺或应用镇静药物诱导。
- HV(见初级标准)。
- 重复 EEG 检查可提高对癫痫样异常的检出。
- 考虑按照 10-10 系统应用附加电极(图 5-7)(包括中线部位放置电极用来评估颅顶区电活动),尤其是对于准备行癫痫手术的患者。

长程 EEG 或远程视频 EEG 检查的适应证

整夜 EEG 监测 为了发现癫痫样放电、亚临床发作或者患者没有察觉到的发作。在 REM 睡眠期可能记录到的发作间期癫痫样放电更有助于准确定位。

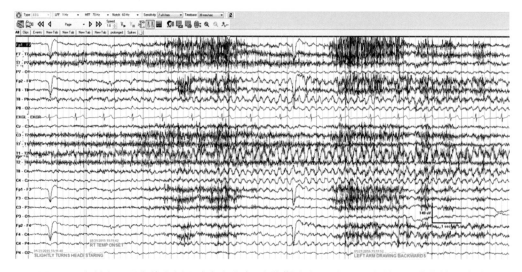

图 5-6 右侧海马硬化的内侧颞叶癫痫患者,发作期头皮 EEG 显示右侧颞区节律性 θ 发放

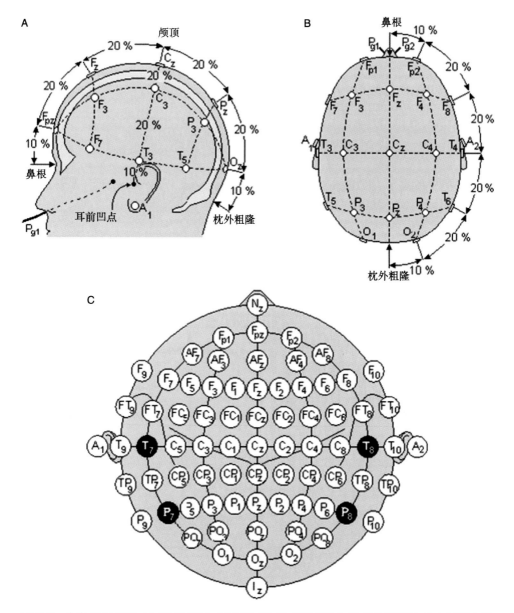

图 5-7　头皮 EEG 国际 10-20 系统(A,B)以及 10-10 系统(C)电极安放示意图,其中某些电极(黑色)在 10-10 系统和 10-20 系统中的命名不同

视频 EEG 监测　当发作性事件伴有意识障碍而多次发作间期 EEG 均正常(初级或高级标准),怀疑为非癫痫性起因时;或者当临床病史不符合癫痫而 EEG 报告为颞区癫痫样活动时(如:可能是正常变异)。有助于进行鉴别诊断。

当内侧颞叶癫痫患者没有察觉到发作以及发作症状非常轻微时(对发作进行量化)。或当内侧颞叶癫痫患者对 AED 治疗无效时,

为了明确发作特征或进行术前评估。基于治疗的目的对凝视发作进行分类(明确属于失神发作还是颞叶发作)。

当考虑癫痫外科治疗,在术前评估中非侵入性检查结果不一致时,需进一步行侵入性 EEG 检查,其适应证如下:

- 怀疑为非病变性内侧颞叶癫痫伴限局性颞区电生理学改变(鉴别内侧颞叶癫痫和非内侧颞叶癫痫)。

- 一侧严重的海马硬化伴对侧头皮 EEG 的电生理学改变（明确有无定侧错误的可能性）。
- 当发作间期 EEG 显示后颞区癫痫样放电、多棘波或一侧半球多灶性癫痫样放电时。
- 当发作期头皮 EEG 显示在发作起始时反复出现间期的一侧性棘波，或者发作起始出现双侧电压衰减，或者存在双侧颞区各自独立起源的发作或者多次发作在双侧间互相"转换"。
- 当怀疑存在颞叶癫痫附加症（"temporal-plus"epilepsies）时（如双重病理）。

EEG 诊断分级

发作间期头皮 EEG 记录到 TIRDA 和一侧或双侧癫痫样放电伴典型的临床病史和病程很容易做出内侧颞叶癫痫的诊断。

- **确定性诊断** 发作间期可见位于一侧颞区的 F7/F8 和 T3/T4（如果应用了附加电极，也可位于 T1/T2 和 FT9/FT10 导联）癫痫样放电；或者颅脑 MRI 有海马硬化的证据和表现出内侧颞叶癫痫临床症状学的患者，当 EEG 出现双侧放电时，可以表现为以受累侧颞叶为主的不对称性异常（初级和高级标准记录）。局灶性发作时伴一侧颞区 5~9Hz 节律性放电。
- **高确定性诊断（很可能的）** 发作间期 EEG 可见双侧前-中颞区间歇性、各自独立、等量分布的癫痫样放电（初级和高级标准记录）。如果颅脑 MRI 可见单侧海马硬化并具有相应的病史和发作症状，可将诊断级别提升至确定性诊断。
- **低确定性诊断（可能的）** 多次发作间期 EEG 正常；合并或仅有颞叶外癫痫样放电；颞区多棘波；或者颞区慢波的患者伴有频繁的全面性强直-阵挛发作（GTCS）或显著的运动症状，并且颅脑 MRI 病变不在颞叶或病变累及外侧颞叶新皮质。上述情况均应考虑非内侧颞叶癫痫的可能。

▶ 成人（外侧）颞叶新皮质癫痫

概述

颞叶新皮质癫痫（neocortical temporal lobe epilepsy，nTLE）又称外侧颞叶癫痫（lateral temporal lobe epilepsy，latTLE），起源于大脑颞叶外侧面的新皮质。临床表现为多种多样的局灶性发作，发作时出现的言语异常、听觉或躯体感觉先兆是特征性的表现（Kennedy and Schuele，2012），但这种早期症状在外侧颞叶癫痫中并不常见。常见的发作症状包括无动性凝视和较早出现对侧阵挛性抽动，随后进展至惊厥。神经影像学多为正常或可见颞叶外侧的结构性异常。外侧颞叶癫痫的电生理学特点很难与内侧颞叶癫痫鉴别，但在发作间期可见中颞区癫痫样放电以及发作期表现为一侧半球不规则性的 δ 波发放。

发作症状和症状学

与内侧颞叶癫痫相似，外侧颞叶癫痫也有先兆，但反映的是外侧颞叶新皮质功能相关的症状（Gil-Nagel and Risinger，1997）。当病变累及优势半球时可能以语言受累为特点（例如言语中断，也称失语症发作）。简单听觉先兆提示发作可能起源于 Heschl 回（颞横回）附近。躯体感觉发作症状与精神先兆可能反映了新皮质起源向后部或内侧扩布所产生的症状源的症状。先兆过后可随之出现无动性凝视和较早出现对侧阵挛性抽动，此时，常进展至惊厥发作。外侧颞叶起源的发作早期还可出现面部抽动与鬼脸表情。这些症状的出现提示更可能是外侧颞叶癫痫，而对侧肌张力障碍性姿势更常见于内侧颞叶癫痫患者。颞叶的纤维联系使得颞叶外侧起源的发作易于扩布至内侧颞叶，此外也可向额叶新皮质和后头部皮质扩布，导致局灶性发作进展至惊厥发作。与之相反，内侧颞叶癫痫的一个主要特征是罕有惊厥发作（O'Brien et al.，1996）。

EEG 部分

背景活动

在外侧颞叶癫痫，EEG 背景活动通常正常，如果 AED 中毒或者近期出现发作，可出现非特异性慢化。

发作间期的阵发性异常活动

头皮 EEG 常见颞区间歇性慢波（**图 5-8**），在思睡期和 HV 时增多。

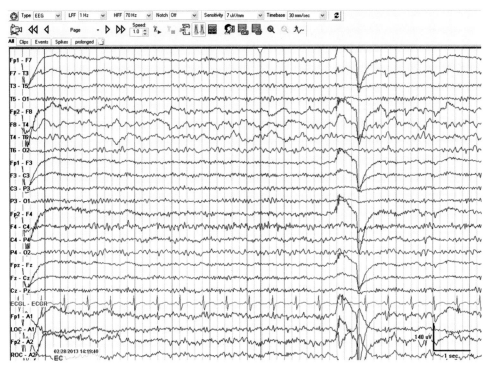

图 5-8 男性患者,右侧大脑中动脉梗死继发卒中后局灶性发作。EEG 显示右侧中颞区局灶性慢波

局灶性慢波可伴或不伴癫痫样放电。尽管仅有少数患者出现 TIRDA,但却具有定位的价值。中颞区负相癫痫样放电是发作间期的典型 EEG 特征(图 5-9)。HV 可使外侧颞叶癫痫的局灶性慢波增多,闪光刺激通常无变化。虽然外侧颞叶癫痫患者发作可能从起源区快速扩布或"转换"至对侧半球,但发作后的局灶性慢波可用于确定发作起始部位。外侧颞叶癫痫和内侧颞叶癫痫患者发作间期 EEG 有时可无差异(Kennedy and Schuele,2012;Barba et al.,2007)。颞区可出现尖波或棘波伴或不伴其后慢波,通常中颞电极波幅最高(10-10 系统中的 T7/T8 电极,或 10-20 系统中的 T3/T4 电极),并且这个部位异常应高度怀疑外侧颞叶癫痫。EEG 的一侧颞区癫痫样放电有助于发作起始区(SOZ)的定侧。发作间期颞区频繁的棘波放电(>60 个棘波/h),则更有可能是外侧颞叶癫痫而非内侧颞叶癫痫,其原因可能是外侧颞叶癫痫的间期放电更靠近记录电极(Kennedy and Schuele,2012)。某些海马以外的癫痫,包括外侧颞叶癫痫,发作

间期 EEG 的异常相对于发作期来说,对发作起源的定位价值更高。与内侧颞叶癫痫相似,多数患者显示双侧颞区癫痫样放电,尤其当进行长程记录的时候。1 期和 2 期睡眠易于出现癫痫样放电且可能导致放电的频率增加,而颞区的慢波也可能变得更明显且长程暴发。慢波睡眠可改变颞区棘波形态。REM 期与清醒期相似,癫痫样放电的出现频率减低,当它们出现时,常可以对发作起始区(SOZ)定侧。

伴随发作事件的 EEG 阵发性活动

与内侧颞叶癫痫相比,外侧颞叶癫痫特征性的发作期 EEG 通常为频率更慢的放电(图 5-10)。一项硬膜下 EEG 研究显示外侧颞叶癫痫发作起始的特点为具有逐渐进展的不规则、多形性的 2~5Hz δ 活动(Tao et al.,2005)。

发作期放电为一侧性的,由于涉及单侧半球,因此很少能够定位。发作时更不规则的及缺乏节律性的放电也可以提示是外侧颞叶癫痫。与内侧颞叶癫痫患者相比,外侧颞叶癫痫在发作起始更容易出现逐渐增强的半周期性尖波(Tao et al.,2005),该研究也指出发作

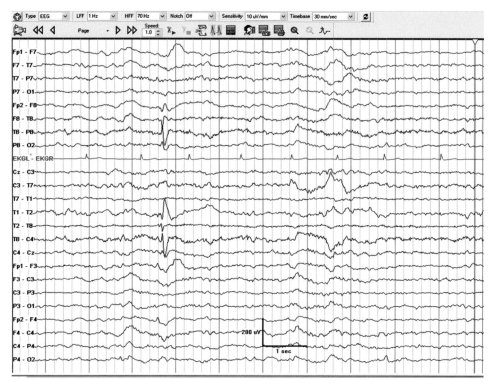

图 5-9　脑动静脉畸形所致右侧颞叶新皮质癫痫。发作间期 EEG 可见右侧中颞区棘慢复合波

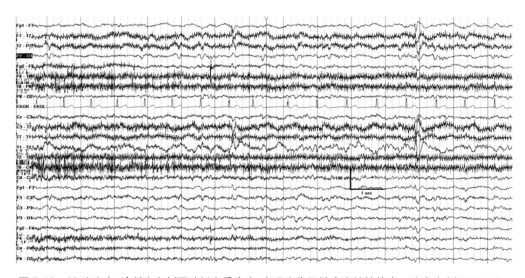

图 5-10　28 岁患者,诊断为左侧颞叶新皮质癫痫,表现为失语性癫痫持续状态。注意左侧颞区 1.5~2.5Hz 节律性 δ 活动混有一侧的周期性放电和发作间期前颞区棘波(第 7 秒和第 12 秒)。颅脑 MRI 正常

起始于外侧凸面和内侧颞区是不同的,外侧颞叶癫痫在发作起始常可见癫痫样活动反复发放,而内侧颞叶癫痫发作起始常出现节律性 θ 活动。外侧颞叶癫痫在头皮的中颞区电极可见最大的电活动。病变性外侧颞叶癫痫患者比内侧颞叶癫痫患者更常出现发作期的双侧 EEG 改变(O'Brien et al.,1996)。外侧颞叶癫痫发作期的放电传播速度很可能比内侧颞叶癫痫更快且更易扩布到双侧。如果怀疑头皮 EEG 定位于颞叶是错误的,需行颅内 EEG 检查(Barba et al.,2007)。

记录方案

初级标准

- 尝试部分睡眠剥夺或记录镇静的睡眠期 EEG;如果条件不允许,可在 EEG 记录过程中让患者进入思睡期或浅睡眠(1 期或 2 期)。
- HV 可使外侧颞叶癫痫的局灶性慢波增多。
- 如果条件允许,安放附加电极(如根据 10-10 系统进行电极的安放)。

高级标准

- 部分睡眠剥夺或镇静后记录睡眠期 EEG 是必须的(见初级标准)。
- HV,同初级标准。
- 推荐应用附加电极(见初级标准)。
- 重复多次 EEG 记录以提高癫痫样异常的检出率。

长程 EEG 或视频 EEG 检查的适应证

- **整夜 EEG 监测**　为了发现癫痫样放电、亚临床发作或未意识到的发作。
- **视频 EEG 监测**　当发作事件伴意识障碍且初级或高级标准 EEG 记录提示非癫痫性病因时,或当临床病史不符合癫痫而 EEG 显示颞区癫痫样活动时(如:可能是正常变异)(图 5-11);当因治疗而需要对凝视发作进行分类时(如失神与复杂部分性发作的鉴别);当外侧颞叶癫痫患者察觉不到自己的发作或发作症状非常轻微时(进行发作的定量);当癫痫发作对 AED 无效时或出现持续的局灶性发作伴认知功能障碍时(明确发作特点或进行术前评估)。

侵入性 EEG 检查的适应证

- 当怀疑为非病变性外侧颞叶癫痫伴优势半球局限性颞区电生理改变时(此时可能需要进行语言功能区的测定)或者当存在 1 种以上的病理改变时(比如:海马硬化和皮质发育障碍)。
- 临床发作的开始早于 EEG 电发作的起始;或术前评估时患者发作期存在意识障碍但没有同期头皮 EEG 改变。
- 发作间期头皮 EEG 显示后颞区癫痫样放电、多棘波或一侧半球多灶性癫痫样放电,或发作期头皮 EEG 显示发作起始为一侧

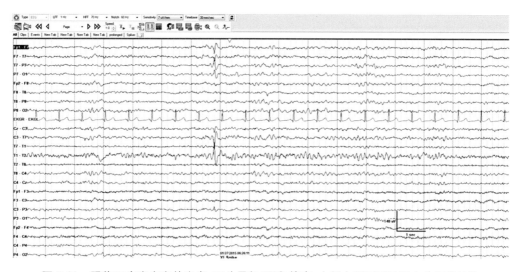

图 5-11　既往无癫痫病史的患者,因头晕行 EEG 检查,左侧中颞区可见孤立的门状棘波

反复的发作间期棘波放电，或发作开始时双侧电压衰减，或有双侧颞区独立的发作起始，或头皮 EEG 可见发作在两侧间"变换"。

EEG 诊断分级（对于临床表现符合外侧颞叶癫痫的患者）

- **确定性诊断** 发作间期癫痫样放电出现在一侧颞区 T7/T8 导联（T3/T4 导联）或者浅睡期表现为双侧颞区不对称性放电（初级和高级记录标准）以及伴有局部颞区 δ 慢活动且颅脑 MRI 有相关的外侧颞叶病变。在相同的临床背景下，局灶性发作的发作期 EEG 表现为一侧半球不规则多形性 2 ~ 5Hz 放电伴广泛性或双侧扩布。
- **高确定性诊断（很可能的）** 发作间期 EEG 表现为双侧中颞区间断的不对称性放电，或者伴前颞或者后颞区同等程度受累（初级和高级记录标准）。如果颅脑 MRI 显示颞叶新皮质病变，且有相符的病史和症状，则可将诊断级别提升至确定性诊断。
- **低确定性诊断（可能的）** 重复多次 EEG 记录显示发作间期均正常；或 EEG 记录到颞区以外的发作间期癫痫样放电；或 EEG 记录到发作间期继发性双侧同步化放电。症状学表现为频繁的 GTCS 或显著的运动症状伴颅脑 MRI 非颞叶的病变。

▶ 家族性内侧颞叶癫痫

概述

家族性内侧颞叶癫痫（fmTLE）比家族性外侧 TLE 更为常见。家族史是其典型的特征。遗传方式为不全外显的常染色体显性遗传（Hedera et al. , 2007）。某些家系存在未检测到单个基因突变的复杂的遗传方式（Crompton et al. , 2010）。发作一般始于青少年或成年早期，该病是一种起病晚、无热性惊厥病史、颅脑 MRI 提示内侧颞叶结构正常的良性癫痫综合征（Berkovic et al. , 1996）。总之，基于症状学、MRI 或 EEG 表现很难鉴别家族性内侧

颞叶癫痫与非家族性内侧颞叶癫痫。与其他形式的内侧颞叶癫痫相比，家族性内侧颞叶癫痫常发作轻微、不频繁且对 AED 治疗效果好（Berkovic et al. , 1996）。颅脑 MRI 通常正常（Kobayashi et al. , 2003）。

发作症状和症状学

家族性内侧颞叶癫痫与内侧颞叶癫痫有相似的症状学。但先兆通常比伴有意识障碍的局灶性发作更为常见，也可能是唯一的发作形式。发作起始症状通常表现为主观性的和无定侧意义的精神先兆或体验性先兆，反映发作起源于内侧颞叶结构（Morita et al. , 2012）。似曾相识感和陌生感是家族性内侧颞叶癫痫发作起始最常见的症状。有时也可合并自主神经症状，如发作性恐惧和惊恐，反映了内侧颞叶结构受累。家族性内侧颞叶癫痫也可能出现视觉和听觉的改变，但内侧颞叶癫痫特征性的胃气上升感在家族性内侧颞叶癫痫中作为一种发作性症状并不常见。家族性内侧颞叶癫痫患者在先兆后常进展为伴意识障碍的局灶性发作，2/3 的患者可有不频繁的惊厥发作，出现全面性发作常提示本病诊断，可见于一半的治疗前患者。在给予治疗后，整个临床过程中罕有全面性发作，主要表现为不频繁的伴意识障碍的局灶性发作（Crompton et al. , 2010）。

EEG 部分

背景活动

家族性内侧颞叶癫痫患者 EEG 的背景通常是正常的。如果有异常，通常表现为轻微的间歇性颞区慢波。

发作间期的阵发性异常活动

发作间期 EEG 通常没有癫痫样放电。有报道指出，22% ~ 39% 的患者可见极少的癫痫样放电，表现为一侧颞区（左侧和右侧比例相近）的尖慢复合波放电（Berkovic et al. , 1996；Compton et al. , 2010）。当家族性内侧颞叶癫痫患者出现发作间期癫痫样放电时，通常是单侧的，内侧颞区最明显。双侧癫痫样放电非常少见。

间期典型的癫痫样放电为一侧颞区棘波或尖波,有时睡眠期可诱发(**图 5-12**)。曾有个案报道了一例家族性内侧颞叶癫痫患者同时有遗传性全面性癫痫、青少年肌阵挛癫痫(JME)、广泛性棘慢复合波或多棘慢复合波放电(GSPWD)和光阵发反应(PPR)(Compton et al.,2010)。

伴随发作事件的 EEG 阵发性活动

与内侧颞叶癫痫相比,家族性内侧颞叶癫痫的发作期 EEG 没有独特的特征(参阅内侧颞叶癫痫章节)。发作起始常见颞区放电,但是偶尔头皮 EEG 不能记录到 EEG 变化。虽然大多数家族性内侧颞叶癫痫患者呈良性临床病程,包括自发缓解,但约29%的患者出现药物难治性,提示可进行术前评估,并记录发作期 EEG(Kobayashi et al.,2003)。一项对两个家族性内侧颞叶癫痫家系的头皮 EEG 记录研究发现,19 位患者中有 13 人记录到单侧颞区放电(Kobayashi et al.,2003)。用于定位的深部电极记录显示,发作起源于右内侧深部电极,并且早期即扩布至颞上回及顶区的硬膜下栅状电极。

记录方案

初级标准

- 尝试部分睡眠剥夺或记录镇静的睡眠期 EEG。
- 如果情况允许,安放附加电极(例如 T1/T2 或者 FT9/FT10)。
- HV 可使内侧颞叶癫痫患者的局灶性慢波增多。对于临床上易于误诊的发作性凝视事件,HV 可能有助于鉴别是失神发作的 GSWD 还是内侧颞叶癫痫的局灶性表现。
- 应进行闪光刺激以排除 PPR 现象。
- 重复多次 EEG 检查以增加癫痫样放电的检出率。

高级标准

在初级标准上附加:

必须有睡眠期记录,这对发现异常癫痫样

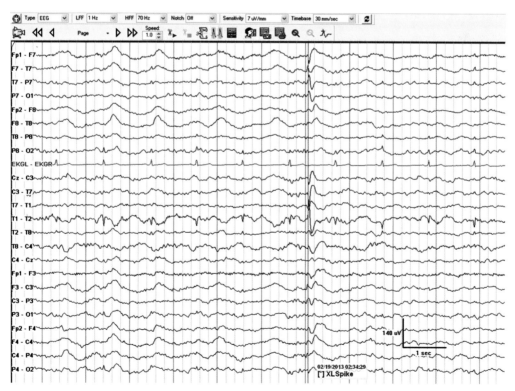

图 5-12 19 岁患者,发作性似曾相识感。睡眠期 EEG 可见左侧前颞区单个棘慢复合波。颅脑 MRI 及神经系统查体正常,其家族中三代成员有相似的症状

放电以及与非病理性颞区模式(例如门状棘波)的区分是非常重要的,并且对评估亚临床发作或未被察觉到的发作也是很重要的。如果可能,可进行连续的整夜 EEG 记录(便携式或视频 EEG)。

长程 EEG 或远程视频 EEG 检查的适应证

- 多次 EEG 显示正常或无明确异常。
- 尽管有反复发作家族史,但患者反复出现的事件不符合癫痫(鉴别诊断)。
- 基于治疗,需要对发作性凝视事件进行分类(失神与内侧颞叶癫痫)。
- 当内侧颞叶癫痫患者未察觉到他们有发作和症状轻微时(发作的量化)。
- 当患者呈药物难治性伴持续的局灶性发作伴认知障碍时(明确发作特征或进行术前评估)。

侵入性 EEG 检查的适应证

- 考虑行癫痫外科手术的患者(极少数)。
- 怀疑为非病变性家族性内侧颞叶癫痫伴局限性颞区电生理改变(鉴别内侧颞叶癫痫与非内侧颞叶癫痫)。
- 颅脑 MRI 可见海马硬化,伴对侧电生理改变,有癫痫家族史但不符合常染色体显性遗传(明确是否存在症状性内侧颞叶癫痫以及定侧错误)。
- 在药物难治性家族性内侧颞叶癫痫患者中:发作间期头皮 EEG 出现后颞区癫痫样放电、多棘波或一侧半球的多灶性癫痫样放电;或发作期头皮 EEG 显示在发作起始的一侧反复出现发作间期棘波,或发作起始时出现双侧电压衰减,或存在双颞独立的发作起始或放电从一侧颞区"转换"至另一侧颞区。
- 当怀疑为颞叶癫痫附加症(例如双重病理)且患者对 AED 治疗无效时(术前评估)。

EEG 诊断分级

(确定患者具有典型家族性内侧颞叶癫痫的局灶性发作以及临床进程,并且具有符合常染色体显性遗传模式的阳性家族史。)

- **确定性诊断** 发作间期 EEG 显示前颞区棘波;发作期记录非必需(初级和高级标准 EEG)。

- **高确定性诊断(很可能的)** 发作间期癫痫样放电位于前颞电极导联及广泛颞叶外区域,伴或不伴局限性颞区慢活动(初级和高级标准 EEG)。
- **低确定性诊断(可能的)** 发作间期一侧颞外癫痫样放电而无颞区受累,但患者具有与家族性内侧颞叶癫痫相一致的家族遗传模式(初级和高级标准 EEG)。这种发作间期 EEG 模式既不支持家族性内侧颞叶癫痫的诊断,也不能排除该诊断。此时应进一步或反复行高级标准 EEG 检查或远程 VEEG 监测,目的是记录到颞叶起始的发作,将诊断级别提升至确定性诊断或高确定性诊断。与此类似,如先兆期头皮 EEG 未记录到发作期的改变,也应进一步行高级标准 EEG 记录或远程 VEEG 监测。

▶ 以幻听为特征的常染色体显性遗传局灶性癫痫

概述

以幻听为特征的常染色体显性遗传局灶性癫痫(ADPEAF)属于外侧型家族性 TLE。ADPEAF 是第一个非离子通道家族性部位相关性癫痫,该病是与 10 号染色体上富亮氨酸胶质瘤失活 1(leucine-rich glioma-inactivated 1,*LGI-1*)基因相关的常染色体显性遗传的单基因遗传病(Ottman et al. ,2004)。少年期或成年早期起病,也可能更早或更晚(范围:4~50 岁)。一般无海马硬化和其他致痫因素。发作主要表现为单纯的听幻觉,有时也可能伴视觉和嗅觉症状。颅脑 MRI 和 EEG 常为正常。与家族性内侧颞叶癫痫一样,发作症状通常轻微,对 AED 治疗有效。

发作症状和症状学

ADPEAF 以主观症状的局灶性发作为特征,幻听为其标志(Michelucci et al. ,2000),典型症状为听到嗡嗡声、咔哒声或铃声等简单的声音,通常累及对侧耳朵,有时也可累及双侧。

少数情况下,ADPEAF 可以主要表现为短暂的失语发作。失语通常表现为突然的语言理解功能丧失,无意识错乱。该病还可有其他特殊感觉症状的多种先兆,比如颜色、闪光或简单图像的视幻觉。此外,也可出现眩晕,嗅觉以及主观的、非特异性的、无侧向性的先兆。典型发作仅出现这些感觉症状的先兆,但少数情况下可进展为不明显的伴有意识障碍的局灶性发作。全面性发作通常极少且主要发生在夜间。

EEG 部分

背景活动

ADPEAF 的背景通常正常。当出现背景活动异常时,通常表现为轻微的、非特异性间歇性颞区慢波。

发作间期的阵发性异常活动

大约 2/3 患者的发作间期 EEG 可记录到癫痫样放电,典型表现为中颞区的棘波或尖波(Winawer et al.,2002)(**图 5-13**),电极涉及外侧颞叶新皮质的 T7(T3)或 T8(T4)及其前、后的导联。当出现癫痫样放电时通常为一侧的。HV 可以增加颞区间歇性慢波。IPS 通常不能诱发出癫痫样放电。对于 ADPEAF 来说,记录到睡眠 1 期和 2 期的 EEG 非常重要,因为这有助于诱发出发作间期癫痫样放电。

伴随发作事件的 EEG 阵发性活动

发作被认为是源于或扩布至初级听觉皮质内 Heschl 回或听觉联合皮质。仅有少数病例报道(Brodtkorb et al.,2002)。左侧大脑半球的前中颞区或左侧额颞区是最常见的发作起始部位。自动症发作期间 EEG 表现为左侧额颞区的阵发性节律性电活动,但当意识障碍明显时表现为广泛性慢活动。随着局灶性发作的加剧,电活动扩布并募集新皮质,并可表现为双侧后头部优势。在形态学上,当 ADPEAF 发作起源于前中颞区时,发作起始表现为低波幅快活动,继之为 δ 活动和节律性尖波(Di Bonaventura et al.,2009)。发作期放电起始于颞区,当进展为惊厥发作时,放电会变得更广泛。

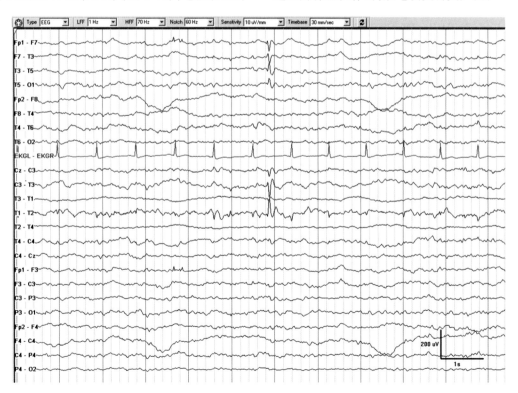

图 5-13　一例 ADPEAF 患者,有很少的颞叶发作,其前有听到蟋蟀声的先兆,发作间期 EEG 可见伴有颞区电场的左侧中颞棘波

记录方案

初级标准

- 如果在记录过程中出现典型的发作或先兆,指导患者报告所有的主观症状及症状持续时间。
- 在颞区增加附加电极可以更易获得发作间期异常。
- 鼓励患者进入思睡期或浅睡眠(当常规 EEG 已经完成),更易发现癫痫样放电。
- HV 可诱发局限性颞区慢波,ADPEAF 患者一般不需要使用多导生理参数记录。

高级标准

- 基于初级标准。
- 如果在初始常规 EEG 时无睡眠期记录,随后可在部分睡眠剥夺后重复 EEG 检查。
- 充分的睡眠期记录可最大程度地增加发现发作间期放电或发作的概率。

长程 VEEG 检查的适应证

- 多次头皮 EEG 检查正常,可能为非癫痫性病因时(鉴别诊断)。
- 药物难治性的局灶性发作有类似 ADPEAF 的颞叶症状学特征,需要进行术前评估时。

侵入性 EEG 检查的适应证

鉴于 ADPEAF 的发作症状对药物治疗效果好且颅脑 MRI 正常,极少需要侵入性 EEG 监测。少数对 AED 治疗无效的患者可能需要侵入性 EEG 监测。

EEG 诊断分级(对于临床表现符合以幻听为特征的常染色体显性遗传局灶性癫痫的患者)

备注 应用发作间期 EEG 诊断 ADPEAF 需基于合适的症状和临床过程(见概述),若记录到颞区发作间期的癫痫样放电可支持诊断。

- **确定性诊断** 合适的临床症状和家族史或 *LGI-1* 基因突变,且发作间期头皮 EEG 记录到额颞区癫痫样放电(通常是左侧)。
- **高确定性诊断(很可能的)** (初级和高级标准 EEG) 出现幻听或其他先兆症状而无同期 EEG 改变,但有发作间期频繁的一侧或双侧颞区癫痫样放电。

- **低确定性诊断(可能的)** 发作间期 EEG 正常或存在局限性颞区慢波伴典型的幻听或失语。此时应重复进行高级标准的睡眠剥夺记录或进行长程 VEEG 监测(见上文相关适应证部分)。常规头皮 EEG 记录到单侧或双侧颞区外或多灶的发作间期癫痫样放电,尤其当其频繁出现时,应怀疑 AD-PEAF 的诊断,对于这些患者,应进一步行睡眠剥夺后记录。

▶ 额叶癫痫

概述

额叶占大脑的三分之一,解剖上分为背外侧面、内侧面和眶底面(Salanova et al., 1995)。额叶癫痫(frontal lobe epilepsy,FLE)的诊断主要依赖于临床特征。基于不同的发作部位会产生多种临床症状和电-临床综合征。1/3 的病例有结构性病因,包括低级别肿瘤、皮质发育障碍、血管畸形及外伤等。此外,FLE 也有遗传性病因,与编码神经元烟碱乙酰胆碱受体 α4 亚单位的 *CHRNA4* 基因缺陷有关,遗传方式为常染色体显性遗传。影像学多为正常,但如果颅脑 MRI 发现额叶的异常则有助于结构性 FLE 的诊断以及定位。另外,发作间期 EEG,甚至发作期 EEG 可能记录不到异常。

发作症状和症状学

一般来说,额叶发作开始时为运动症状。如果有先兆,通常为非特异性或头部先兆。发作前患者可有头晕症状或一种无法描述或模糊的感觉。额叶背外侧起源的常见症状为强直性姿势及阵挛性抽动。GTCS 在 FLE 中常见。局灶性发作可表现为一侧头眼强迫性偏转以及单侧或不对称性肢体强直性伸展。TLE 也可出现对侧肌张力障碍姿势,但与之不同的是,FLE 该症状一般出现在发作起始时。FLE 意识看起来似乎不受损,尤其是在发作时间短暂时。患者可出现咒骂、叫喊和大笑等强烈发声并伴随着咬、吐唾液和蹬踏等怪异的自动症,特别是发作起源于辅助运动区时。非常复杂的过度运动行为可表现的奇形怪状,没有定侧或定位的症状。眶额区起始的发作与TLE类似,并且二者很难区分。典型的额叶发作非常短暂,并被睡眠诱发,没有或仅有轻微的发作后状态(Jeha et al.,2007)。当额叶发作表现为过度运动伴有发声或言语时容易被误诊,如果出现在清醒期可能被误诊为心因性非癫痫性发作或阵发性多动障碍,出现在睡眠期则可能被误诊为睡眠障碍和夜发性FLE(表5-2)。非快速眼动(NREM)觉醒性异态睡眠、REM期行为障碍以及夜间发作性FLE的发作行为模式在症状学上均很相似。

EEG 部分

背景活动

背景正常或脑区性异常,取决于是否有结构性病变(图5-14)。

发作间期的阵发性异常活动

发作间期EEG通常是正常的。如果异常时,常见与发作起始同侧的脑区性或一侧性额区θ或δ慢波,但是也可有双侧异常。典型的发作间期所见为额区或额极的棘波(图5-14),但是高达40%的EEG记录不到癫痫样放电(Bautista et al.,1998)。由于发生在额叶内侧面深部的癫痫样放电距离头皮电极较远,即使有中线区电极和加密电极对发现发作间期癫痫样放电也是具有挑战性的。源自额中线区的棘波和尖波通常在颅顶区波幅最高。应用颅内硬膜下记录可提高对继发性双侧同步化、局灶的阵发性快活动以及高波幅节律性尖形慢波的检出率(Salanova et al.,1995)。额区或额极高波幅尖形慢波暴发提示眶额区癫痫(图5-15)。

表 5-2 额叶癫痫的鉴别诊断

特征	额叶癫痫	PNES	REM 异态睡眠	NREM 异态睡眠
起病年龄	任何年龄	常见于 20~40 岁	儿童——梦魇 老年人——RBD	儿童期
家族史	ADNFLE 患者-有	无	无	无
精神病史	不确定	常有	不常有(但可见于创伤后应激障碍)	无(但应激时频率增加)
发作频率	多次/夜间	通常频繁	多次/夜间	每周或每月
发作持续时间	短暂(数秒)	长(以分钟计)	长(以分钟计)	长(以分钟计)
临床表现	刻板的运动模式	非刻板性的哭泣,突发突止,闭眼	非刻板的,有目的性,自主神经症状	意识错乱,定向障碍
刻板性	有	无	无	无
MRI	多正常	正常	异常,退行性病变表现	正常
EEG 模式	发作期 *	正常	REM 睡眠期	3 期睡眠
夜间发作	有——任何时间,多在 2 期睡眠	假睡	整夜的后 1/3	整夜的前 1/3
发作后对事件的记忆	有	不确定	有(梦境)	无

* 可以没有发作期 EEG 改变而只是表现为由睡眠突然转为觉醒。
ADNFLE,常染色体显性遗传夜间发作性额叶癫痫;PNES,心因性非癫痫性发作;REM,快速眼动;NREM,非快速眼动;RBD,快速眼动期行为障碍。
Based on Tinuper and Bisulli(2017).

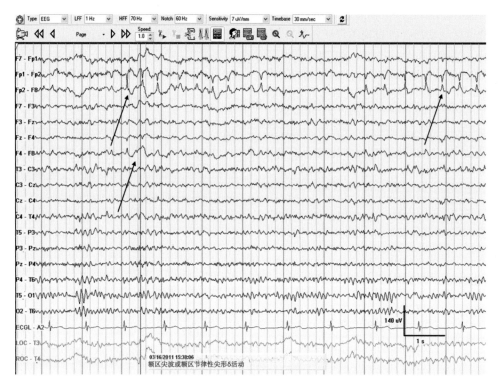

图 5-14 脑外伤后癫痫患者,颅脑 MRI 示双侧眶额区软化灶,右侧额极频繁的棘波放电。注意应用横向双极导联可见非常局灶的电场(箭头)

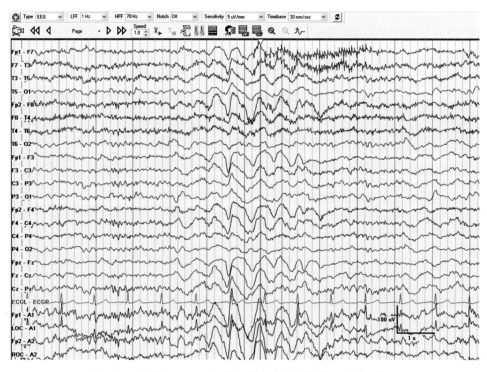

图 5-15 眶额区癫痫患者,EEG 显示额区间歇性节律性 δ 活动

儿童可表现为多种异常,包括多灶性、双侧同步或一侧性放电(**图 5-16**),也可正常。位于额叶内侧面或额叶底面的一侧性致痫性病灶可以导致双侧额区的同步化放电(**图 5-17**),大约 2/3 的这类患者出现这种模式(另请参阅继发性双侧同步化相关章节)。

发作间期高频振荡(HFO)在 FLE 的术前评估中具有定位价值,一旦出现可预测术后发作消失(Wu et al. ,2010)。

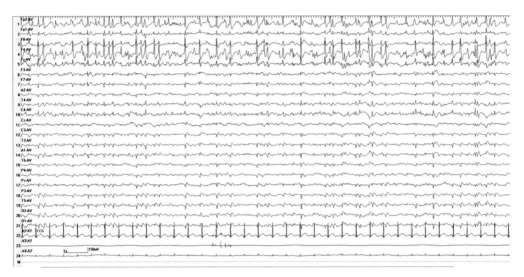

图 5-16　6 岁女孩,右侧额叶皮质发育不良,累及额上回和额中回。"发作间期"VEEG 显示几乎持续性的双侧额-额极(右侧>左侧)局灶性棘波放电

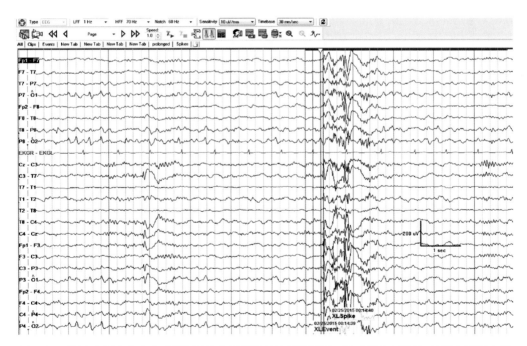

图 5-17　额叶内侧癫痫患者,EEG 显示左侧额区棘波(第 3 秒),同时伴有睡眠波,其后出现混合着棘波和多棘慢复合波的广泛性放电(继发性双侧同步化)

伴随发作事件的 EEG 阵发性活动

超过50%的 FLE 患者的发作起始没有定位意义(Salanova et al.,1995)。内侧 FLE 在发作起始有以颅顶区为著的广泛性癫痫样放电,是因为额叶存在广泛的功能性网络以及额叶深部的脑沟脑回缺乏相应的记录电极。过度运动造成的肌源性伪迹、发作迅速扩布到颞区(如从眶额回或前扣带回起源)以及缺乏发作期头皮 EEG 改变(如发作从额叶内侧及眶额皮质起源)是导致 FLE 发作起源定位困难的因素(图5-18)。由于快速扩布,发作起始时可出现没有定位意义的背景活动弥漫性衰减以及无定位意义的节律性 θ 或 δ 活动。背外侧的 FLE 最有可能通过发作期的头皮 EEG 进行定位(图5-19)。据报道,约80%的背外侧 FLE 患者发作时有局灶性节律性快活动(Bautista et al.,1998)(图5-20),若出现这种发作期 EEG 模式,可预测切除性手术预后良好(Jeha et al.,2007)。

由于额颞叶之间丰富的联系,常错误定位于颞叶。FLE 最常见的发作期 EEG 起始模式依次为:节律性癫痫样活动、节律性 δ 和电压抑制(Foldvary et al.,2001)(图5-21)。

记录方案

初级标准

- 如果可能,尝试部分睡眠剥夺,或者在常规 EEG 检查时延长记录时间以确保记录到睡眠期。
- 如果可能,应用中线电极(Fz、Cz 以及 Pz)以最低程度的确保覆盖中线区和深部皮质。
- 如果可能,使用三角肌或肢体 EMG 来识别轻微的运动行为。
- HV 在有结构性异常的 FLE 患者中可使局灶性慢波增多,并且有助于鉴别临床上难以识别的继发性双侧同步化特征和遗传性或特发性癫痫的 GSWD。闪光刺激一般不会诱发 PPR。

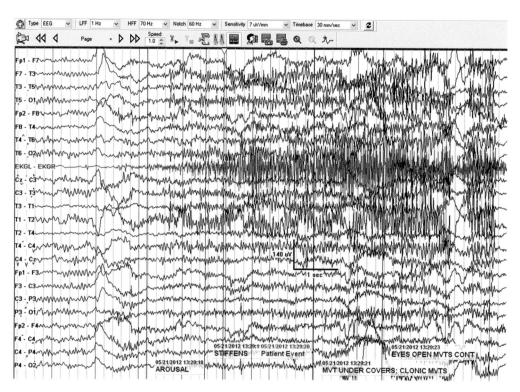

图 5-18 28 岁女性,左侧偏瘫的脑瘫患者,夜间出现一次持续 7s 的额叶发作,表现为短暂的左侧强直性姿势。注意重叠有肌源性伪迹导致不能定位

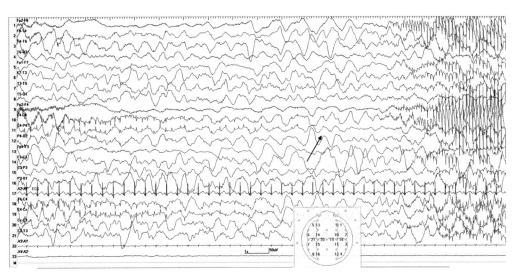

图 5-19　图 5-16 同一女孩,睡眠 3 期出现右侧额叶发作,症状不明显,表现为眼球向左侧偏转及轻微的眼睑阵挛。注意在 EEG 起始之前数秒(箭头),右侧额区少量棘波接近持续性发放

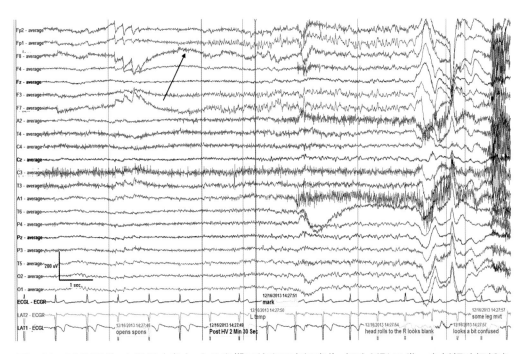

图 5-20　30 岁男性,左侧额叶癫痫,自儿童期开始出现夜间发作,颅脑 MRI 正常。左侧额叶短暂电发作,患者未察觉到此次发作事件。注意发作期 EEG 最初出现电压衰减,随后在 Fp1、F3 和 F7 可见波幅渐高的低波幅快活动(箭头)

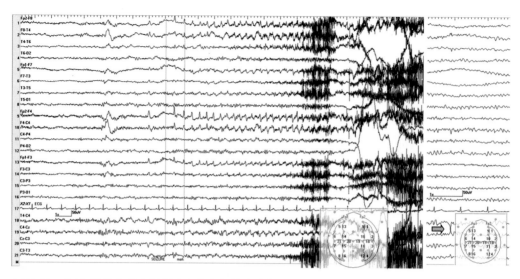

图 5-21　左侧:脑外伤后右侧额叶癫痫患者的发作期 EEG。发作时症状包括头痛、味幻觉伴"呕吐感"及"头部空白感",意识和反应性始终保留,发作持续 1min。右侧:右侧前头部电极记录到持续几分钟的轻微的发作后慢活动,不伴有任何临床症状。右侧中央区可见发作后的棘波(箭头)

高级标准

- 行部分睡眠剥夺记录(记录到包括充分的睡眠 2 期),目的是最大可能的记录到发作间期放电,甚至亚临床发作或临床发作。
- 使用三角肌 EMG(必须的)。
- 如果可能,按照 10-10 系统安放附加电极(包括中线位置)。
- 重复睡眠剥夺 EEG 检查,尤其是近期有发作(<24h),可增加记录到癫痫样异常的可能性。

长程 EEG 或 VEEG 检查的适应证

- 如果可能,行整夜便携式 EEG 监测,目的是发现 NREM 3 期和 REM 睡眠期的癫痫样放电,以及记录到亚临床发作或未察觉到的局灶性发作(图 5-22)。
- 当发作间期 EEG 多次正常,或怀疑心因性非癫痫性发作(PNES)、运动或睡眠障碍的诊断时,作为临床鉴别诊断的一部分(图 5-23)。
- 当颅脑 MRI 有额叶病变且伴有怪异的发作性行为改变时。
- 如需要症状或发作次数(量化)的证据时,作为辅助测试手段。

侵入性 EEG 检查的适应证

- 额叶发作时,硬膜下 EEG 可记录到额叶起始的特征性表现,如局灶性节律性 β、γ 和 HFO(Jeha et al.,2007),这些表现在头皮电极是记录不到的。当考虑癫痫手术治疗时,需要颅内(硬膜下和深部电极)EEG 记录以确定额叶癫痫发作起源的定位和定侧(Bautista et al.,1998)。
- 当癫痫发作起源靠近大脑功能区皮质(例如运动或语言功能区)时,需安放侵入性电极,应用电刺激的方法明确脑功能区的分布。

EEG 诊断分级(对于临床症状符合 FLE 的患者)

备注　发作间期 EEG 用于诊断 FLE 非常具有挑战性,因为 FLE 有多种临床亚型和症状学以及多样的 EEG 表现。EEG 表现的多样化可从正常到一侧或者双侧发作间期癫痫样放电,包括继发性双侧同步化。甚至在癫痫发作时,由于发作持续时间短、缺乏发作后的改变及发作时突出的运动活动常对 EEG 造成干扰,导致获得一份具有诊断意义的 EEG 结果也是非常困难的。由于发作间期 EEG 结果的多样性,包括从正常到一侧或双侧的表现,如果考虑癫痫手术治疗常需要行颅内 EEG 进行精确的定位。

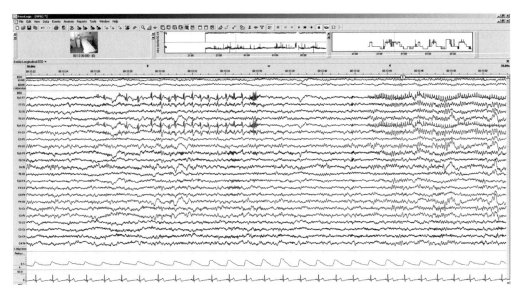

图 5-22 男性患者,药物难治性非病变性 FLE,均在睡眠期出现癫痫发作。全导联的多导睡眠监测显示 REM 期左侧额区局灶性节律性棘波

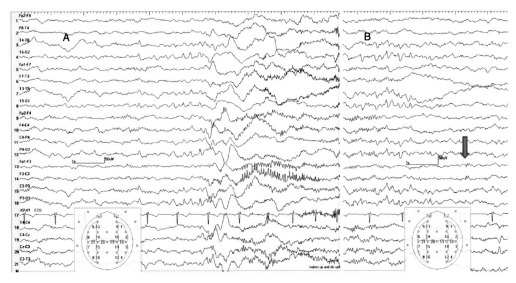

图 5-23 17 岁女性,少年期开始出现的夜间"发作性事件"的诊断性录像监测。既往 2 次 EEG 没有明显异常。(A)左侧额区节律性棘波;患者仅觉醒、坐起。(B)发作间期异常局限于 F3 导联,偶见小棘波放电(箭头)。颅脑 MRI 及 PET 均正常

- **确定性诊断** 发作期 EEG 显示局灶性的额区放电,例如一侧低波幅快活动(>13Hz)。

  发作间期在一侧额区或在双侧额区不对称性癫痫样放电(初级和高级记录标准)伴颅脑 MRI 有额叶病变。

- **高确定性诊断(很可能的)** 发作间期出现间断的双侧额区不对称性癫痫样放电(初级和高级记录标准)。

若录像记录到在睡眠中醒来时出现短暂的过度运动发作,强烈支持 FLE 的诊断,此时可将诊断级别提高至确定性诊断。此外,若具有相应的基因突变(即 *nACHR*、*KCNT1* 及 *DEPDC5* 基因突变)并伴有刻板的夜间局灶性发作,则可将诊断级别提升至确定性诊断。

- **低确定性诊断(可能的)** 既往病史有夜间发作和以往间期 EEG 正常,现 EEG 可见额

颞区癫痫样放电，伴或不伴额叶之外的颅脑 MRI 病变。

▶ 枕叶癫痫

概述

枕叶癫痫（OLE）表现为枕叶皮质起源的发作（枕叶发作），包括结构性或病因不明的 OLE 以及 Gastaut 综合征。枕叶发作也可发生于如下情况：

- 儿童期的一个亚型，即 Panayiotopoulos 综合征；
- 其他的早发性癫痫综合征（例如游走性局灶性发作、良性家族性或非家族性新生儿-婴儿发作），但枕叶发作不是它们特征性的发作类型；
- 一些与癫痫相关的遗传性疾病（如 Lafora 病、线粒体脑肌病伴乳酸酸中毒和卒中样发作）或代谢性障碍（如乳糜泻）的发作性症状。

最后，枕叶发作也能发生于急性反应性事件，此时无须诊断为癫痫，例如，后头部白质脑病或子痫、非酮症性高血糖症以及高钙血症。本章节主要讲述结构性或不明原因的 OLE。Gastaut 综合征以及 Panayiotopoulos 综合征将在其他章节进行描述。

发作症状和症状学

备注　无论病因如何，对于所有类型的 OLE 来说，其发作期的临床表现通常提示枕叶起源：

发作起始症状　主要是视幻觉［通常位于枕区病灶的对侧视野，且常向对侧移动，或位于双侧（Blume et al.，1991）］以及眼球运动或拖拉、振动幻觉和眼球疼痛等感觉，这些感觉与眼球运动症状（眼球阵挛动作，眨眼及眼球震颤）有关。简单视幻觉是具有特征性的（Panayiotopoulos，1999）并提示累及初级视觉皮质，而成形的视幻觉和视错觉则提示累及视觉联合区。眼球有目的的向视幻觉出现侧偏

转是本病最典型的运动症状之一，常伴有头部的同向性偏转；需要注意的是少数患者向枕叶病灶的同侧偏转（Williamson et al.，1992；Salanova et al.，1992）。随后可能出现视觉缺损症状，如暗点、偏盲或短暂性黑矇，会一过性快速的累及全视野，而不会像偏头痛的闪烁的暗点在视野区内缓慢扩散。

一些确定为 OLE 的患者在发作的起始时可能从未诉说有视觉症状（Blume et al.，1991）。

快速或缓慢扩布　大脑外侧裂下向内侧和外侧颞区扩布可产生典型的 TLE 发作期症状，包括体验性症状、上腹部感觉、自动症、反应性降低、呕吐、头痛及其他自主神经症状。有时，明确诊断为 OLE 的患者在发作起始就出现意识丧失而无任何先兆（仅为复杂部分性发作），与 TLE 相似（Blume et al.，1991）。向大脑外侧裂上扩布至额区（运动区和辅助运动区）的传导非常迅速，进而导致对侧抽动或麻木或不对称强直性姿势，可继发全面性发作。

发作后症状　包括失明和偏头痛，前者与枕叶受累明确相关。

枕叶发作通常是短暂的，但是也曾报道过简单的视觉持续状态和黑矇持续状态。

EEG 部分

备注　发作间期枕区棘波可见于所有类型的 OLE 综合征，是 EEG 诊断 OLE 的基础。不过，结构性 OLE 和可能的遗传性 OLE 的 EEG 有明显不同，主要体现在棘波形态的一致性、分布、对眼状态（睁眼或闭眼）的反应以及当枕外放电出现时的模式这几个方面。需要注意的是枕区棘波也可出现在未患癫痫的儿童中。**表 5-3** 展示了可能的遗传性（特发性）OLE 的两种主要类型和结构性枕叶或后头部皮质癫痫之间 EEG 的主要区别。结构性 OLE 的 EEG 发现，主要来源于外科组的相关文献，将在此详述。而 Gastaut 综合征和 Panayiotopoulos 综合征将在其他相关章节论述。

表 5-3 可能的遗传性枕叶癫痫与结构性枕叶癫痫的 EEG 特点比较

	Gastaut 型枕叶癫痫	伴有枕区棘波的 Panayiotopoulos 综合征	结构性枕叶癫痫
癫痫样放电的分布	枕区	枕区	枕区(附加)占 46%~70%(Salanova et al., 1992; Ibrahim et al., 2012)
仅 O1、O2 的负向放电	有	有	低至 18%(Salanova et al., 1992)
枕区棘波或阵发异常的侧向性	60% 为双侧	单侧或双侧	通常为单侧,病变区
脑区性慢波	无	无	通常有
枕区外局灶性棘波(当存在时)的分布	通常为中央-颞区(达24%),少数为颞区或额区	通常为多灶性	通常为颞区,一侧或双侧(Blume et al.,1991)
广泛性棘慢复合波	达 1/3	达 25%	极个别
枕区起始的发作(头皮EEG)	典型为枕区	枕区,也可为多灶性	约 20%;大多数始于广泛的后头部或颞区
对睁眼的反应和失对焦敏感	通常达 90% 睁眼可阻滞;失对焦敏感常见	当存在枕区阵发异常时,通常睁眼可阻滞;失对焦敏感常见	一些患者睁眼可衰减,但失对焦敏感罕见(Gobbi, 2005;Koutroumanidis et al.,2009;Ferlazzo et al.,2010)
光敏性	11%~15%	罕见	罕见

背景活动

背景活动正常或脑区性异常,主要取决于基础病理的类型和范围(图 5-24、图 5-25)。发作间期可见一侧后头部慢波伴或不伴局部生理性背景节律的改变(α 波、λ 波、睡眠期枕区一过性正相尖波和光驱动反应),常与癫痫样放电密切相关,这与 TLE 类似。

清醒期和睡眠期的发作间期阵发性异常活动

一般来说,与内侧颞叶癫痫和外侧颞叶癫痫相比,OLE 的发作间期癫痫样活动的定位价值较低。20%~50% 的 OLE 患者可没有后头部棘波(Salanova et al., 1992),而其余患者的后头部棘波分布可能更广泛,可扩布至相邻的脑叶或双侧(Ibrahim et al., 2012)(图 5-26)。真正的枕区棘波(O1/O2 为负相电位)(图 5-24~图 5-26)少见(Salanova et al., 1992)。已报道的所有外科病例中,单侧或双侧前-中颞区棘波可达 58%(Blume et al., 2005),这种颞区的分布反映了发作间期的扩布,而非独立的致痫源,患者中 20%~25% 没有枕叶棘波,可造成误诊(Salanova et al., 1992)。

至少在大多数外科病例中,HV 似乎对后头部 EEG 异常没有影响,但睡眠会诱发后头部的棘波放电(图 5-24、图 5-26 至图 5-28)。

伴随发作事件的 EEG 阵发性活动

发作期放电通常非常广泛,除了枕区还累及顶、后颞电极,因此这种放电模式容易将发作起始区定位于广泛的"后头部皮质"而非枕叶(Blume et al., 1991;Salanova et al., 1992)。仅有视觉症状的发作(简单部分性发作)可能不伴有明显的 EEG 变化。

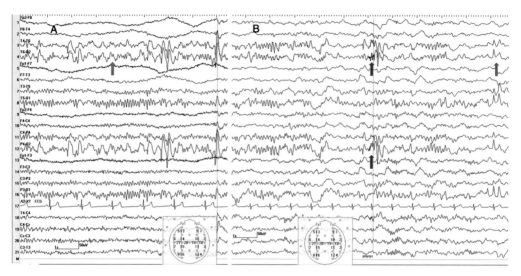

图 5-24 28 岁女性,右侧 OLE。少年期起病,颅脑 MRI 正常。睡眠剥夺 VEEG 显示思睡期早期 (A)右侧枕区持续性不规则的 δ 节律夹杂散发的棘慢复合波(绿色箭头)。睡眠期(B)右侧枕区低波幅快多棘波短暂暴发(红色箭头)。注意生理性睡眠期枕区一过性正相尖波(蓝色箭头)与枕区负性棘波极性不同

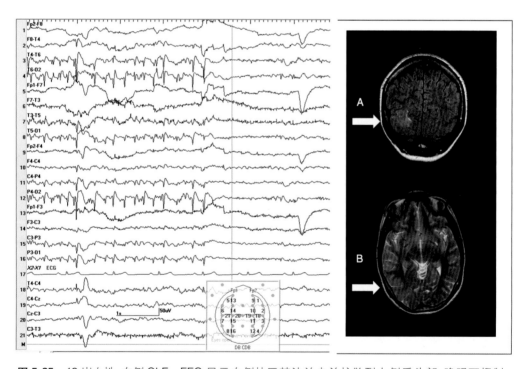

图 5-25 19 岁女性,右侧 OLE。EEG 显示右侧枕区棘波放电并扩散到左侧后头部,睁眼可抑制。注意:尽管有结构性病变,但枕区仅可见负向棘波而无局部背景活动异常。颅脑 MRI 在(A)冠状位 FLAIR 相和(B)轴位 T2WI 相可见右侧较大的胚胎发育不良性神经上皮瘤(from Koutroumanidis et al.,2009)

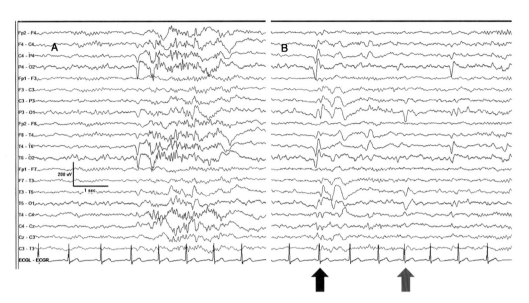

图 5-26 22 岁男性,右侧 OLE。睡眠期 EEG:(A)右侧枕区高波幅尖波,继之多棘波并向前扩布,混杂在睡眠纺锤中。(B)双侧枕区高波幅三相尖波,双侧有短暂的延迟(蓝色箭头),表明放电是"扩布"至左枕,而不是如图 5-25 所示的"扩散"。注意左侧枕区偶发独立性尖波(绿色箭头)。颅脑 MRI 正常

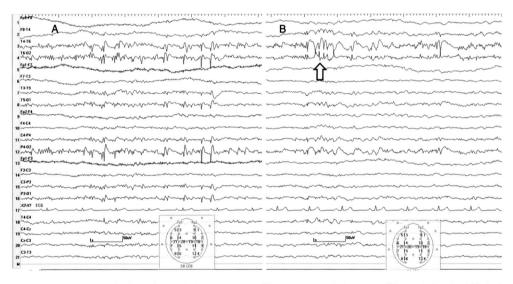

图 5-27 图 5-25 患者的术前(A)和术后(B)睡眠期 EEG(两图均为睡眠 1 期)。注意,术后棘波放电并没有和术前一样扩散到左侧后头部(也见图 5-25),且其极性发生了变化,位相倒置位于右侧颞区(箭头)。此外,在棘波之间有一些在术前并未记录到的不规则 δ 活动

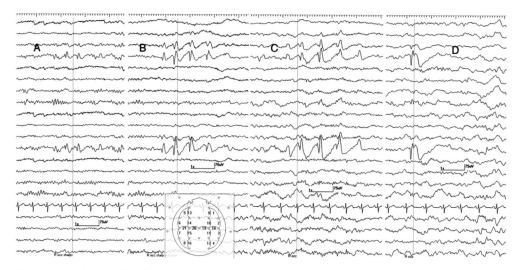

图 5-28　12 岁男孩,清醒期(A)和睡眠 1~3 期(B,C,D)EEG 显示右侧枕区棘波,且清醒期有成形的视幻觉。颅脑 MRI 正常

记录方案

初级标准

即使没有安排睡眠记录,也应尝试让患者进入思睡期以记录到睡眠期 EEG(见高级标准)。包括行过度通气和闪光刺激。

高级标准

部分睡眠剥夺后记录清醒期和睡眠期 EEG 并进行 HV 和闪光刺激。睡眠 1 期和 2 期的 EEG 记录对诱发癫痫样放电非常重要,尤其常规清醒期 EEG 正常时(图 5-29)。当只有枕区或后头部出现癫痫样放电,或者闭眼时枕区或后头部的癫痫样放电更明显时,应进一步评估 FOS(参阅相关章节)。

EEG 诊断分级(基于临床上怀疑 OLE)

* **确定性诊断**(初级和高级标准记录)　发作期记录到对应的临床症状以及后头部皮质起始的 EEG 放电;典型的发作间期棘波。

* **高确定性诊断(很可能的)**(初级和高级标准记录)　没有记录到枕叶发作,但记录到典型的后头部皮质发作间期癫痫样放电,伴或不伴枕区外(颞区或额区)棘波。

* **低确定性诊断(可能的)**(初级和高级标准记录)　发作间期存在一侧颞区或双侧颞区或其他枕区外癫痫样放电,而无后头部皮质的癫痫样放电。本质上,这些发现不支持枕叶癫痫或后头部皮质癫痫的临床诊断,但也不能排除这两者,尤其存在有提示作用的临床症状时。应用高级标准 EEG 或远程 EEG 记录到后头部皮质发作或癫痫样放电时,可将诊断级别提升至最大可能的确定性诊断水平。

备注 1　若存在确切的临床证据,即使应用初级或高级标准 EEG 记录发作间期正常,也不能排除 OLE 的可能性。可进一步或重复行高级标准的睡眠剥夺 EEG(图 5-29)或远程 EEG 监测。

备注 2　当典型的视觉发作不伴意识障碍无 EEG 改变时,也应进一步行高级标准的 EEG 检查或远程 EEG 监测。

备注 3　对于发作开始即有意识障碍的局灶性发作患者(无视觉或其他提示后头部皮质起始的初期症状),若记录到后头部的癫痫样放电伴或不伴相关的颞区或其他枕外的癫痫样放电,可提升后头部皮质癫痫诊断的可能性。

远程视频监测的适应证

* 临床上可疑 OLE 或枕叶发作,但多次 EEG 检查正常或仅有枕区外的癫痫样放电。

* 视觉症状提示为 OLE 但同期 EEG 正常。

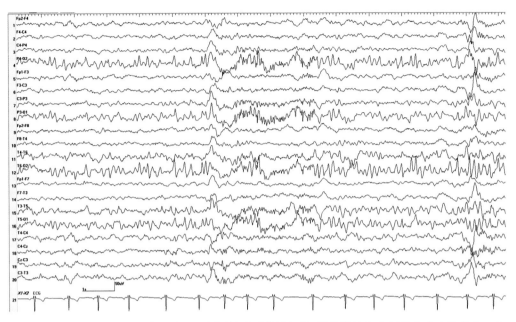

图 5-29　28 岁女性,自 14 岁开始出现刻板的成形的视幻觉,既往误诊为心因性非癫痫性发作。此次记录前多次清醒期 EEG 检查正常,颅脑 MRI 正常。睡眠剥夺后 EEG 显示双侧枕区多棘波暴发(图中央部分)

(李光健 译,郝小生 校,侯晓华 审)

第六章　进行性肌阵挛癫痫

进行性肌阵挛癫痫（progressive myoclonus epilepsies，PME）属罕见的遗传性神经病变性疾病范畴，大多数为常染色体隐性遗传。主要特征有：①动作性肌阵挛，也可发生于安静状态；②全面性强直-阵挛发作、阵挛-强直-阵挛发作，也可以是阵挛发作和局灶性发作；③进行性精神和运动发育倒退，主要包括小脑或锥体外系症状和体征（Marseille Consensus Group，1990；Franceschetti et al.，2014）。本章包含比较常见的 Unverricht-Lundborg 病和 Lafora 病（Lafora disease，LD），癫痫发作是这两种遗传疾病的核心特征。预后因病而异：Lafora 病常是致命的，而 ULD 的进展则非常缓慢。正确的诊断对于遗传咨询、社会心理支持和康复很重要，在发病初期，PME 可能与青少年肌阵挛癫痫（JME）相似而使诊断具有挑战性。确诊本病需要基因检测结果阳性，发病年龄、临床症状（出现的顺序和过程）、种族、地域以及遗传模式（非散发性）等指标可为基因诊断提供指导。一些特殊检查也有助于诊断，如酶学检查和皮肤或肌肉活检。在病程中多导 EEG 记录可以提供重要的诊断信息。

▶Unverricht-Lundborg 病

概述

Unverricht-Lundborg 病（ULD）（过去称"地中海"或"波罗的海"型肌阵挛癫痫）是 PME 中发病率最高的常染色体隐性遗传病（Marseille Consensus Group，1990）。ULD 最典型的遗传缺陷位于 21q21.3 区域（*EPM1*）的 *cystatin B* 基因的十二聚合重复序列的不稳定扩增。发病年龄为 6～18 岁，而高峰年龄为 9～13 岁。绝大多数病例与癫痫发作有关，动作性肌阵挛（AM）是最主要和最严重的症状，

也是具有代表性的症状。临床特征为节段性、非节律性和非同步性轻微的动作性肌阵挛，通常在晨起觉醒后明显。动作性肌阵挛呈隐匿性进展并影响日常生活，包括进食和饮水等。自发性（安静状态）肌阵挛罕见。肌阵挛也可由各种刺激诱发，如噪音、脑力劳动和精神压力。夜间全面性阵挛（generalized clonic，GC）或全面性阵挛-强直-阵挛发作（GCTC）通常伴动作性肌阵挛，多数患者具有光敏性。在运动症状出现前或疾病发展过程中，认知功能通常保持完好或轻度受损，且认知功能受损轻于运动功能受损，但反应性抑郁可能较严重。虽然动作性肌阵挛和共济失调可逐渐加重，但总体上癫痫发作容易控制。药物治疗可选择丙戊酸（VPA）、左乙拉西坦（LEV）和氯巴占（CLZ）（Genton et al.，2012；Kälviäinen et al.，2008），多数患者的动作性肌阵挛可通过大剂量吡拉西坦（6～24g/d）得到控制。

发作症状和症状学

肌阵挛发作　动作性肌阵挛主要累及四肢远端，有时累及面部，当维持某一姿势时，可因主动运动或意向运动而诱发或加重。动作性肌阵挛可以发展成连续的阵挛发作或肌阵挛持续状态，或进展为阵挛-强直-阵挛发作。肌阵挛发作常由闪光、触碰、响声和精神压力等诱发，往往在安静状态下或睡眠中减轻、甚至消失。

在安静状态下，动作性肌阵挛及其他反射性肌阵挛常为间断游走性和多灶性，肌阵挛活动有时像震颤一样具有节律性。因为这种现象与高频皮质电位有关而被称为"皮质震颤"（Rubboli et al.，2011），皮质震颤可以出现在疾病的早期。

全面性阵挛或阵挛-强直-阵挛发作　阵挛-强直-阵挛前可有或没有肌阵挛发作，并且常在觉醒后或睡眠期发生。通常，肌阵挛和阵

挛-强直-阵挛的丛集性发作阶段与稀少性发作阶段呈交替出现。

失神和局灶性发作 这两种发作不是这个疾病的特征性表现。

EEG 部分

背景活动

背景活动在疾病早期通常正常并可持续数年。随病程的延长，一些患者的背景活动可能出现中等量的弥漫性慢波，但不会出现背景节律紊乱，节律紊乱是 Lafora 病的脑电图特点。

发作间期的阵发性异常活动

清醒期

EEG 出现快棘波或多棘波等癫痫样放电短暂阵发，多导生理参数记录的肌电图（EMG）显示伴或不伴自发的孤立性肌阵挛抽动（**图 6-1** 和**图 6-2**）。

睡眠期

大多数患者的睡眠生理周期不受影响，癫痫样放电（ED）在慢波睡眠期无特殊激活，但在快速眼动（REM）期，许多患者出现颅顶区快棘波和多棘波（Genton et al.，2012），可作为诊断本病的线索（**图 6-3**）。

伴随发作事件的 EEG 阵发性活动

肌阵挛发作 在安静状态下，肌阵挛发作的 EMG 为短暂（100±50ms）的肌阵挛电位暴发，典型的为主动肌和拮抗肌同步收缩。孤立的动作性肌阵挛发作的 EMG 为主动肌和拮抗肌同步收缩的短时程（20~30ms）电位，随后常为 40~200ms 的静息期（肌阵挛后抑制；**图 6-4**）。

ULD 的主要症状是自发性和动作诱发的节段性肌阵挛抽动，大多数的肌阵挛抽动与 EEG 的棘波或者其他阵发性活动无明显锁时关系（**图 6-1**）。有时，皮质 EEG 放电引起肌阵

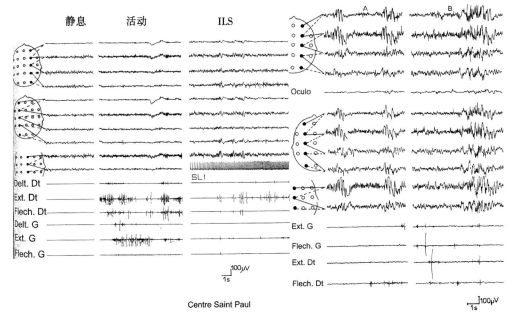

图 6-1 ULD 的动作性肌阵挛。左图：23 岁女性，遗传学证实为 ULD 患者，安静状态 EEG 正常。EMG 显示自主运动诱发的明显的肌阵挛抽动而 EEG 无相关改变。间断闪光刺激触发后头部为主的广泛性快棘慢复合波及肌阵挛发作，而 EEG 和 EMG 无明显相关性。右图：13 岁女孩，遗传学证实为 ULD 患者。（A）广泛性快棘慢复合波放电，不伴临床症状。（B）由左至右的非同步性肌阵挛抽动，随后为双侧小幅度肌阵挛性抽动伴同期 EEG 广泛性多棘波和多棘慢复合波放电（Courtesy of Michelle Bureau，MD Centre Saint-Paul/Hôpital Henri Gastaut，Marseilles，France）

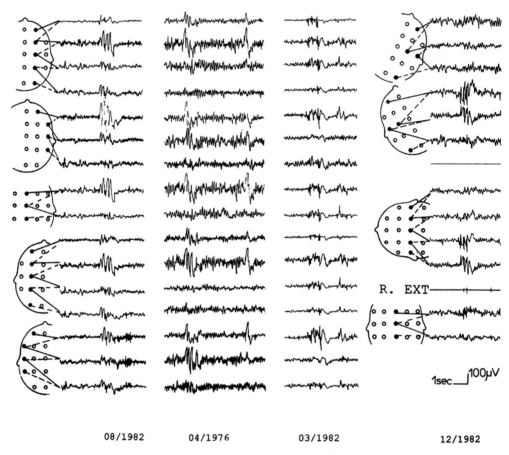

08/1982　　　　04/1976　　　　03/1982　　　　12/1982

图 6-2 ULD EEG 与 EMG 的关系。四个不同患者,均经遗传学证实为 ULD。左、左中和右中的 EEG 显示正常背景下 Rolandic 区为主的 3~4Hz 广泛性棘慢复合波短程暴发。这些患者最初诊断为特发性全面性癫痫。右图显示左侧 Rolandic 区棘慢复合波活动伴右上肢肌阵挛抽动(Courtesy of Michelle Bureau,MD Centre Saint-Paul/Hôpital Henri Gastaut,Marseilles,France)

REM

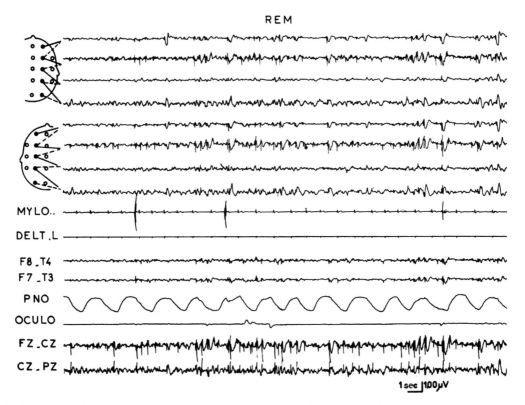

图 6-3 患者 21 岁,ULD。起病 4 年后的睡眠 EEG 和 EMG 记录,REM 期在颅顶区和 Rolandic 区出现半节律性 4~5Hz 中波幅快棘慢复合波长程暴发,但这些异常放电并不伴有相关的下颌肌阵挛(MYLO)(Courtesy of Michelle Bureau,MD Centre Saint-Paul/Hôpital Henri Gastaut,Marseilles,France)

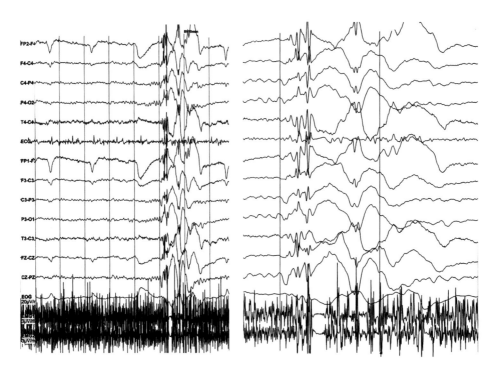

图 6-4 肌阵挛后抑制。多导生理参数记录显示正性肌阵挛抽动与多棘慢复合波发放有锁时关系,随后为 150ms 的 EMG 静息期,符合肌阵挛后抑制

挛发作如无同步多导生理参数记录的肌电图辅助很难发现或目测完全无法察觉。仅在罕见的情况下，粗大的肌阵挛抽动的同期 EEG 伴有相关的广泛性快棘波或多棘波。因为只有通过多导生理参数记录的 EMG 才能发现肌阵挛抽动，所以应反复强调 EMG 的重要性（Avanzini et al. ,2016）。

记录方案

初级标准

- 疑似 ULD（提示性症状、种族或地域背景和阳性家族史）而未经治疗的儿童或青少年，强烈推荐应用 VEEG 和配有双侧三角肌和远端肌肉 EMG 电极的多导生理参数记录并尝试诱发动作性肌阵挛发作。如通道的数量有限，建议记录临床症状相关的（抽动的那些）肌肉。如果不能进行视频记录，EEG 技师的密切观察和准确标注就很重要。
- 诱发方法：
  - 应用过度通气（HV）和间断闪光刺激（IPS）诱发 EEG 变化和可能的临床光敏性。
  - 要求患者进行自主运动；通过肢体被动运动、触碰和响声尝试触发节段性肌阵挛。因觉醒可诱发肌阵挛发作，即使常规 EEG 检查也应鼓励受试者进行一个短暂的小睡。

高级标准

- VEEG 必须包括睡眠和包含双侧近端肌肉（三角肌）、远端肌肉和临床症状相关肌肉、主动肌和拮抗肌 EMG 的多导生理参数记录。觉醒较易诱发动作性肌阵挛，所以应如同初级标准记录觉醒期，觉醒后也更容易诱发 EEG 变化和临床光敏性。
- 神经电生理学诊断的高级标准应包括**躯体感觉诱发电位（SSEP）**。SSEP 早期波幅升高（巨大诱发电位）是 PME 的典型表现，尤其 P25-N33 波被认为与反射性肌阵挛的发生有关。

EEG 诊断分级

备注 ULD 的诊断只能通过基因检测来确定。临床和神经电生理学证据具有辅助诊断作用并可指导基因检测。因此，在技术上，本节中最高确定诊断的级别是"很可能为 ULD"，而不是"确诊为 ULD"。

全面评估 EEG、VEEG 和 EMG 的多导生理参数记录和 SSEP（并评估随时间而出现的变化）对于早期鉴别 ULD 和 JME 很重要。当患者对合适的抗癫痫药物（AED）无效，或配有 EEG 和 EMG 的多导生理参数记录证实有节段性、多灶性、动作性肌阵挛，或睡眠期棘慢复合波放电很少或消失，不应考虑为 JME。

神经电生理学研究也可以帮助区分 ULD 与其他青少年起病的 PME，如 Lafora 病，后者的 EEG 改变更加多样化（参阅下文）。

高确定性诊断（很可能为 ULD）（基于临床怀疑 PME 的未经治疗的儿童） EMG 多导生理参数记录发现典型动作性肌阵挛，以及发作间期典型棘慢复合波放电和 EEG 光敏性；背景的轻度慢化在早期可能不容易被识别。在这些病例，不需要进行诊断性的高级睡眠剥夺记录。

执行或重复睡眠剥夺高级标准 EEG 或长程 VEEG 检查的适应证

疑为 ULD 的患者未记录到动作性肌阵挛。诊断确定程度主要依赖于神经电生理学证据的纵向评估。

也就是说，最初诊断为 JME，但对合适的 AED 治疗反应不佳的患者应进行纵向评估（参阅 JME 章节）。

▶ Lafora 病

概述

Lafora 病（Lafora disease, LD）是一种后果严重的常染色体隐性遗传病，两个已知的基因 *EPM2A* 或 *EPM2B*(*NHLRC1*) 突变均可导致本病。第三个基因（*PRDM8*）可能引起本病的早发型。*EMP2A* 编码 laforin 蛋白，而 *EPM2B* 编码 malin 蛋白。3 个基因均位于人类染色体 6p23-27。Lafora 病的发病年龄与 ULD（6～19 岁）相似，不同的是 Lafora 病表现为药物难治性全面性阵挛(GC)、阵挛-强直-阵挛(GCTC)和视觉发作,并快速进展为痴呆和视力丧失。认知障碍在数月或数年之后发展为不可逆性痴呆。安静状态的自发性肌阵挛和动作性肌阵挛严重且进展迅速、对抗肌阵挛治疗耐药,自出现症状后10年内,患者不可控制的进展到卧床并走向死亡。不过,也有轻型Lafora病的报道(Ferlazzo et al. ,2014)。与ULD相似,Lafora病最初的EEG表现可能与JME相似,但迅速演变成为具有特征性的背景节律弥漫性慢化、睡眠结构紊乱、广泛性棘慢复合波或多棘慢复合波(GSPWD)增多及与之平行出现肌阵挛进行性恶化,也可出现光敏感及典型的后头部为主的多灶性棘波的癫痫样放电。因此,EEG能为疾病的诊断提供及时且重要的信息,在一些典型的临床病例中,EEG提示诊断具有高确定性。然而,鉴于预后均不良,Lafora病的诊断需要通过腋窝皮肤活检寻找汗腺分泌管中糖原或过碘酸希夫染色(periodic acid-Schiff stain, PAS)阳性的Lafora小体(图6-5)和基因检测(*EPM2A*和*EPM2B*突变)来确定。

发作症状和症状学

肌阵挛发作　开始通常被误诊为JME的症状。随后快速进展为严重的难治性安静状

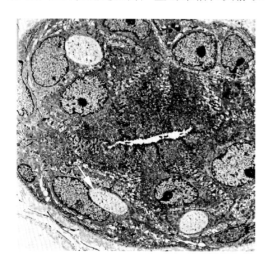

图6-5　Lafora病患者腋窝皮肤活检。腋窝皮肤活检的电镜显示汗腺导管细胞内特征性的Lafora包涵体(白色箭头)

态自发性和动作性肌阵挛。正性肌阵挛常伴负性肌阵挛,后者短暂的不自主性抽动导致突然姿势性跌倒(由于肌肉张力短暂丧失)。负性肌阵挛发作是因维持姿势而对抗重力持续收缩的肌肉突然而短暂的EMG信号消失(100~500ms),没有前驱的肌阵挛发作(图6-6)。

全面性阵挛或阵挛-强直-阵挛发作　全面性阵挛发作与快频率的GSWD或伴多棘波成分的广泛性棘慢复合波放电(GPSWD)相关。Lafora病的最初临床表现是频繁出现的GCTC和视觉发作(参阅下文);它们很快变得对抗癫痫治疗耐药。

视觉性发作　半数患者表现为简单和复杂视幻觉或暗点。在适当的临床框架内,这些症状的存在高度提示Lafora病(Roger et al. ,1983)。

EEG部分

背景活动

在疾病早期EEG背景正常;与ULD相比,EEG快速演变为弥漫性慢波和节律紊乱(图6-6),有时仅在数月之内。

发作间期的阵发性异常活动

清醒期

双侧额-中央区的不完全广泛性和GSPWD,在病程早期呈孤立性单个的或短程的,逐渐进展为长程并趋于成簇,最终变成接近持续性发放(图6-7)。

局灶性或多灶性棘慢复合波放电,包括枕区(图6-8左侧)。

睡眠期

与ULD相反,在疾病早期出现睡眠生理结构紊乱且最终消失。与遗传性或特发性全面性癫痫(GGE/IGE)相反,睡眠期阵发性GSWD或多棘波并不增多,而是出现波幅、形态多变的弥漫性快多棘波且夹杂在快活动中,慢波睡眠期后头部棘波持续存在并且在REM期明显增多。

伴随发作事件的EEG阵发性活动

肌阵挛发作　同ULD(图6-6)。

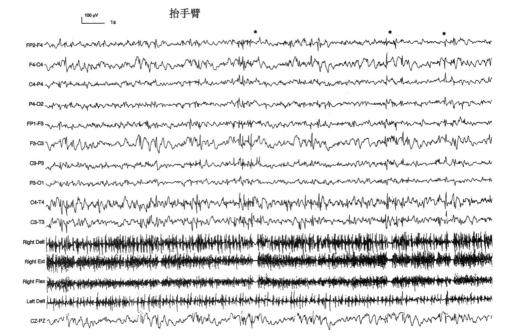

图 6-6　Lafora 病相关 EEG 和 EMG 改变。14 岁女孩,最初诊断为 JME,后来出现与 Lafora 病(EPM2A)相关的认知功能下降和肌阵挛抽动。这次 EEG 为疑似该病后不到一年的记录, 令患者抬起手臂并保持伸直状态。在慢化的无节律背景下出现波幅和频率多变的广泛性快棘 慢复合波放电,EMG 上疑似皮质起源的负性肌阵挛,连续性高波幅棘慢复合波放电与肌肉收 缩的短暂中断相关,而没有前期正性肌阵挛(星号标记处)

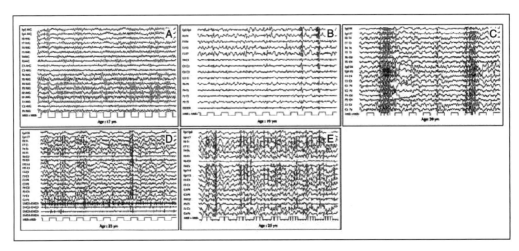

图 6-7　Lafora 病患者的 EEG 进展情况。(A)起病时(17 岁)的 EEG 显示背景活动正常至轻度变 慢。(B)两年后(19 岁)的 EEG 在慢化的背景中出现前头部波幅最高的不对称性广泛性棘波和多 棘波。(C)20 岁的 EEG 显示快棘波(4~6 次/s)伴有头下垂。(D)疾病最后阶段的 EEG 显示弥 漫性棘慢复合波和快多棘波长程暴发伴连续性或粗大的肌阵挛抽动,且在低频闪光刺激下显著增 多(E)　(from Tumbull et al.,2016)

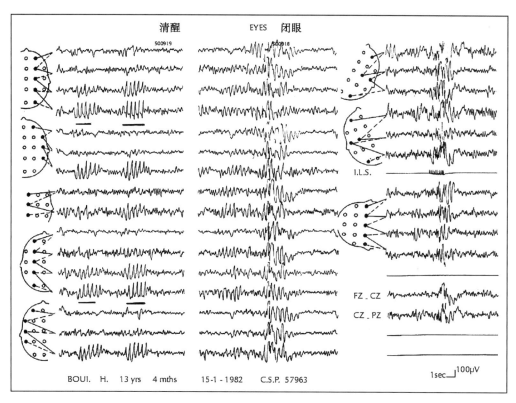

图 6-8　13 岁 4 个月的女孩,Lafora 病。左图:清醒期双侧后头部多棘波放电。中图:闭眼时伴弥漫性棘慢复合波放电。右图:闪光刺激诱发的后头部多棘慢复合波放电(from Genton and Bureau, 2006)

视觉性发作　少数文献报道有枕叶发作,以枕区的棘波节律起始(Tinuper et al. ,1983)。

记录方案

初级标准和高级标准都与 ULD 相同。

EEG 诊断分级

备注　EEG 在 Lafora 病诊断中的作用与 ULD 相同(参阅上文)。早期的背景活动恶化及后头部棘波结合早期的认知改变及可能的视觉性发作为 Lafora 病的诊断提供了强有力的证据。

高确定性诊断(很可能为 Lafora 病)(基于临床可疑的未经治疗 PME 儿童)　用包含 EMG 的多导生理参数记录发现典型的动作性肌阵挛和典型的发作间期棘慢复合波放电,包括后头部棘波和 EEG 光敏性;背景节律的早期慢化或紊乱。具有上述特点的病例不需要进行高级标准的睡眠剥夺记录。

执行或重复睡眠剥夺高级标准 EEG 或长程 VEEG 检查的适应证

监测中未记录到动作性肌阵挛;早期 EEG 背景节律保留。如同 ULD 一样,诊断的确定程度依赖于神经生理学证据的纵向评估。

此外,初期诊断为 JME 的患者经适当的 AED 治疗仍然反应欠佳时,也应进行纵向评估。

（郝小生　译,侯晓华　校,刘晓蓉　审）

第七章 新生儿发作及其综合征

▶ 新生儿发作与癫痫概述

新生儿发作需要快速诊断、病因学检查及治疗，一些可治疗性病因的延误识别可对患儿神经发育产生严重的影响。视频脑电图（video-EEG，VEEG）记录的电-临床特征结合神经影像学、代谢和基因检测的进展可迅速确定发作的病因并进行靶向治疗（如吡哆醇依赖症和5′-磷酸依赖性癫痫等可治疗的代谢性疾病）（参阅 Pearl，2016）。

新生儿发作的主要病因为急性脑损伤，包括缺血缺氧性脑病、颅内出血和梗死、中枢神经系统感染、代谢紊乱、先天性结构性病变和撤停药物（Kang and Kadam，2015；Arzimanoglou and Duchowny，2018）。因此，始于新生儿期的癫痫是新生儿发作少见但不罕见的原因（Mizrahi and Kellaway，1998；Co et al.，2007；Volpe，2008；Sands and McDonough，2016）。

在没有代谢性或感染性疾病的情况下，始于新生儿期的刻板性局灶性发作可能提示某种潜在的结构性异常，如局灶性皮质发育不良（focal cortical dysplasia，FCD）、结节性硬化症（tuberous sclerosis complex，TSC）的皮质结节或与严重先天性脑畸形相关的更加弥漫性异常，如半侧巨脑畸形或无脑回畸形。近年来，关于脑发育障碍的遗传性病因方面的研究进展包括：半侧巨脑畸形相关的体细胞突变、FCD Ⅱb 型以及 mTOR 通路各种突变导致的 TSC（D'Gama et al.，2015）。

除新生儿期起病的局灶性结构性癫痫外，国际抗癫痫联盟（ILAE）还确认了三种新生儿期起病的电-临床综合征，良性家族性新生儿癫痫（BFNE）是其中之一，其特点是一过性的癫痫发作和良好的神经发育预后。其他两种综合征是与 EEG 暴发-抑制（S-B）模式有关的癫痫性脑病，大多数患儿预后极差，生后数月

死亡率高，并有严重的发育障碍。

目前发现，在无代谢异常或无结构异常的新生儿期起病的癫痫中，按其功能至少可以分3组：离子通道（如 *KCNQ2*）；前脑发育调节因子（如 *ARX*）；突触功能调节因子（如 *STXBP1*）（Weckhuysen and Korff，2014）。婴儿癫痫伴游走性局灶性发作（EIMFS）（新生的功能增强型 *KCNT1* 突变是最常见的原因）发生于新生儿末期。另外，既往史、临床和影像学资料、发作期和发作间期 EEG 可以直接提示可能的病因，不仅有助于判断脑功能障碍的程度和预后，而且也可用于评价疗效。新生儿 EEG 记录的时间至少需要 60min（包括清醒期和睡眠期），如怀疑有异常运动，则应进行基本的多导生理参数记录（心电图、呼吸）和双侧肌电监测（Beal et al.，2017）。

▶ 新生儿癫痫性脑病：早期婴儿癫痫性脑病伴暴发-抑制模式（大田原综合征）和早期肌阵挛脑病

概述

早期肌阵挛脑病（EME）和大田原综合征（Ohtahara syndrome，OS）是新生儿期或婴儿早期严重的癫痫性/发育性脑病。两者有一些相同的发作类型和相关的 EEG 特征，即暴发-抑制模式。EEG 诊断性的记录策略是基本相同的（Ohtahara and Yamatogi，2003；Aicardi and Ohtahara，2005）。早期肌阵挛脑病通常与代谢紊乱有关，在某种程度上具有家族性〔如吡哆醇依赖症、非酮症高血糖、甲基丙二酸血症、丙酸血症、钼辅因子缺乏症、亚硫酸盐氧化酶缺乏、Menkes 病（Menkes disease）和 Zellweger 综合征（Zellweger syndrome，即脑肝肾综合征）〕，但大田原综合征以先天性或后天性脑结构病

变(如半侧巨脑畸形、无脑回畸形、多微小脑回畸形、Aicardi 综合征、齿状核橄榄核发育不良和弥漫性脑迁移障碍)更常见(Schlumberger et al.，1992；Miller et al.，1998；Ohtahara and Yamatogi，2006；Arzimanoglou and Duchowny，2018)，该病也与多种基因突变有关，包括 *ARX*、线粒体谷氨酸转运体、*SLC25A22*、*STX-BP1* 和 *SCN2A*(Weckhuysen and Korff，2014)。大田原综合征常进展为 West 综合征或多灶性癫痫。早期肌阵挛脑病和大田原综合征在起病年龄、EEG 暴发-抑制模式和发作类型等方面十分相似，因此，两者鉴别常常很困难，在发病初期有时甚至无法区分(Schlumberger et al.，1992)。此外，一些患儿在 EEG 暴发活动阶段出现的运动表现，可能无法归类。

发作症状和症状学

这两种综合征均在出生后不久就出现发作，通常在出生后的第一个月内发病(Yamatogi and Ohtahara，2002)。

癫痫性痉挛发作和强直发作　大田原综合征最典型的发作形式是成串或孤立的癫痫性痉挛和强直发作(Ohtahara and Yamatogi，2006)，可以是单侧的，或全面性但不对称，尤其是一侧有结构性脑病变的新生儿。

局灶性运动发作和半侧性惊厥发作　是大田原综合征的其他发作类型，约占 1/3 的患者(Yamatogi and Ohtahara，2002)。

肌阵挛发作　轴性、节段性或游走性肌阵挛发作(MS)在早期肌阵挛脑病更常见，而大田原综合征罕见。早期肌阵挛脑病的发作频率是多变的，但几乎是持续的，通常在生后数天或一个月内出现游走性、节段性肌阵挛发作(Guerrini and Aicardi，2003)，而轴性肌阵挛不常见。在游走性肌阵挛中，面部或四肢末端为主的抽动会从身体的一个区域随机转移到另一个区域，肌阵挛发作后可出现局灶性阵挛或轻微发作。然而，多数情况下，复杂的发作性运动在特定的儿童中通常是刻板的，并且与 EEG 阵发性活动的暴发有关，很难将其归为痉挛发作或肌阵挛发作。

局灶性发作　在这两种情况中很常见，且

发生率大致相同。发作常表现为运动症状，如眼球偏斜、强直性姿势或半侧惊厥。轻微发作表现为自主神经症状，如面色潮红或呼吸暂停(Yamatogi and Ohtahara，2002；Beal et al.，2017)。

EEG 部分

背景活动

早期肌阵挛脑病在发作初期 EEG 可正常，明确诊断可能需要反复的 EEG 检查(Ozyurek et al.，2005)。全程 EEG 无空间或时间的变化(背景节律在大脑各区之间没有差异，不会随着昼夜循环或警觉状态的变化而改变)，在清醒期和睡眠期没有正常生理波形。暴发-抑制是发作间期的主要图形，但是也有暴发段伴随临床发作的报道(Fusco et al.，2001)。

发作间期的阵发性异常活动

早期肌阵挛脑病和大田原综合征的暴发-抑制模式为持续 1~6s 的高波幅 δ 或 θ 波夹杂非同步性棘波、多棘波(150~350μV)的暴发段与持续 2~5s 的低电压(<10μV)或抑制段交替出现(Aicardi and Ohtahara，2005；Yamatogi and Ohtahara，2002)，有时暴发间隔可长达 18s(Yamatogi and Ohtahara，2002)(图 7-1)。在涉及暴发段的分布以及半球间同步性或非同步性时，该模式可能表现出的多种变化(可能一侧半球占优势，尤其伴一侧结构异常时，如 FCD 或半侧巨脑畸形)(图 7-2)。早期肌阵挛脑病较大田原综合征患者的暴发段更短，低电压活动或静息期更长。非同步化是不常见的，但在 Aicardi 综合征曾有报道(Yamatogi and Ohtahara，2002)。抑制段可出现局灶性癫痫样放电(AL-Futaisi et al.，2005)。大田原综合征在醒睡各期均可出现暴发-抑制模式，而早期肌阵挛脑病仅在睡眠期出现或在睡眠期明显(Ohtahara and Yamatogi，2006)。暴发-抑制模式可持续到出生一年后，也能在 3~6 个月时演变为高度节律失调，与更典型的癫痫性痉挛发展是一致的(Yamatogi and Ohtahara，2002；Ohtahara et al.，1987)，也有报道后来过渡为慢棘慢复合波(Lennox-Gastaut 综合征的特征)。

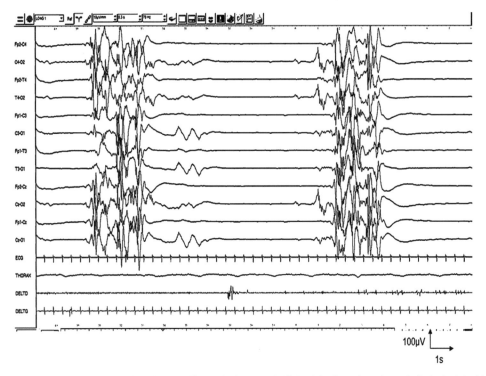

图 7-1 生后 6 天新生儿的暴发-抑制模式:持续 2s 左右的高波幅非同步 δ 和 θ 波夹杂高波幅棘波和多棘波暴发段与持续 7s 左右的低电压或抑制段交替出现

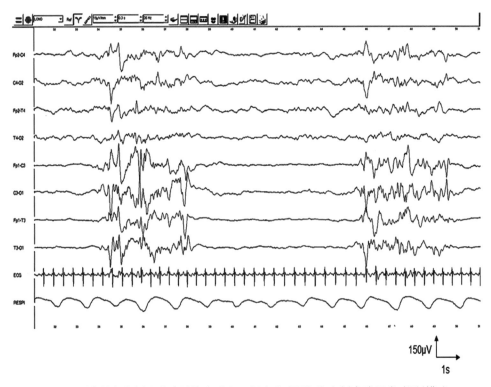

图 7-2 诊断为左侧巨脑畸形的生后 8 天新生儿,EEG 为左侧半球暴发-抑制模式

在早期肌阵挛脑病,早期向高度节律失调转变的模式并不常见,仅在婴儿中晚期演变为短暂的高度节律失调,其暴发-抑制模式可持续到儿童期(Ohtahara and Yamatogi,2006)。

伴随发作事件的 EEG 阵发性活动

癫痫性痉挛 强直痉挛的 EEG 主要为伴或不伴明显快活动的去同步化(Yamatogi and

Ohtahara,2002)。Fusco 等通过配有三角肌肌电图(EMG)的 VEEG 记录发现每次暴发段均与持续时间不等的强直性收缩有关(Fusco et al.,2001)(图 7-3A 和 B)。

游走性肌阵挛 通常无相关 EEG 改变,而四肢或轴性肌阵挛常与暴发-抑制模式暴发段的棘波、多棘波相关(图 7-4)。

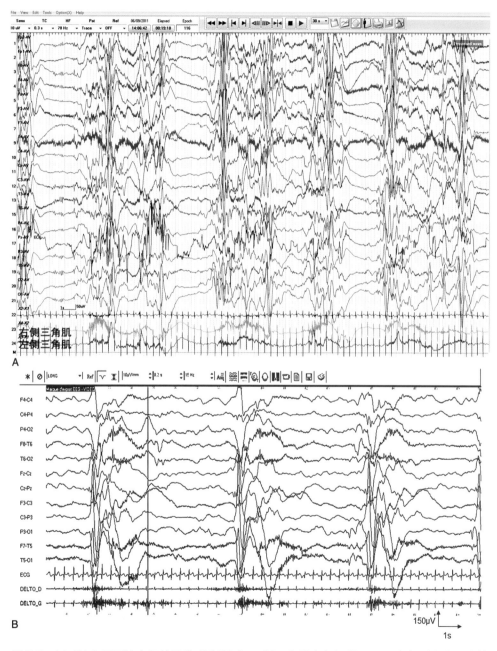

图 7-3 (A、B)大田原综合征的暴发-抑制模式:双侧三角肌电极记录显示暴发段对应非对称性强直收缩

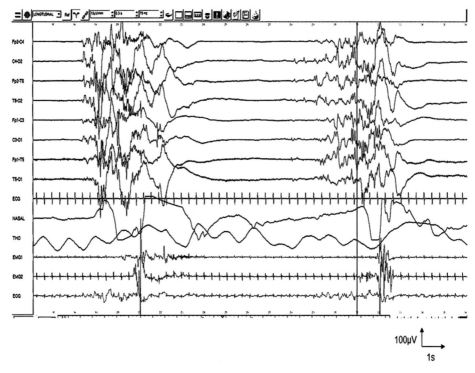

图7-4　诊断为早期肌阵挛脑病的生后6天新生儿。EMG在三角肌记录到双上肢肌阵挛发作，对应暴发-抑制模式暴发段的棘波、多棘波

　　复杂的刻板运动　也伴有暴发活动（高波幅棘波、多棘波、慢波和尖波），很难将其归类为痉挛发作或肌阵挛发作，暴发段持续时间与发作类型之间无明显相关性（**图7-5**和**图7-6**）。

　　局灶性发作　与局灶性棘波或尖波放电有关，临床上常有强直性眼位偏转、单侧阵挛性收缩、轻微发作或为亚临床发作（**图7-7A、B和C**）。虽然发作期EEG放电无特殊的定位价值，但固定部位起始的局灶性发作，随后出现成簇的强直痉挛发作已有报道（**图7-8**）（Yamatogi and Ohtahara，2002）。

记录方案

初级标准

　　EEG至少应监测一个小时以增加记录到癫痫发作的可能性，并确保充分的清醒期和睡眠期记录。应使用多导生理参数记录（心电图和双侧三角肌EMG），足月新生儿监测呼吸和全部10—20EEG导联是理想的。

高级标准

　　为了确保记录到所有的发作类型需进行数小时至24小时的长程VEEG监测。增加眼动和胸、腹呼吸记录的多导生理参数记录。

EEG诊断分级

　　[临床上怀疑新生儿癫痫性脑病伴暴发-抑制模式，包括代谢性异常，如吡哆醇依赖症（**图7-9**）。]

● **确定性诊断**（初级和高级标准记录）　恒定的或无变化的暴发-抑制EEG模式伴典型的发作形式。

● **高确定性诊断**（很可能的）　EEG显示稳定或无变化的暴发-抑制模式不伴发作。在缺乏能出现类似或能联想到这种EEG模式的其他情况下（缺氧、苯巴比妥、芬太尼等，见下面的鉴别诊断），鉴于暴发-抑制模式的特异性，这也可以应用初级标准记录。

● **低确定性的诊断**（可能的）　EEG无暴发-抑制表现，可能由于疾病过程中EEG记录得过早而致。如果在重复初级或高级标准记录时出现典型的暴发-抑制模式和发作，可将诊断提升至高确定性诊断或确定性诊断。

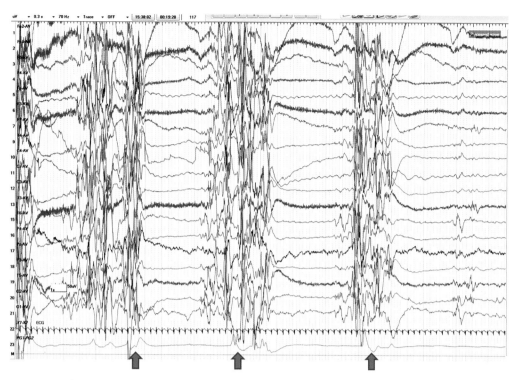

图 7-5　早期肌阵挛脑病的暴发-抑制模式。注意暴发段对应难以分类的不规则的肢体运动。患儿也有面部抽动

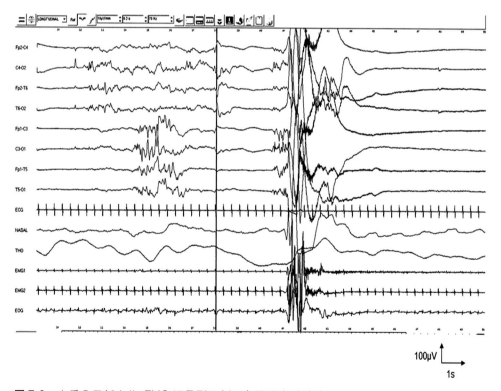

图 7-6　生后 5 天新生儿,EMG 记录到双侧三角肌肌电活动伴 EEG 的暴发活动(高波幅棘波、多棘波、慢波和尖波)

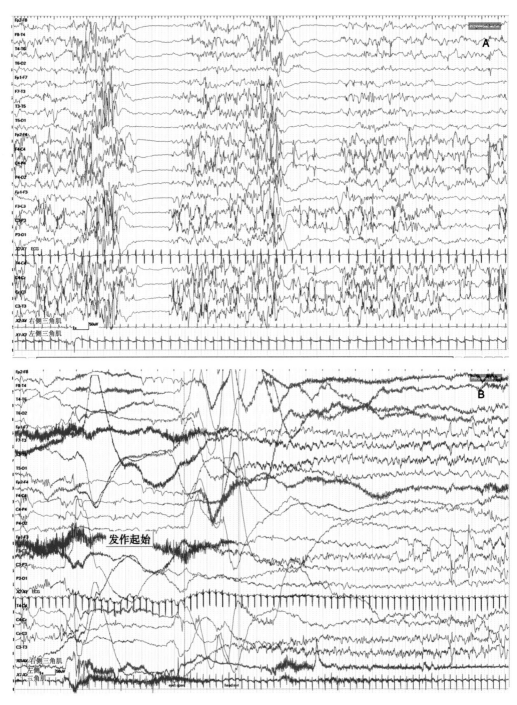

图 7-7 生后 5 天的大田原综合征患儿的暴发-抑制模式。(A)局灶性运动发作表现为头眼向右侧偏转,右侧上肢抽动。(B)EEG 发作起始为广泛性电压衰减,随后出现左侧半球发作期放电模式。

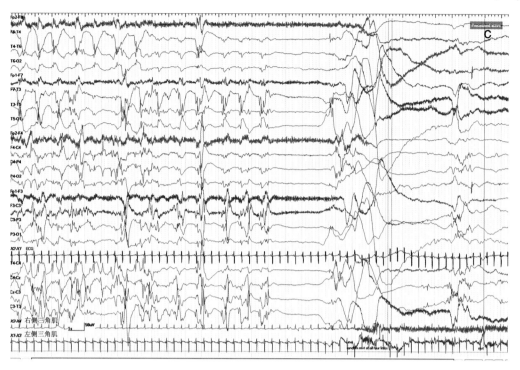

图 7-7(续) （C）发作期放电向双侧半球扩散和结束

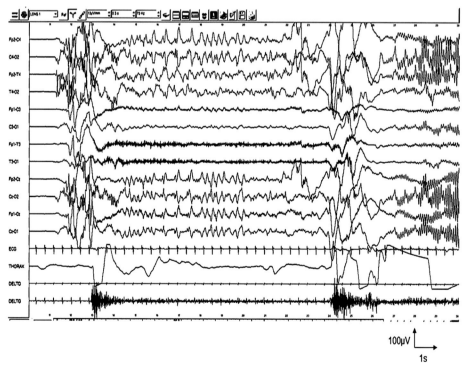

图 7-8 诊断为大田原综合征的生后 8 天新生儿，成串强直痉挛后伴局灶性发作

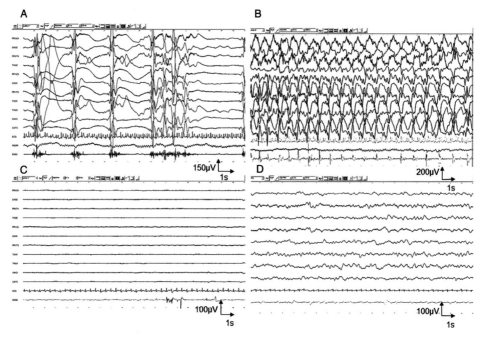

图 7-9 诊断为吡哆醇依赖性癫痫的 14 周男孩,癫痫性痉挛持续状态。(A)暴发-抑制模式的高波幅棘波、多棘波、慢波的暴发段伴三角肌收缩。(B)阵挛持续状态的连续性肌阵挛抽搐与节律性慢棘慢复合波相关。(C)静脉推注维生素 B_6 数分钟后,注意 EEG 显示棘波消失、弥漫性电压低平。(D)口服维生素 B_6 治疗几天后,清醒期 EEG 显示背景活动正常

鉴别诊断

- 新生儿缺血缺氧性脑病可能出现类似暴发-抑制的非连续性 EEG 模式。然而,这种情况的暴发-抑制模式通常持续时间短暂,并具有反应性或不稳定性。
- 新生儿癫痫持续状态进行药物治疗,如咪达唑仑注射和阿片类药如舒芬太尼和芬太尼,可出现类似暴发-抑制的模式。

重复高级标准 VEEG 记录的适应证

- 未记录到癫痫发作。
- 临床怀疑有其他发作类型和/或癫痫综合征(局灶性结构性癫痫)。

    注意 重复 VEEG 初级标准记录以监测疑似代谢性病因的治疗反应。

    EEG 报告中应强调 EEG 或 VEEG 的非典型特征,这可质疑(或排除)新生儿癫痫性脑病的诊断

    少量或无棘波的低波幅暴发段和中等程度电压低平的抑制段,提示可能存在其他原因所致的新生儿脑病。

清醒期和睡眠期存在生理性背景特征。

▶ 良性家族性新生儿癫痫

概述

    良性家族性新生儿癫痫(BFNE)属于常染色体显性遗传良性癫痫综合征,既往称为良性家族性新生儿惊厥,常在生后一年内发病。典型发作一般出现于生后第二天或第三天(足月新生儿或矫正月龄大约 40 周的早产儿),出生 4 周后发病的病例罕见。产前和围产期无明显异常,有新生儿发作家族史。两种常染色体显性遗传癫痫综合征可以出现新生儿发作,即良性家族性新生儿癫痫和良性家族性新生儿-婴儿癫痫或发作(BFNIE/BFNIS)(Zara et al.,2013)。

    注意 良性家族性新生儿癫痫是第一个被恰当描述的遗传性癫痫,因此认为有关其遗传学的信息是充分的。约 90% 的良性家族性

新生儿癫痫病例存在基因突变,其中最常见的突变基因为编码电压依赖性 K⁺ 通道亚基的 *KCNQ2*,偶见 *KCNQ3* 和 *SCN2A* 突变(Grinton et al.,2015)。在许多癫痫家族中都发现了 *KCNQ2* 突变,其家族中一个或多个家庭成员预后较差,包括不同程度的智力障碍,这表明疾病的严重程度可能与基因突变引起的 K⁺ 通道功能障碍的程度有关。近年来,在新生儿起病的耐药性癫痫、精神运动发育迟缓和严重的发作间期异常(包括"暴发-抑制"和异常的神经影像学特征)的患儿中发现 *KCNQ2* 新发突变。因此定义了"*KCNQ2* 脑病"和 *KCNQ2* 相关癫痫的可变表型(Weckhuysen et al.,2012;Kato et al.,2013)。

发作症状和症状学

发作开始通常以强直性姿势、头或眼偏斜或凝视、呼吸暂停或其他自主神经症状为特征,常进展为单侧或双侧阵挛运动,发作后状态短暂,发作间期无明显异常,喂养正常。生化检查和颅脑影像学检查正常(Hirsh et al.,1993;Ronen et al.,1993;Grinton et al.,2015)。

无论是否治疗,良性家族性新生儿癫痫一般在 4~6 个月发作缓解。通常患儿发育正常,约 15%~25% 的病例在长时间的无发作后又出现热性惊厥或无热发作(Grinton et al.,2015)。

EEG 部分

背景活动

正常或接近正常。

发作间期的阵发性异常活动

发作间期记录正常或很少有癫痫样放电或非癫痫性的局灶、多灶性异常(Grinton et al.,2015)。一种称为"交替性尖样 θ"的模式偶尔见于良性家族性新生儿癫痫的患儿。这种模式被定义为无反应性、交替性或非连续性的 θ 活动,可以混有尖波,常双侧不同步。它可见于活动睡眠和安静睡眠,影响对年龄成熟度的准确定义。"交替性尖样 θ"也可见于其他情况,因此对良性家族性新生儿癫痫的诊断无特异性。

伴随发作事件的 EEG 阵发性活动

初始为强直的局灶性发作　VEEG 记录显示发作起始的典型症状为刻板的弥漫性肌张力增高(对称或非对称),伴呼吸暂停或发绀,随后出现一侧或累及整个身体的对称或非对称性阵挛运动。症状学也包括伴有自主神经或者眼球-面部特征的"无动性凝视",不伴阵挛动作,单纯的阵挛发作罕见,无全面性发作报道。发作时间短暂,一般不超过 2min,发作可能非常频繁,每天可达 30 次。

EEG 发作起始为双侧弥漫性、甚至不对称性的背景活动抑制,持续 5~20s(对应于强直和/或呼吸暂停阶段),随后出现局灶性或双侧节律性高波幅慢波,其后为额、颞或中央区尖波(对应发声、咀嚼、一侧或双侧阵挛动作)。同一儿童从一次发作到下一次发作,发作期 EEG 优势侧别及相关运动表现可在左右两侧之间变化(Ronen et al.,1993;Hirsch et al.,1993)(图 7-10 和图 7-11)。

记录方案

初级标准

尽可能记录清醒期和睡眠期 EEG,最好同时应用多导生理参数记录(ECG、呼吸和双侧三角肌 EMG,以记录自主神经症状和其他发作期症状)。因为癫痫发作在刚发病时和治疗前非常频繁,有时相当于癫痫持续状态,所以预计数小时内就可能记录到发作。

高级标准

如初级标准所述,多导生理参数记录是必须的。执行 24 小时的长程 VEEG 监测以记录到癫痫发作。

EEG 诊断分级

- **确定性诊断**　对于有家族史的疑似良性家族性新生儿癫痫的患儿(初级和高级两种记录标准)记录到典型的发作期和发作间期模式。

- **高确定性诊断(很可能的)**(初级和高级两种记录标准)　背景活动正常,未记录到临床发作。

- **低确定性诊断(可能的)**(初级和高级两种记录标准)　背景活动轻微异常,伴少量局灶性异常(多数为多灶性的尖波或棘波)、或非典型发作。

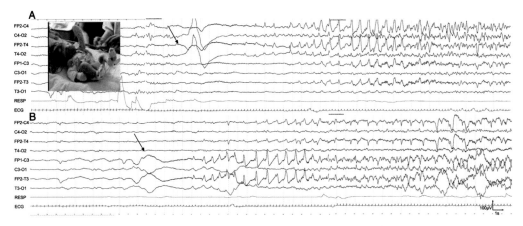

图 7-10 诊断为良性家族性新生儿癫痫的生后 3 天足月新生儿,两次连续发作记录:(A)右侧明显的双侧半球弥漫性低电压(箭头),持续 10s,对应左上肢强直伸展、头向左侧偏转(录像截屏),低电压后出现右侧额区节律性慢棘慢复合波活动、波幅渐高,并扩散到左侧额区。(B)左侧也显示相似的发作期图形

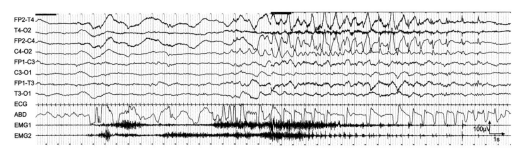

图 7-11 良性家族性新生儿癫痫的患儿发作期 EEG。双侧三角肌 EMG 显示双上肢强直收缩

重复高级标准 VEEG 记录的适应证
- 未记录到癫痫发作。
- 临床可疑有其他发作类型或急性潜在性病因,如缺氧缺血、感染过程、代谢紊乱或疾病,或其他癫痫综合征(结构性局灶性癫痫)。

　　EEG 报告中应强调 EEG 或 VEEG 的非典型特征,这可质疑(或排除)良性家族性新生儿癫痫的诊断
- 背景活动异常。
- 发作间期大量的局灶性或多灶性异常。
- 暴发-抑制模式。
- 无典型良性家族性新生儿癫痫特征的局灶性发作。
- 癫痫性痉挛。
- 肌阵挛。

▶新生儿局灶性结构性癫痫

概述

　　在新生儿癫痫综合征中,局灶性结构性癫痫非常罕见,因其与大田原综合征有相似的电-临床表现,所以两者存在重叠之处。事实上,除了对癫痫性脑病伴暴发-抑制(参阅相关章节)的研究外,关于新生儿起病的局灶性结构性癫痫的电-临床方面的研究并不多。文献报道 38 例婴儿(平均为 0 个月)在生后 2 个月内开始发作且无相关急性症状性病因(如缺血缺氧性脑病、新生儿卒中、代谢或感染),其主要发作类型为局灶性发作(76%)和癫痫性痉挛(24%)(Akiyama et al.,2010),其中 34 例(89%)既有局灶性发作又有癫痫性痉挛,平均 3 个月后出现第二种发作类型。根据电-临床特征进行的多重对应性分析显示暴发-抑制模式存在与否和 EEG 背景活动不对称性是对极早发病的癫痫进行亚组分类的最有意义的变量,也证实了暴发-抑制模式与新生儿期起病的癫痫综合征分类的相关性(Akiyama et al.,2010;Yamamoto et al.,2011)。正如先前在大田原综合征报道的一样(参阅相关章节 Aicardi and Ohtahara, 2005; Akiyama et al., 2010 and Yamamoto et al., 2011),发作间期 EEG 的不对称性通常与脑结构异常有关,暴发-抑制模式中约半数患者与脑损伤有关。

通常情况下,刻板的局灶性发作、脑电图恒定的起始于相同脑区(但 TSC 可能是多灶的)、波幅或频率不对称的背景活动(Beal et al.,2017)都提示局灶性病变的存在,但是发作间期 EEG 也可能正常。虽然有时 EEG 相当具有特征性[例如 FCD 或皮质结节的周期性局灶性异常放电(Domanska-pakieta et al., 2014;Kotulska et al.,2014),或无脑回的高波幅单一形态的 θ 或 δ 活动],但准确诊断则依赖于神经影像学。一般来说,治疗依赖于癫痫外科手术,但药物治疗也可能有效(kroll-Seger et al.,2007)。

发作症状和症状学

发作期症状学与癫痫样放电的分布有关。颞叶起源的发作可以是强直或阵挛,或显示轻微的运动症状或自主神经症状或亚临床发作(Volpe, 1989; Mizrahi and Kellaway, 1987; Mizrahi and Kellaway,1998;Beal et al.,2017)。

局灶性阵挛发作 包括面部、肢体近端或远端或轴肌的节律性(一般 1~3 次/s)的反复抽动。

局灶性强直发作 一个肢体持续性姿势或一侧轴肌屈曲是这些发作的特征,可伴随持续性的双眼向一侧共轭偏斜。与局灶性阵挛发作一样,强直性发作常伴同步化 EEG 放电。

肌阵挛发作 为突然短暂的面部、肢体近端和远端或躯干的肌肉或肌群不规则性的单次或多次收缩。

癫痫性痉挛 为四肢、颈部和身体的突然屈曲、伸展或两者混合,可为对称或不对称的双侧性或局灶性。痉挛比肌阵挛抽动时间长,但比强直性发作持续时间短。

运动自动症 也被称为“轻微”发作,常发生于新生儿,包括伴或不伴自主神经症状的多种轻微的运动表现。

自主神经发作 为各种阵发性自主神经症状,如呼吸、心率或血压的改变、唾液分泌、出汗和皮肤颜色变化。曾在轻微发作中描述过,自主神经表现常和起始于颞区的发作期放电有关(Watanabe et al.,1982)。

EEG 部分

背景活动

未受累侧半球的背景活动通常是正常的,受累半球显示从轻微异常到完全失去生理特征的不同程度变化,并有阵发性异常或一侧半球的暴发-抑制(图 7-12 和图 7-13)。

发作间期的阵发性异常活动

发作间期阵发性模式取决于病变的类型和范围。受累侧可出现棘波、多棘波和尖波、慢 δ 波,有时出现类周期波(图 7-14),也可出现局灶性快节律。异常情况还可能包括累及整个半球的半侧暴发-抑制,这种变化高度提示 FCD 或半侧巨脑畸形(图 7-15A)。然而,缺乏 EEG 异常并不能排除结构性局灶性癫痫的诊断。

伴随发作事件的 EEG 阵发性活动

局灶性发作 在特定的患者中,局灶性发作可伴或不伴癫痫性痉挛。局灶性发作总是起始于同一侧或相同脑区,且显示与病变部位相关的刻板的电-临床过程,然而,TSC 的新生儿可能显示多灶性发作。伴的癫痫性痉挛发作通常是不对称的,可出现在局灶性发作之前、之后或演变过程中(图 7-15B 和 C)。

发作期 EEG 取决于发作类型,局灶性强直发作时表现为局部电压低平,局灶性阵挛为节律性、周期性或不规则棘波(图 7-15C 和图 7-16)。“轻微”发作或亚临床发作为节律性或周期性极低波幅慢波(图 7-17)。一侧或一侧为主的局灶性肌阵挛抽搐可见于累及中央区的皮质发育畸形(图 7-18 和图 7-19)。

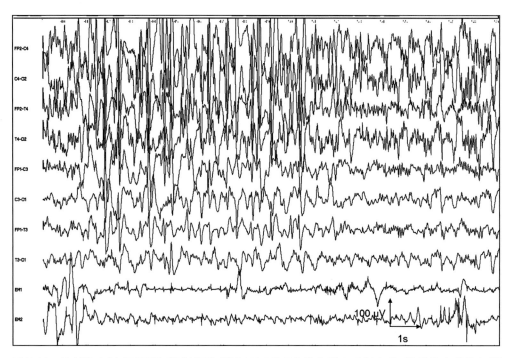

图7-12 诊断为右侧半球巨脑畸形(颅脑 MRI 见图 7-19)的生后 2 天新生儿,清醒状态发作间期 EEG。注意:两侧半球不对称伴右侧半球高波幅棘波、多棘波和尖波持续性发放并扩散到左侧。右侧半球无明显的生理性节律(EM1:右侧三角肌;EM2:左侧三角肌)

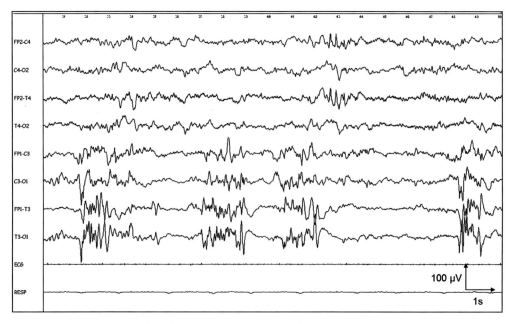

图7-13 诊断为左侧巨脑畸形的生后 10 天新生儿的睡眠期 EEG。注意:右侧半球背景活动正常而左侧半球呈暴发-抑制图形

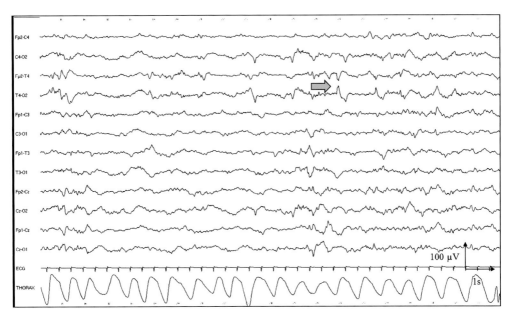

图 7-14　诊断为 TSC 的生后 2 天新生儿的活动睡眠期 EEG。背景活动正常,注意右侧颞枕区一连串类周期样尖波(绿色箭头)

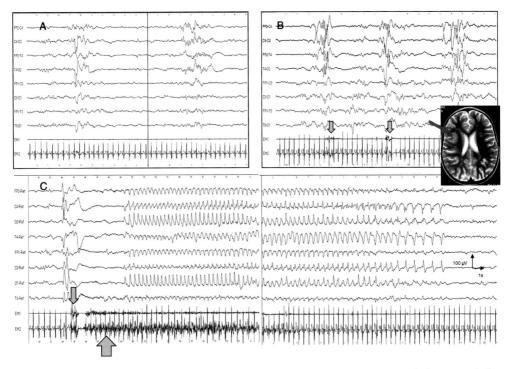

图 7-15　生后 14 天新生儿的 EEG,4 岁时颅脑 MRI 证实为右侧额区 FCD(红色箭头)。(A)发作间期 EEG:活动睡眠期可见右侧半球暴发-抑制模式,暴发段由棘波和快节律混合尖波组成。(B)发作期 EEG:非对称性癫痫性痉挛(灰色箭头)对应右侧半球高波幅棘波、多棘慢复合波发放,中央区优势。(C)一次癫痫性痉挛(绿色箭头)随后出现左上肢为主的非对称性强直发作(灰色箭头),对应弥漫性电压下降和双侧额-中央区尖波节律,右侧半球优势(EM1,右侧三角肌;EM2,左侧三角肌)

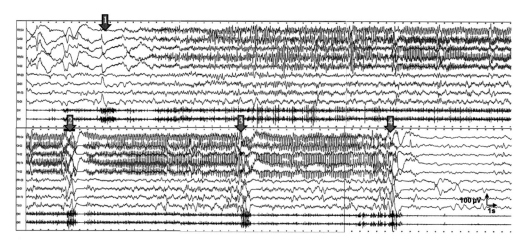

图 7-16　右额 FCD 的生后 15 天新生儿的发作期 EEG,非对称性强直发作,随后是阵挛发作夹杂癫痫性痉挛。发作起始为右半球电压降低,尤其是右侧额区(灰色箭头 1),其后演变为快棘波节律。癫痫性痉挛出现在局灶性发作演变过程中直到发作终止(灰色箭头 2、3、4),对应的 EEG 为右侧半球优势的短暂弥漫性高波幅复形慢波

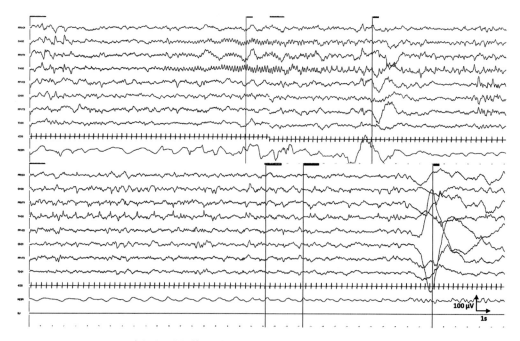

图 7-17　诊断为 TSC 的生后 10 天新生儿。右侧颞枕区起始的轻微发作

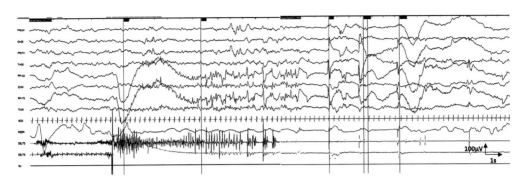

图 7-18 诊断为 TSC 的生后 20 天新生儿的发作期 EEG。左侧额-中央区起始的发作,对应右上肢强直,然后阵挛动作。注意是阵挛而不是肌阵挛抽搐,对应左侧额-中央区的高波幅棘波节律

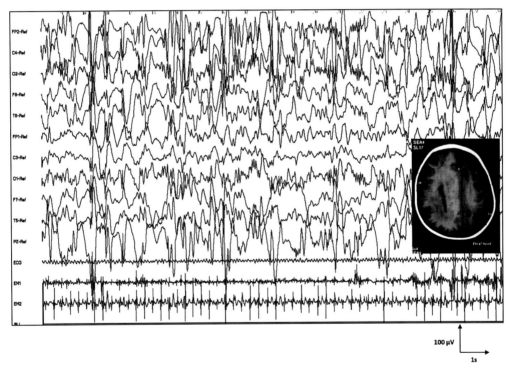

图 7-19 生后 2 天新生儿,图 7-12 同一患儿的发作期 EEG。EEG 模式与图 7-12 相似(双侧半球不对称,右侧半球高波幅棘波、多棘波和尖波持续性发放并扩散到左侧半球),但是目前一些放电对应左侧三角肌 EMG 记录到的肌阵挛性抽动(EM2)

记录方案

初级和高级标准记录:对于新生儿癫痫性脑病伴暴发-抑制是完全相同的(参阅相关章节)。

EEG 诊断分级

临床上怀疑局灶性结构性癫痫且未经治疗的新生儿,排除急性症状性新生儿发作最常见的病因后,大多为局灶性发作(如卒中)或多灶性发作(如新生儿缺血缺氧性脑病)。

- **确定性诊断**(包括初级和高级标准记录) 记录到典型的发作期和发作间期特征。

- **高确定性诊断(很可能的)**(包括初级和高级标准记录) 记录到典型的发作间期局灶性异常,但未记录到发作。继续进行或重复高级标准 EEG 检查以记录到发作,并

将诊断水平提升至确定性诊断。

- **低确定性诊断(可能的)**(包括初级和高级标准记录) 背景活动双侧异常并有局灶性、多灶性或弥漫性发作间期癫痫样放电或多灶起始的非刻板性发作(参阅下文)。

重复高级 VEEG 记录的适应证

- 未记录到发作。

- 怀疑有其他发作类型或急性潜在性病因(如上文所述)。

EEG 报告中应强调 EEG 或 VEEG 的非典型特征,这可质疑局灶性结构性癫痫的诊断

发作间期多灶性异常和多灶、非刻板性发作。

（高在芬 译,侯晓华 校,王江涛 审）

🗲 第八章　婴儿期或儿童早期癫痫

▶ 婴儿痉挛症和 West 综合征

概述

West 综合征（West syndrome，WS）　是一种独特的年龄相关性癫痫，常常在出生后 1 年内发病，最常见于生后 3~9 个月之间。传统上将同时具备成串的癫痫性痉挛、发育倒退和脑电图高度节律失调三个特点称之为 West 综合征。现临床已认识到婴儿痉挛症（infantile spasms，IS）可能并不一定都具有典型高度节律失调的 EEG 模式，也可能在儿童后期发病，不过在两岁后起病罕见。尤其当"婴儿痉挛症"一词与"West 综合征"通用时，应该指非常幼小的儿童。针对这种发作类型可出现在其他年龄段的情况，最近的国际抗癫痫联盟（ILAE）分类提出了"癫痫性痉挛"一词。高度节律失调也偶见于无痉挛发作的情况。在绝大多数病例中，婴儿痉挛症与大脑结构异常密切相关，包括围产期缺血或缺氧、先天性或早期获得性感染、皮质发育异常、神经皮肤病等，而家族性病例极少见。预后取决于病因，无明显结构性异常的儿童预后较好。接近半数的 West 综合征患儿会发展成为 Lennox-Gastaut 综合征或多灶性癫痫。

发作症状和症状学

癫痫性痉挛（ES）　是其特征性的发作类型，不过并非 West 综合征所独有（参阅新生儿癫痫性脑病章节）。癫痫性痉挛是主要累及躯干和四肢近端肌肉的短暂收缩导致的突然屈曲（也称为"额手礼痉挛"）、伸展或混合运动。脑电图（EEG）-肌电图（EMG）的多导生理参数记录显示痉挛发作达到最大收缩的时间比肌阵挛发作慢，但比强直发作快（Vigevano et al.，2001）。癫痫性痉挛可以是孤立性发作，但更常为成串的发作。每串连续出现的痉挛发作的强度和频率常常逐渐增加达到高峰，然后逐渐减弱至发作停止。癫痫性痉挛可表现为"轻微"发作，仅为鬼脸样表情、双眼偏斜和点头动作，甚至是亚临床发作。癫痫性痉挛可以是不对称的或不同步的，也可伴有累及肢体、头部或双眼的各种限局性或节段性成分以及自主神经的症状（Watanabe et al.，2001）。癫痫性痉挛可出现在局灶性发作之前、之后或混合于其中（Gaily et al.，1995）。癫痫性痉挛之前刻板的局灶性发作提示局灶性病变，仔细分析需要多导生理参数视频记录。

局灶性发作　主要发生在有明显脑损伤的婴儿，并可为多灶性的。局灶性发作可触发成串痉挛或孤立痉挛发作。

EEG 部分

背景活动

清醒期和睡眠期持续异常。

发作间期的阵发性异常活动

高度节律失调（hypsarrhythmia）　是由 Gibbs 创造的一个术语，且 1952 年 Gibbs 在他们的 EEG 图谱中描述了一种高波幅（hypsos＝高度）、完全无规律且紊乱（没有任何可识别的正常背景节律＝失节律）的 EEG 模式（**图 8-1**），这是 West 综合征的特征性发作间期表现。起病时，高度节律失调只出现在思睡期和浅睡期，但不久在清醒期也变得非常多见。

清醒期　清醒期出现典型高度节律失调模式：由大量杂乱的高波幅慢波和棘波组成，并且持续时间和部位随时发生变化（**图 8-1**）。偶尔棘波放电呈局灶性或多灶性，但从不呈反复的节律性和很规则的模式。这种异常几乎是持续性的，在病程早期，年龄相关性正常生理背景可能间歇性出现。高度节律失调常以后头部为主，前头部优势罕见且仅见于 1 岁之后。

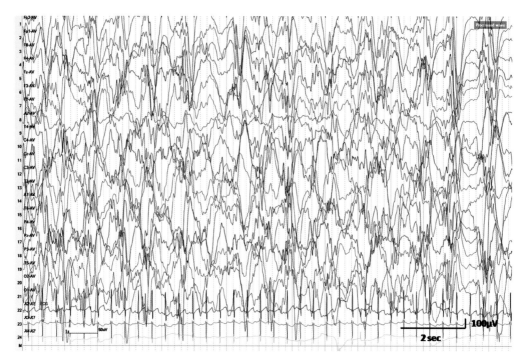

图 8-1 自然睡眠期间的典型高度节律失调

睡眠期 高度节律失调在睡眠 1 期最明显，睡眠 2 期和 3 期变得不连续，且快速眼动（REM）睡眠期消失。在睡眠 2 期和 3 期，多灶性棘波和尖波趋于成簇导致阵发性活动呈类周期样出现（**图 8-2**）。睡眠的生理性波形（一过性的顶尖波、纺锤波和 K 复合波）通常消失。

除典型高度节律失调外，还报道有许多不同类型的变异型（Hrachovy and Frost，2003），包括半球间同步性增强的高度节律失调（例如**图 8-2**、**图 8-3**）、不对称性高度节律失调（**图 8-4**）、高度节律失调其间伴有一过性电压衰减（**图 8-5**）、伴持续性局灶性癫痫样放电或局灶性慢波的高度节律失调（**图 8-6**）以及其他模式。

当 EEG 显示非典型高度节律失调时，需怀疑潜在的结构性病因：例如，明显的局灶性棘波、棘慢复合波或复形慢波提示局灶性病变，还有一些异常节律（即弥漫性高波幅 θ-α 活动）可提示无脑回或巨脑回畸形，持续性不对称或不同步可能提示局灶性病变或胼胝体发育不良；不对称的发作期图形或夹杂局灶性发作（**图 8-7A～C**）可能具有同样的意义（参阅

下文的发作期 EEG）。

伴随发作事件的 EEG 阵发性活动

癫痫性痉挛的发作期放电包括：

- 弥漫性高波幅三相慢波（**图 8-8**）；
- 短暂的低波幅快波发放；
- 在持续的活动中出现短暂的弥漫性电压低平（**图 8-8**、**图 8-9**）。

不同作者阐述这三种模式的发生率及其所用术语不同，但第一种模式可能最为常见（Fusco and Vigevano，1993；Vigevano et al.，2001）。在一串癫痫性痉挛发作中高度节律失调模式会短暂消失或减少（**图 8-8**）。对称性癫痫性痉挛（**图 8-10**）可能有特发性或结构性病因。脑病变的婴儿在发作期可能显示为以受累半球病变为主的不对称性高波幅慢波。在高波幅慢波前的局灶性或一侧性快节律高度提示局灶性皮质病变。

记录方案

初级标准

记录时间 一天中的任何时间，但最好是自然睡眠和喂养之后（需要父母计划和安排时间）。

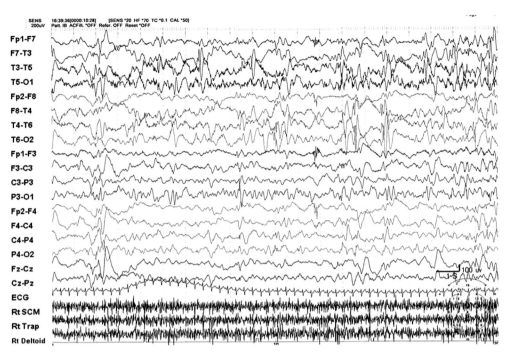

图 8-2 6 个月女孩,清醒期高度节律失调。在这次记录前 3 周出现成串的癫痫性痉挛发作,根据神经系统、实验室检查以及神经影像学检查诊断为隐源性 West 综合征。背景活动为双侧颞区优势的不规则慢波、棘波或多棘波,生理性背景活动间歇性保留

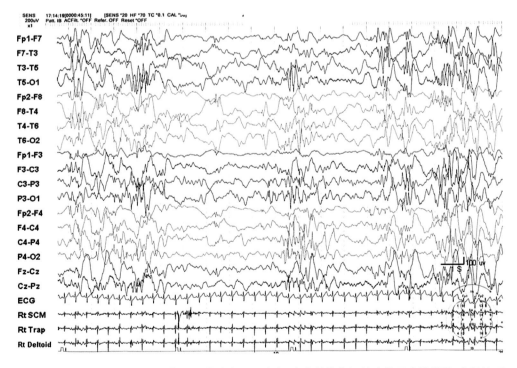

图 8-3 图 8-2 同一患儿,睡眠期高度节律失调。注意:高度节律失调放电的同步性增强,在慢波睡眠期变成几乎持续性发放

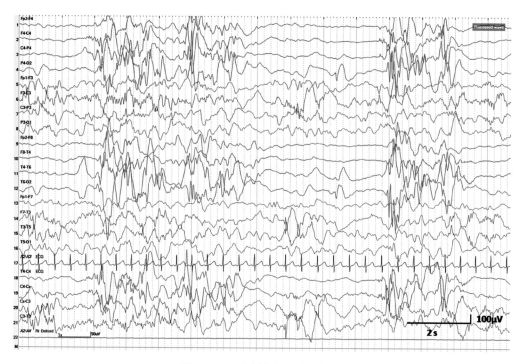

图 8-4 不对称性高度节律失调

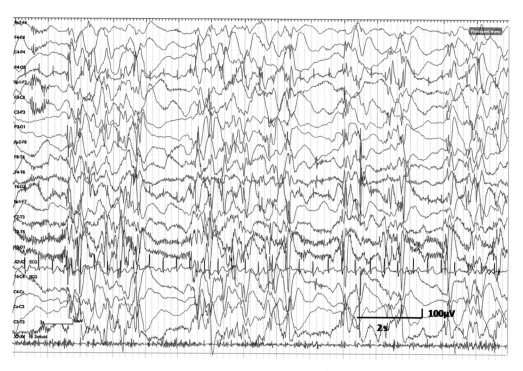

图 8-5 高度节律失调伴背景活动衰减

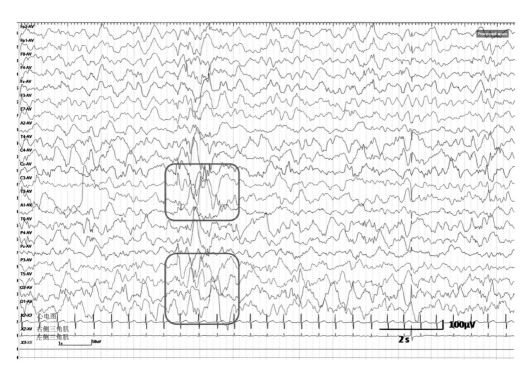

图 8-6　癫痫性痉挛患儿的发作间期 EEG 显示左侧后头部局灶性癫痫样放电(圆角框处),此图波幅虽高,但不具有高度节律失调的特征

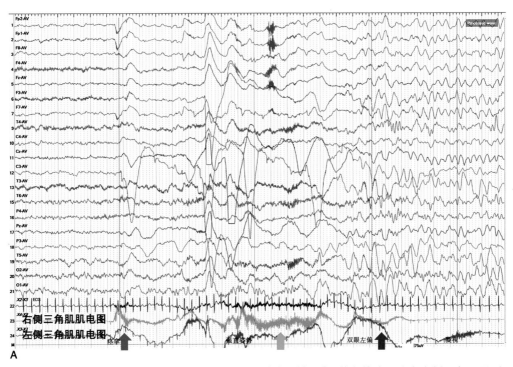

图 8-7　(A)图 8-3 同一患儿。发作开始为不对称的癫痫性痉挛(蓝色箭头),注意右侧三角肌 EMG 与左侧比较有明显激活现象。随后长时间的不对称强直性姿势发作(绿色箭头),伴有双眼向左侧偏斜(红色箭头)

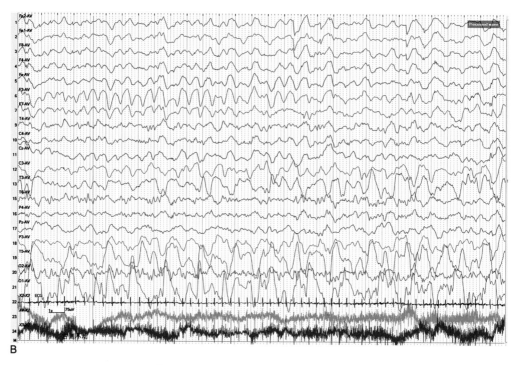

图 8-7(续) （B）发作期放电波及左顶、枕、后颞区,患儿持续双目凝视不动伴右手握拳

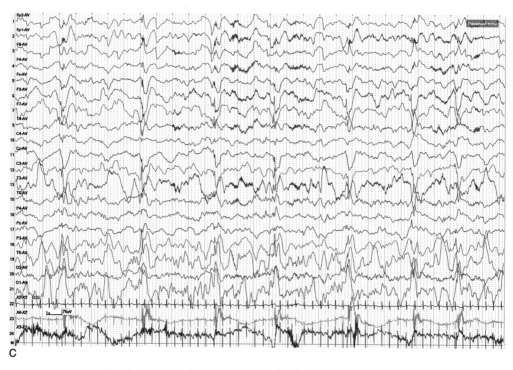

图 8-7(续) （C）局灶性发作结束时,记录到一串不对称的癫痫性痉挛发作(注意下方两导的 EMG 伪差)。减慢纸速及降低增益以便更好地观察发作期变化

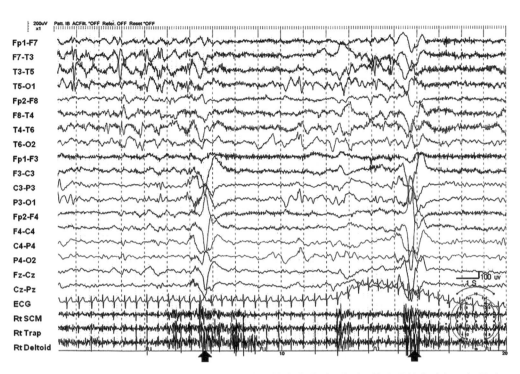

图 8-8　发作期的 EEG 和多导生理参数记录。癫痫性痉挛发作 (箭头) 伴弥漫性高波幅三相慢波，其后伴随背景活动的弥漫性短暂抑制

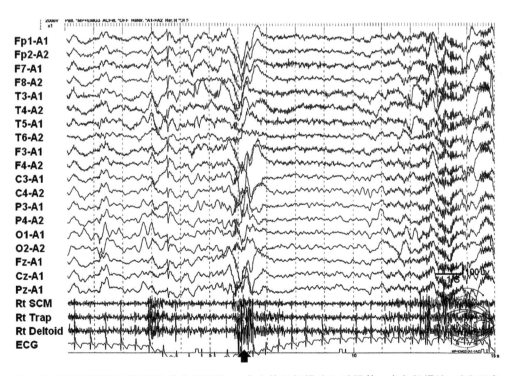

图 8-9　单极导联发作期 EEG 的典型图形，一个大的正相慢波之后跟着一个负相慢波，对应于痉挛的肌电暴发

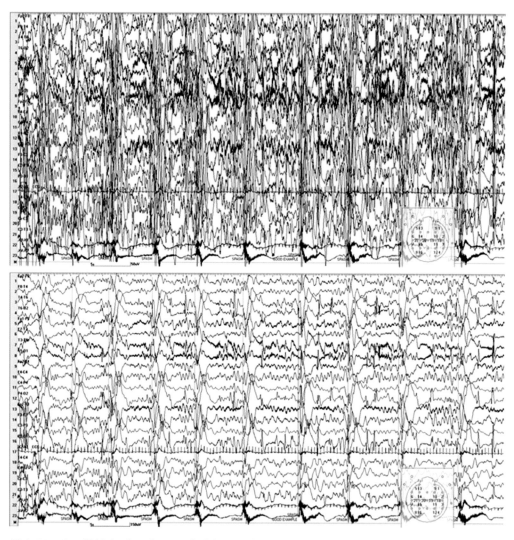

图 8-10 应用慢纸速（上图和下图）和降低灵敏度（下图）能更好地在杂乱的高电压高度节律失调的背景中分辨癫痫性痉挛发作。注意每个图底部的双侧三角肌 EMG 变化（reproduced with permission from Koutroumanidis et al. ,2017b）

诱发试验 强烈推荐睡眠期记录，如果已经取得睡眠记录，在觉醒后需要继续记录至少10min，因为癫痫性痉挛时常发生在这个时期内。

多导生理参数记录 即使以牺牲 10 ~ 20EEG 系统的完整性为代价，双侧三角肌 EMG 也是值得做的。

高级标准

记录时间 一天中的任何时间，但推荐包括自然睡眠和喂养后一段时间的长程记录；如果需要，可以诱导睡眠。让患者进入到睡眠 2 期至少记录 10 ~ 15min，且在觉醒后至少记录 30min。

多导生理参数记录 双侧三角肌 EMG 是必须的。

EEG 诊断分级

临床可疑婴儿痉挛症或 West 综合征未经治疗的患儿

● **确定性诊断** 癫痫性痉挛的发作期记录伴典型高度节律失调或任何变异型发作间期EEG 表现可以确诊为婴儿痉挛症或 West 综合征。初级标准记录以诊断为 West 综合征（如果无 VEEG 或者在记录期间未出现癫痫性痉挛；可要求父母携带手机上典型痉挛发作的视频记录，这将有助于临床确诊）到高度节律失调和觉醒期成串癫痫性痉挛发作病史对于确诊 West 综合征也是足够的；不需要高级睡眠剥夺（SD）记录（参阅下文的适应证部分）。

- **高确定性诊断（很可能为婴儿痉挛症或 West 综合征）（初级和高级标准记录）**　有觉醒期成串癫痫性痉挛发作病史，未记录到高度节律失调或痉挛发作，但在睡眠期记录到多灶性棘波放电：尽可能重复初级或高级标准 EEG 以记录到癫痫性痉挛或高度节律失调。
- **低确定性诊断（可能为婴儿痉挛症或 West 综合征）（初级和高级标准记录）**　可能有（轻微的）癫痫性痉挛发作病史（如点头或眼位偏斜），未记录到高度节律失调，睡眠期记录到多灶性棘波，尽可能重复初级和高级标准 EEG 以记录到发作期 EEG，并通过与癫痫性痉挛相符的发作期 EEG 模式来确诊婴儿痉挛症。

重复高级标准睡眠剥夺记录的适应证

- 首次 EEG（初级或者高级标准记录）正常或无明确异常。
- 对合适的抗癫痫药物（AED）（氨己烯酸、促肾上腺皮质激素、泼尼松龙）无效。

远程视频监测的适应证

- 临床可疑有其他发作类型。
- 确定治疗效果。

▶ Dravet 综合征

概述

　　Dravet 综合征（Dravet syndrome，DS）是一种婴儿期起病的癫痫综合征，1978 年由 Charlotte Dravet 首次描述为"婴儿严重肌阵挛性癫痫"。

　　据估计，Dravet 综合征的患病率占婴儿期和儿童期癫痫综合征的 1% 左右，男孩更易受累。传统上将儿童期 Dravet 综合征的自然病程分为早期阶段（大致相当于出生后的第 1 年）和其后 2~5 年的稳定阶段，在这个阶段形成完整的电-临床特征。在早期阶段常出现长

时间一侧性或全面性惊厥发作，典型的伴有发热，一些儿童在闪光刺激时出现这个年龄段少见的广泛性光阵发反应（PPR）。在稳定期也可出现肌阵挛发作、非典型失神发作、复杂部分性发作以及非惊厥癫痫持续状态，同时认知发育缓慢，通常在 4~5 岁后发展成中度或重度智力障碍；一些儿童也可出现非进展性共济失调、锥体束征或肌张力低下。癫痫发作的演变过程在一些儿童可以有所不同，例如发作可能不伴明确的发热、早期出现肌阵挛或复杂部分性发作。这种病程的多变性、发作形式的多样性以及发作间期大量非特异性的 EEG 表现可能会延误诊断。长期预后总是不良，Dravet 综合征为药物难治性癫痫，无发作是罕见的，患者时常存在认知损害，通常为严重的。大约 10% 的患者有时由于癫痫突发不明原因的死亡为癫痫性猝死（sudden unexpected death in epilepsy patients，SUDEP）。Dravet 综合征是由于 *SCN1A* 基因突变引起的通道病，此基因编码电压门控钠通道的 α1 亚单位，据报道 *SCN1A* 基因异常（主要是突变和缺失）占患者的 80%。因此识别 *SCN1A* 突变对一些患者来说有助于早期诊断 Dravet 综合征。然而，*SCN1A* 基因缺陷可能与多种癫痫综合征有关——从遗传性癫痫伴热性惊厥附加症（genetic epilepsy with febrile seizures plus，GEFS+）家族中的轻微表型到严重的婴儿期起病的 Dravet 综合征。因此，正如 Dravet 所述，Dravet 综合征的确诊仍然基于多种形式的发作以及 EEG 特征和它们的演变过程。

发作症状和症状学

　　既往健康的儿童在生后第 1 年开始出现癫痫发作。最初的发作为一侧性或全面性惊厥，主要是阵挛或强直-阵挛发作，持续时间一般较长（超过 10min），且可进展为癫痫持续状态。发作通常由发热诱发（给人最初的印象是非典型热性惊厥）或发生在免疫接种后，但也可为无热性的。其他发作类型多出现于生后第 2~3 年，大多数无发热，惊厥发作贯穿整个进展过程（Bureau and Dalla Bernardina，2011；Dravet et al.，2012）。Dravet 综合征的第

一阶段也可能没有肌阵挛发作(Guerrini and Aicardi,2003)。

- **惊厥发作** 传统上将惊厥发作分为:
  - **"单侧性"发作**:明显的半侧阵挛性或强直性惊厥发作,在不同情况下,同一患儿可两侧交替发作;这种交替性一侧发作可为 Dravet 综合征的早期诊断提供重要线索。这种发作随年龄增长变得越来越少。
  - **"全面性强直-阵挛"发作**:如同特发性全面性癫痫或遗传性全面性癫痫(IGE/GGE)中的全面性强直-阵挛发作一样,不过持续时间较短。
  - **"假性全面性"**和**"不固定性"**发作:这些发作虽为双侧性,但呈不对称性阵挛、强直性运动或姿势,有时一侧突出,有时在发作期间发生侧别转换。在一个来自家庭病例的报道中,把假性全面性发作描述的和全面性强直-阵挛发作(GTCS)一样,但多导生理参数 VEEG 记录显示双侧运动性症状前出现短暂睁眼和无反应,伴或不伴眼位偏转和面肌抽动。假性全面性发作的 EEG 起始是双侧同步的,但常不对称。而不固定性发作则是局灶性的(参阅 EEG 部分),这两种类型主要发生在非快速眼动(NREM)睡眠期。
- **局灶性发作** 常为复杂部分性发作,伴有自主神经症状(苍白、发绀、呼吸改变和流涎)、口部自动症和肌张力低下,有时伴眼睑或肢体远端抽动,持续时间从 1 分钟到数分钟不等;当发作持续时间较长时,可演变成单侧运动性发作或继发全面性惊厥发作。
- **肌阵挛发作** 可以是导致跌倒的粗大轴性运动或数次的轻微抖动(孤立性的或成组的),也可以发生节段性的肌阵挛。
- **非典型性失神发作** 有时伴肌阵挛成分。
- **非惊厥性癫痫持续状态(NCSE)** 又称迟钝状态:NCSE 发作表现为长时间(数天或数小时)的意识损害伴与周围接触丧失或不同程度的反应减低、肌张力低下和嗜睡

以及游走性或节段性肌阵挛发作。GTCS 可触发、打断或终止迟钝状态,迟钝状态也可混合轴性肌阵挛、肌阵挛-失张力或阵挛等其他发作类型。

- **强直性发作** 罕见。

间断闪光刺激(IPS)、视觉图形、热水浴和体力活动可诱发发作(Dravet et al.,2012),约40%的患者对闪光或图形刺激敏感,尤其年幼的儿童。不合适的 AED(卡马西平、拉莫三嗪、氨己烯酸)可引起癫痫持续状态或者至少使发作加重。肌阵挛、非典型失神和局灶性发作到成年期趋向于缓解,但持续时间较长的阵挛发作和持续时间较短的强直-阵挛发作可持续存在,尤其是在睡眠期(Ohki et al.,1997)。

EEG 部分

尽管 EEG 异常是非特异性的,但发作间期 EEG 有助于鉴别诊断和患者的管理。此外,系列的 EEG 记录可以显示 Dravet 综合征的演变过程,配有 EMG 的发作期多导生理参数记录证实有多种形式的发作,这对诊断是非常重要的。

背景活动

清醒期 尽管发作频繁,但起病时背景活动正常,中央-顶区和顶中线区可见 4~5Hz 节律性 θ 活动。如果在癫痫发作后立即进行 EEG 检查,可以观察到弥漫性或非对称性慢波,有时局灶性的发作后异常可持续数天(**图 8-11**)。

睡眠期 波形正常,至少在病初时如此。

在发病一年后背景活动常逐渐慢化,如癫痫发作频繁慢化会更明显。中央区为主的 θ 频段慢波与生理模式并存(**图 8-12**)。除非夜间发作频繁,否则生理睡眠波和睡眠结构通常保留。

发作间期的阵发性异常活动

发作间期异常可出现在疾病初期(22%的患者),随着病程进展逐渐加重(77%)(Specchio et al.,2012)。广泛性、局灶性和多灶性的棘波、棘慢或多棘慢复合波呈对称或不对称性分布,常位于额区和中央区(**图 8-13**),也可出现在颞区和枕区。

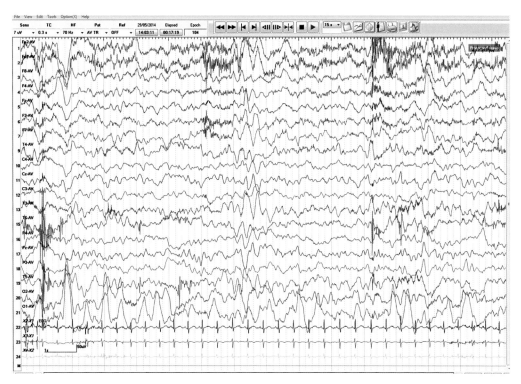

图 8-11　20 个月的男孩,已有两次热性惊厥发作。患儿在热性 GTCS 持续 1 小时后需要气管插管辅助呼吸,4 天后完成 EEG 检查。注意:后头部显示非特异性慢活动(左>右),且在保留背景的情况下左侧半球及右侧额-颞区偶见慢波暴发。4 个月后 EEG 背景活动正常

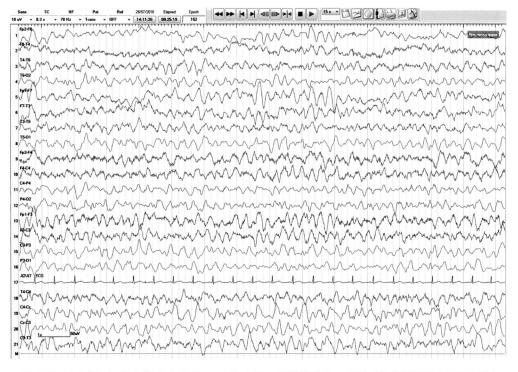

图 8-12　8 岁男孩,婴儿期起病的 Dravet 综合征。背景活动为 θ 频段的弥漫性慢波(额区为著)

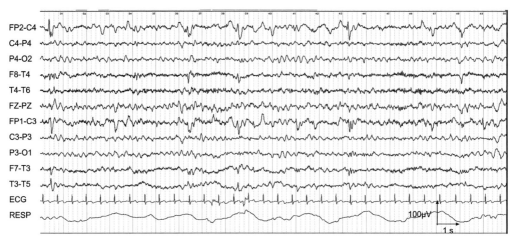

图 8-13　7 岁男孩,清醒期 EEG 显示背景活动为 θ 频段的慢波夹杂双侧额区棘慢复合波

发作间期异常在睡眠期增多(**图 8-14**)。9%的患者在发病初期出现广泛性 PPR,在病程进展过程中可增加至 22%～44%(Specchio et al.,2012;Caraballo and Fejerman,2006)。发病初期慢波主要分布在中央区,随着病程进展趋于弥漫性。如果癫痫发作频繁,广泛性和局灶性棘波、棘慢复合波放电及慢波会增多。

随着年龄增长,EEG 方面会出现不同的进展,每个患者的整体脑电图模式取决于癫痫发作次数和持续时间。少数青春期的 Dravet 综合征患者出现一种独特的 EEG 模式,即清醒期额区的双相或三相慢棘波伴或不伴慢波,睡眠期活化为持续 5～10s 的 8～9Hz 多棘波放电,其中一些患者有强直发作(Nabbout et al.,

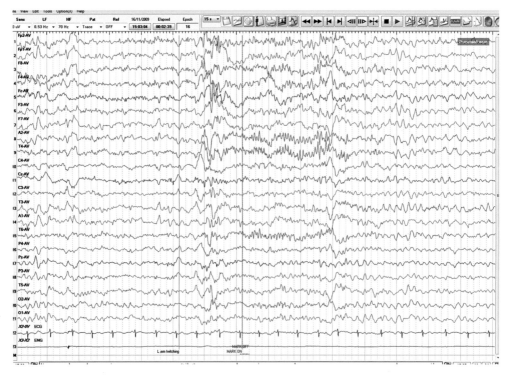

图 8-14　图 8-12 同一患儿,睡眠期 EEG 显示右侧前头部局灶性棘波暴发和左侧前头部独立的尖波、棘波

2008）；尽管这和 Lennox-Gastaut 综合征（LGS）有一些相似之处，但这种模式并不预示 Dravet 综合征向 LGS 转变（参阅 LGS 章节）。

伴随发作事件的 EEG 阵发性活动

- 惊厥发作
  - 单侧性：在疾病的起始阶段很常见，发作期放电以临床症状的对侧半球更高波幅的双侧 2~3Hz 慢波节律夹杂 10Hz 的募集节律为特征。
  - 其他局灶性单侧性发作：EEG 模式可能是多变的，可以是一侧额区或额-中央区起始，或双侧不对称起始，但总是额区优势（图 8-15A、B）。EEG 的起始为临床表现对侧的"假节律性"棘慢复合波，并可被 1~2s 的 EEG 低电压周期性地打断。
  - GTCS（参阅 IGE/GGE 章节）
  - 假性全面性发作和不固定性发作：在假性全面性发作中，EEG 放电起始为双侧对称或不对称的慢棘波或棘慢复合波放电，有时随后有短暂的电压衰减及快活动混有慢波。发作前可有单个粗大的抖动数分钟，在进展中发作频率和幅度逐渐增加。不固定性发作的特点是发作期放电的部位不固定，发作可以从一侧半球的一个脑区开始，随后扩散到同侧半球的另一个脑区或整个半球，或不对称地扩散到双侧半球。在同一患者中从一次发作到另一次发作其放电扩散的模式也不相同。

总之，多导生理参数 VEEG 记录已经证实这两种发作类型都存在复杂的发作期演变模式，在临床表现和 EEG 之间一定程度上存在矛盾（详细内容参阅 Bureau and Dalla Bernardina,2011 and Dravet et al. ,2012）。

- **局灶性（复杂部分性）发作**　发作期 EEG 为快多棘波节律，在发作最后阶段其间混有 θ 活动，在发作过程中累及一侧半球的颞顶枕区或更罕见的在一侧额区（Bureau and Dalla Bernardina,2011）（图 8-16）。
- **肌阵挛发作**　同期 EEG 伴中央-顶区波幅更高的 3Hz 或更快的 GSPWD 持续 1~3s

（图 8-17、图 8-18）。

- **非典型失神发作**　EEG 显示广泛性规则或不规则的 2~3.5Hz 棘慢复合波放电，持续 3~10s,且伴有意识障碍,有时伴肌阵挛成分（图 8-19）。
- **NCSE（迟钝状态）**　EEG 背景活动为弥漫性 δ 频段的慢活动,其上叠加多灶性棘波和棘慢复合波、尖慢复合波及额-中央区为主的广泛性棘慢复合波放电（GSWD）伴有相应的肌阵挛性抖动或无临床相关表现（非典型失神持续状态）。
- **强直发作**　仅在罕见的情况下发生且 EEG 伴有弥漫性 8~9Hz 多棘波放电（Nabbout et al. ,2008）。

记录方案

初级标准

计划在清醒和睡眠期进行多导生理参数记录（ECG、呼吸、双侧三角肌 EMG）及 HV 和 IPS 试验。IPS 对记录早期 PPR 很重要。

高级标准

配有多导生理参数记录的长程 VEEG,如上文所述（至少有双侧三角肌 EMG）,同初级标准一样包括 IPS 和 HV。儿童在丛集性热性或非热性发作时住院可提供一个更好的记录机会。

睡眠期对增加记录到发作间期放电、不固定性发作和假性全面性发作的可能性是重要的。更大范围 EMG 的多导生理参数记录将更好地证明这些发作类型的多样性。

当临床需要（即出现新的发作类型）时,重复睡眠期 EEG 记录以便更好地记录这个综合征的演变。

EEG 诊断分级

正如已经讨论的,诊断依赖于临床演变和系列的（尽可能多次）VEEG 证据可以确定发作的多样性。早期 EEG 的光敏性和视频记录的假性全面性或不固定性癫痫发作可提供重要的诊断线索。由于 Dravet 综合征的发作间期 EEG 没有特异性,即使是一次发作期 EEG 也不可能显示发作的多样性。因此,确定性和高确定性诊断在这里并不合适。

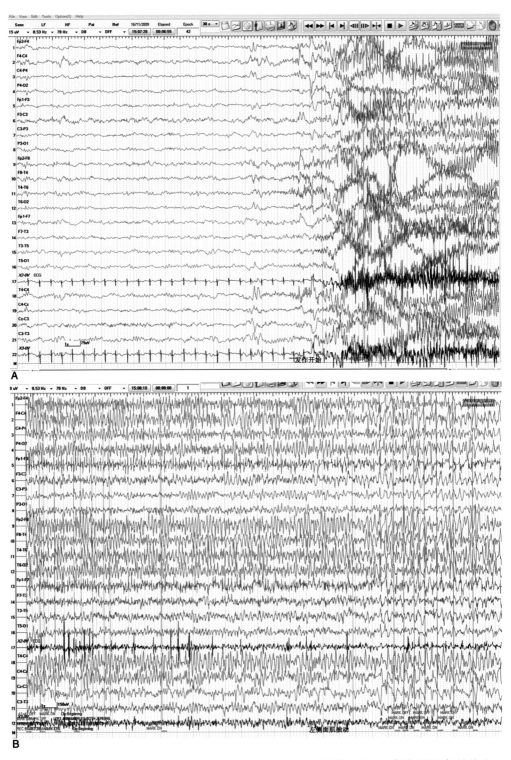

图 8-15 (A,B)图 8-14 同一患儿,一侧强直-阵挛发作。此次发作主要累及身体左侧,但其他关于一侧性发作的报道有累及右侧的。注意发作期 EEG 显示双侧起始(右>左)

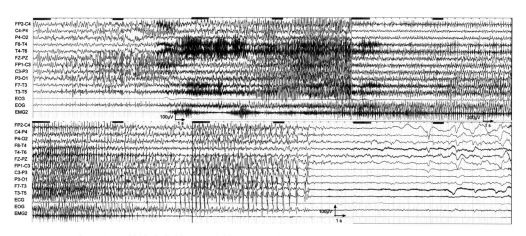

图 8-16　7 岁男孩,局灶性发作伴不对称性强直-阵挛运动,左侧额-中央区高波幅棘波或多棘波活动起始,扩散至整个左侧半球和右侧额-中央区。注意右侧 EMG 显示先强直发作,后强直-阵挛运动。发作期放电在左侧半球首先终止,随后出现发作后的左侧半球更为明显的弥漫性抑制

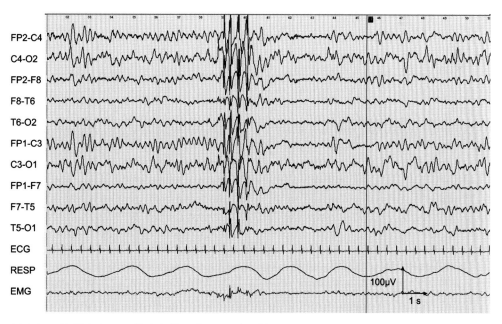

图 8-17　诊断为 Dravet 综合征的 6 岁男孩,清醒期 EEG 显示额-中央区为主的广泛性 3Hz 高波幅棘慢复合波放电伴三角肌 EMG 的肌阵挛性抖动,注意背景活动为 θ 频段慢波,特别是在额中央区

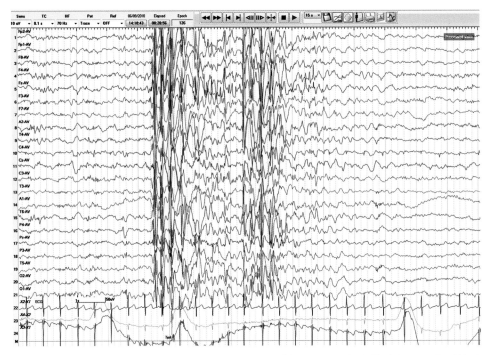

图 8-18 基因证实为 Dravet 综合征的 2 岁女孩,睡眠期 EEG 显示短暂的 GSPWD,有时伴肌阵挛抽动(下方的两个 EMG 通道记录双侧三角肌肌电)。患儿既往发育正常,6 个月时出现第一次上肢抖动样动作,随后发作频繁且对她的爬行动作造成影响,1 岁时出现 1 次长时间的强直-阵挛性发作,随后又出现 1 次癫痫持续状态,并出现发育停滞。患儿每日发作频繁,在任何时间均可出现肌阵挛抖动和失神发作(见图 8-19)

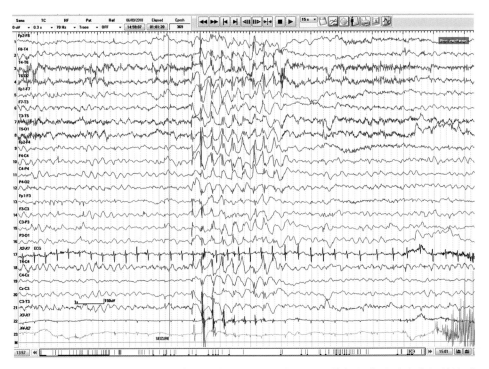

图 8-19 Dravet 综合征的肌阵挛失神发作,注意规则的 2.5Hz 棘慢复合波放电伴与棘波成分有锁时关系的双侧肌阵挛抖动(下方的两个 EMG 通道记录双侧三角肌肌电)

怀疑 Dravet 综合征而未经治疗的儿童,如果初次 EEG(初级和高级标准)显示以下几个特点的结合,则能**增加诊断的确定性**:

- 因非典型热性惊厥(FS)或癫痫持续状态反复入院,发作后 EEG 记录背景活动显示局灶慢波或弥漫性慢化。
- 早发的光敏性。
- 肌阵挛以及不固定性或假性全面性发作。

低确定性诊断(可能的)(初级和高级标准记录)

- 仅有肌阵挛发作的单一形式的癫痫综合征。
- 发育没有受到影响。

远程 VEEG 监测的适应证

- 病情恶化伴可疑轻微癫痫持续状态。
- 临床怀疑有其他发作类型和/或癫痫综合征。

在 EEG 报告中应该强调 EEG/VEEG 的非典型特征,这可以质疑 Dravet 综合征的诊断

- 背景活动有持续性慢化伴有棘波或多棘慢复合波,提示局灶性结构性癫痫。
- 频繁的强直性发作伴弥漫性多棘波暴发(参阅 Nabbout et al,2008)。

▶婴儿肌阵挛癫痫

概述

婴儿肌阵挛癫痫(MEI)的特点为短暂的全面性肌阵挛发作(MS)伴短程 GSPWD,发病在既往健康的 3 个月至 4 岁儿童(Auvin et al.,2006;Darra et al.,2006;Guerrini et al.,2012;Caraballo et al.,2013),无其他发作类型。18%的患儿有早期 FS 病史,而癫痫家族史和 FS 家族史分别为 29%及 16%。尽管这些患儿通常预后良好,但 40%左右的患儿存在认知和行为损害(Zuberi and O'Regan,2006;Guerrini et al.,2012;Auvin et al.,2013)。一些患儿因意外的听觉、触觉和光刺激而诱发反射性肌阵挛发作,这种表现被认为是一种变异型,即"婴儿反射性肌阵挛癫痫"(RMEI),并伴有一些可识别的特征(Ricci et al.,1995;

Verrotti et al.,2013):包括平均发病年龄较早(10 个月,而婴儿肌阵挛癫痫为平均 20 个月),肌阵挛发作持续时间更短,其中大部分发作由突然和意外的刺激所诱发、对抗癫痫药物的效果更好、认知预后更好。

在极少数情况下,婴儿肌阵挛癫痫缓解后可出现其他遗传性全面性癫痫,包括肌阵挛-失张力癫痫、青少年肌阵挛癫痫(JME)、儿童失神癫痫和眼睑肌阵挛失神癫痫。

备注　识别具有典型临床及 EEG 表现的婴儿肌阵挛癫痫患儿并不困难。鉴别诊断应包括婴儿和儿童早期的一些癫痫综合征和其他情况,如葡萄糖转运体-1(*Glut-1*)缺乏症、非癫痫性事件包括良性非癫痫性肌阵挛和点头发作及不伴有高度节律失调的婴儿痉挛症。所有可能伴肌阵挛发作的神经代谢异常疾病在鉴别诊断时都需要加以考虑,如线粒体细胞病变(肌阵挛癫痫伴破碎红纤维综合征)、贮积性病变、神经元蜡样质脂褐质沉积症、己糖酰胺酶缺乏症和生物蝶呤缺乏症。

发作症状和症状学

肌阵挛发作　典型的肌阵挛发作在 16~18 个月出现,起病时症状常是轻微的(Zuberi and O'Regan,2006;Caraballo et al.,2013)。每日发作数次,常为单次发作,也可丛集性发作,抗癫痫药物尤其是丙戊酸(VPA)很容易控制发作。肌阵挛发作通常为短暂而孤立的,并常在清醒期和睡眠的前两个期出现。以夜间发作为主的肌阵挛发作变异型也曾有报道(Prabhu et al.,2014)。肌阵挛发作的强度多变,主要累及上肢和头部,表现为短暂上肢外展和点头,累及下肢者少见,少数病例在发作较重时可导致突然跌倒。长时间的肌阵挛发作表现为持续 3~7s 的连续的节律性或非节律性抖动。肌阵挛发作持续超过 4s 时,警觉度受到影响。肌阵挛发作也可以表现为眨眼、眼球向上偏转或短暂头部运动等轻微发作。自发性肌阵挛发作可伴有反射性肌阵挛。在婴儿肌阵挛癫痫病程的活跃期,肌阵挛发作可伴有失神发作,但非常罕见(Caraballo et al.,2013)。

EEG 部分

背景活动

清醒期正常且睡眠结构保留（图 8-20）。偶尔可见单一波形的、双侧同步的中央区 4~6Hz θ 活动。

发作间期的阵发性异常活动

在清醒期罕见 GSPWD，但在思睡期和慢波睡眠期可被激活（图 8-21、图 8-22）。然而一次特定的睡眠 EEG 也可以是正常的。

发作间期出现 GSPWD 时是短暂的并且不对称的。尽管在发病初期 IPS 可以诱发出快（3~4Hz）GSPWD 伴肌阵挛发作，但 PPR 仍罕见。发作间期局灶性癫痫放电（如低电压额-中央区棘波或棘慢复合波放电）罕见。在婴儿肌阵挛癫痫临床症状缓解后，GSPWD 和 PPR 仍可持续数年（Caraballo et al.，2013）。

伴随发作事件的 EEG 阵发性活动

肌阵挛发作　常伴有快（3~4Hz）GSPWD（图 8-23~图 8-26）。GSPWD 之前常有前头部为主的棘慢复合波（Ricci et al.，1995）。眨眼可能是肌阵挛发作最轻微的形式（Darra et al.，2006），一些患儿表现出光敏性肌阵挛发作伴有广泛性棘慢复合波放电（Ricci et al.，1995；Auvin et al.，2006）。

记录方案

初级标准

记录清醒期并至少有思睡期；尽可能包括睡眠期。

应用配有 EMG 的多导生理参数记录（如果没有足够利用的通道，用两个 EEG 通道记录）以获得肌阵挛发作的确切诊断。尤其是如果没有视频监测的情况下，技师应密切观察和标记。

时间　一天中的任何时间。

诱发试验　IPS 或 HV（吹风车）；特殊诱发应包括患者不知情的触觉刺激和噪声（图 8-26）。

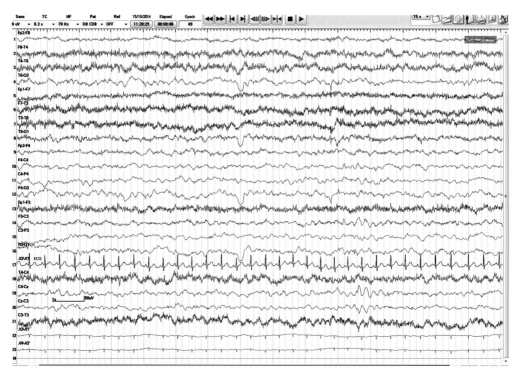

图 8-20　12 个月的男孩，VEEG 显示清醒期背景活动正常，患儿出现一次短暂性上肢抖动导致掉物。肌阵挛发作常常出现在即将入睡时

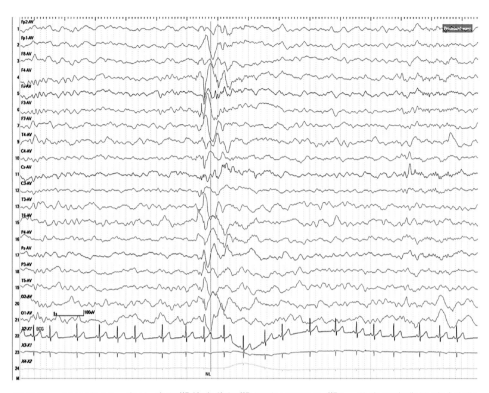

图 8-21 图 8-20 同一患儿,浅睡期的发作间期 EEG(NREM1 期)。注意正常背景活动和短暂的弥漫性棘慢复合波放电无临床相关的表现

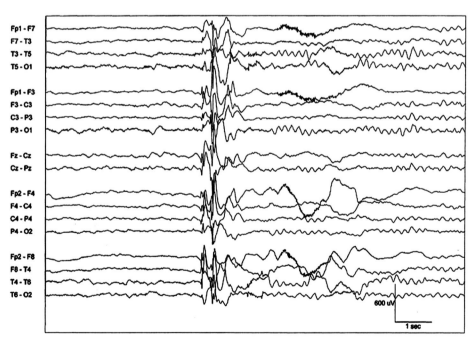

图 8-22 一个发育正常的 13 个月男孩,反复出现双上肢肌阵挛抖动和轻微点头。颅脑 MRI 正常,代谢检查无明显改变。最初用丙戊酸治疗肌阵挛发作有效。发作间期 GSWD 在思睡期和浅睡期增多,这种情况导致一次觉醒(注意放电结束后出现 α 节律)

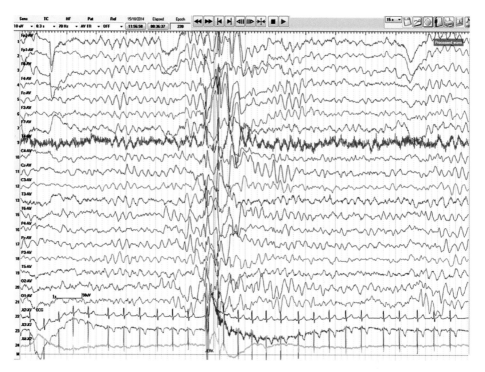

图 8-23　图 8-20 和图 8-21 同一患儿,注意发作期 EEG 显示思睡早期的单次轴性肌阵挛性抖动伴 2s 的不规则性 3Hz GSWD,配有 EMG 的多导生理参数记录到发作(下方的两个导联)

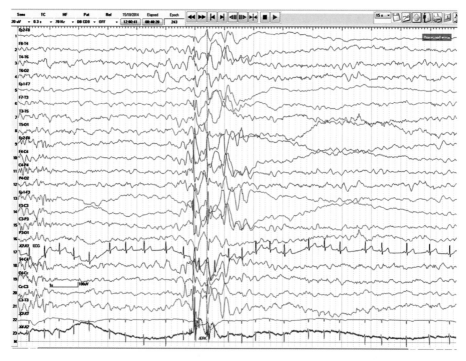

图 8-24　图 8-20、图 8-21 和图 8-23 同一患儿,睡眠期的 EMG 记录到两次连续的快速肌阵挛抖动伴同期 EEG 短暂的 GSWD 暴发。左乙拉西坦治疗后无发作,3 岁时睡眠期 EEG 正常

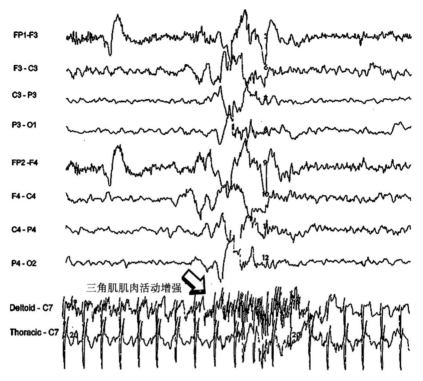

图 8-25 一个 10 个月的既往健康男孩的 VEEG。8 个月时反复出现双上肢肌阵挛抖动偶伴点头,患儿处于坐位时可监测到点头。注意三角肌的肌电活动增强伴相关的 GSWD。EEG-EMG 多导生理参数记录证实点头动作为肌阵挛而不是失张力发作,EEG 背景活动正常

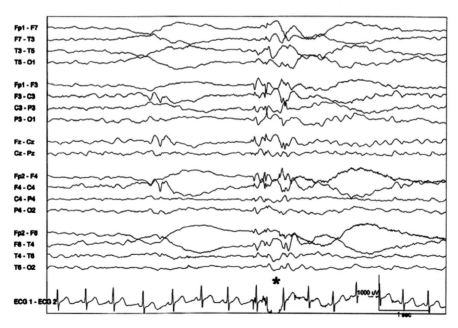

图 8-26 22 个月女孩,反复出现双上肢肌阵挛抖动,当有物体触碰患儿头部时尤为明显。颅脑 MRI 正常,发作间期 EEG 正常,患者出现典型的突然双上肢外展的发作伴相关的 GSWD(星号)

高级标准

如同初级标准,但应进行包括睡眠期(如全天远程监测)的长程 VEEG-EMG 多导生理参数记录去发现发作间期 GSWD 和监测肌阵挛发作。

EEG 诊断分级

- **疑为婴儿肌阵挛癫痫的确定性诊断(在无神经影像异常的情况下)** 记录到肌阵挛发作伴典型 EEG-EMG 多导生理参数记录的特点以及典型发作间期表现(正常背景,有或无发作间期 GSWD)。无非典型特征或其他发作类型,包括癫痫性痉挛、肌阵挛-失张力、强直或失神发作。

- **高确定性诊断(很可能的)** 未记录到肌阵挛发作,但有典型的发作间期表现(正常背景活动伴发作间期 GSWD),无非典型背景活动或发作间期表现;无其他发作类型。继续长程的高级标准记录去监测肌阵挛发作并将诊断提升至确诊级别。

- **低确定性诊断(可能的)** EEG 正常且没有肌阵挛发作或任何其他类型的发作。继续(或重复)长程的高级标准记录以发现肌阵挛发作或发作间期 GSWD,并将诊断标准提升至确定性或很可能的诊断级别。

视频 EEG 或便携 EEG 检查的适应证

当限定时间的初级或高级标准 EEG 正常(如同上述的可能性诊断)时,或出现**非典型特征**时,后者包括:

- **背景活动** 持续性弥漫性慢化,持续局灶性或一侧性多形性 δ 活动(PDA),或正常睡眠结构紊乱。

- **多种发作间期癫痫样放电** 多灶性棘波、频繁的 GSWD 或高度节律失调特征。

当病史中除肌阵挛发作外其他发作类型,例如失张力、肌阵挛-失张力、强直、痉挛等也应做长程视频记录(参阅肌阵挛-失张力癫痫、West 综合征、Lennox-Gastaut 综合征等章节)。

▶ 良性婴儿癫痫

概述

良性婴儿癫痫(BIE) 也称**良性婴儿发作**(benign infantile seizures,BIS),其特征为频繁或丛集性的局灶性发作,在发病初期对药物无效,但在数周或数月后可以自发缓解。妊娠和围产史、神经系统检查和发育里程碑在癫痫发作前正常。包括代谢方面和神经影像学的诊断性检查没有明显异常。患儿最终生长发育正常。

良性婴儿癫痫是散发性(Watanabe et al.,1993)或家族性呈常染色体显性(autosomal dominant,AD)遗传;后者称为"良性家族性婴儿癫痫"(benign familial infantile epilepsy,BFIE)(Vigevano et al.,1992)。良性家族性婴儿癫痫具有不完全外显性和遗传异质性。迄今为止,研究证实良性家族性婴儿癫痫有四个易感基因位点,即染色体 19q(*BFIE1*)、2q24(*BFIE3*)、1p36.12-p35.1(*BFIE4*)和 16p12-q12(*BFIE2*),其中 *BFIE2* 最常见(Striano et al.,2006)。

17% 的良性家族性婴儿癫痫患儿合并阵发性运动诱发性运动障碍(PKD),又称为婴儿惊厥伴阵发性手足舞蹈徐动症(ICCA)。染色体 16p12-q12 上的富脯氨酸跨膜蛋白 2 基因(*PRRT2*)突变已经确定为 PKD、婴儿惊厥及阵发性舞蹈手足徐动和良性家族性婴儿癫痫的主要致病基因,并且可见于 80%~90% 的家族性病例(Heron et al.,2012)。

在非家族性良性婴儿癫痫发作患者中可发现 *PRRT2* 基因的新生突变(Specchio et al.,2013),但大多数散发病例遗传学方面尚未阐明。与 *PRRT2* 相关病理性的婴儿癫痫表型谱已经进一步扩大。*PRRT2* 基因突变也见于良性家族性婴儿癫痫和异质性表型包括 FS、SUDEP(Labate et al.,2013)和婴儿早期良性肌阵挛(Maini et al.,2016)。

可能与良性婴儿癫痫相关的其他情况包括:

婴儿良性局灶性癫痫伴睡眠期中线区棘波和慢波(Capovilla et al.,2006) 患者表现为睡眠期局灶性发作和发作间期睡眠期的中线区孤立性棘波,预后良好。发作特征以短暂发绀、凝视和少见的偏侧性征象为特点。

惊厥伴轻型胃肠炎 是由轮状病毒或诺

如病毒引起的（Imai et al.，1999）。患者有轻度胃肠炎伴局灶性发作及继发全面性发作。发作起始可以在枕区、顶区和额区，但不在颞区。无论起始于哪个脑区，其临床表现均相似（Maruyama et al.，2007）。

良性家族性新生儿-婴儿癫痫或发作（BFNIE/BFNIS）　与良性家族性婴儿癫痫有许多相似的临床特征（Vigevano，2005），典型特征是出生后 4 个月出现癫痫发作，且已证实为 *SCN2A* 基因突变（Berkovic et al.，2004）。

发作症状和症状学

良性婴儿癫痫的典型特征是短暂的丛集性发作，持续 1～3 天。起病时发作持续时间较长而经治疗后持续时间变短。在丛集性发作前 10～15 天会出现孤立性发作。在出生后的第一年或第二年，开始出现无明确病因的发作。患者在发作期间正常并且以后的发育里程碑也正常（Vigevano et al.，2012）。尽管有发作家族史、PKD、舞蹈手足徐动对诊断非常有帮助，但良性婴儿癫痫的临床表现仍缺乏诊断性特征。少数无家族病史的家系患者也不能排除良性家族性婴儿癫痫。散发病例更难诊断，早期诊断可能仅限于有家族史者（Okumura et al.，2000；Specchio and Vigevano，2006）。虽然在癫痫发病初期就可能识别出是良性婴儿癫痫（Espeche，2010），但最近研究显示，约 30% 最初诊断为良性婴儿癫痫的患者无良性的临床病程，并且本病急性期的临床特征很难与非良性婴儿癫痫发作明确区分（Kikuchi et al.，2015）。发作症状学包括行为终止、头眼缓慢向一侧偏转、双侧强直性姿势、发绀、一侧发作继发双侧肢体阵挛性肢体抖动（Vigevano，2005）。由于良性婴儿癫痫缺乏诊断性的电-临床特征，病初丛集性发作时就需要治疗。良性婴儿癫痫和良性家族性婴儿癫痫之间的电-临床特征并无差别（Lispi and Vigevano，2001；Caraballo et al.，2003）。

EEG 部分

背景活动

清醒期和睡眠期 EEG 正常。

备注　背景活动轻度弥漫性慢化可能由镇静药所致。如果 EEG 背景活动呈持续弥漫性慢波，应考虑其他癫痫综合征。

局灶性慢波可以出现，但不应该在某一区域持续出现。如某一脑区持续存在局灶性慢波应立刻寻找大脑的结构性异常。

发作间期的阵发性异常活动

清醒期　通常 EEG 无异常。

睡眠期　尽管有报道慢波睡眠期可出现中线区低波幅棘波，但通常 EEG 无异常（Capovilla et al.，2006）。注意在丛集性发作期间进行发作间期 EEG 监测可出现一侧性慢波和顶-枕区棘波（**图 8-27**）（Specchio and Vigevano，2006）。

伴随发作事件的 EEG 阵发性活动

发作时有局灶性癫痫样放电且可扩散到双侧半球。发作期放电常结束于发作起始的对侧半球。同一个患者的不同发作起源可能不同，可从一个脑区到另一个脑区，也可从一侧半球转到另一侧半球。在家族性病例中，发作多数起源于顶-枕区，而不是颞区（Vigevano，2005）。

记录方案

初级标准

清醒期和睡眠期的常规 EEG　睡眠期可以激活中线区低波幅棘波。

记录时间　一天中的任何时间。

诱发试验　闪光刺激和睡眠。

高级标准

用 24 小时的长程 VEEG 评估更长的睡眠记录和发现发作间期癫痫样放电（IED）及记录丛集性发作。

EEG 诊断分级

- **疑为良性婴儿癫痫的确定性诊断［发育正常、家族史阳性（如果存在）和神经影像学检查阴性］**　记录到典型的发作或丛集性特征性的局灶性发作，如上述（发作期 EEG）。

- **高确定性诊断（很可能的）**　正常 EEG 背景活动，除中线区低电压棘波外，发作间期无癫痫样放电。在丛集性发作的间期 EEG，显示一侧性多形性 δ 活动和顶-枕区棘波。

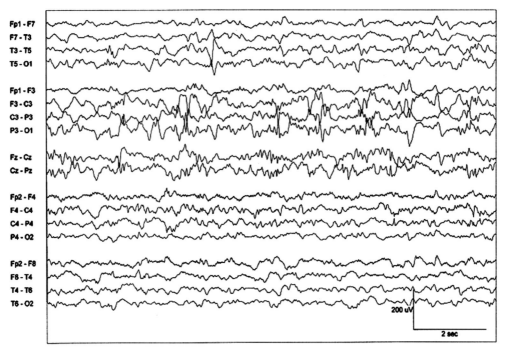

图 8-27　2 个月的男孩,突然出现局灶性癫痫发作,表现为头眼向右侧偏转伴双上肢短暂僵硬,呈丛集性发作持续 4~5 天。在两次发作的间歇期,患儿看起来正常。左乙拉西坦治疗 2 个月后发作消失。颅脑 MRI 正常,患儿母亲婴儿期有发作的病史。婴儿癫痫基因组检测证实 *PRRT2* 基因突变。丛集性发作的发作间期 EEG 显示左侧顶区棘波

备注　如下情况不支持良性婴儿癫痫诊断:

- 背景活动持续性弥漫性慢化;
- 持续性局灶性或一侧性多形性 δ 活动;
- 睡眠期除中线区低波幅棘波之外的 IED;
- 在连续性脑电监测中,局灶性棘波从一个脑区到另一个脑区,同婴儿癫痫伴游走性局灶性发作(参阅相关章节);
- 非典型临床发作和发作期 EEG,尤其是有持续性局灶或一侧的发作性症状以及发作期 EEG 提示为结构性癫痫。

视频 EEG 或便携 EEG 检查的适应证

- 为了监测丛集性发作中的发作并明确诊断。
- 临床和 EEG 怀疑其他类型的癫痫综合征。

▶婴儿癫痫伴游走性局灶性发作

概述

婴儿癫痫伴游走性局灶性发作(EIMFS)既往称为婴儿恶性游走性局灶性发作,是一种罕见的严重的情况,属于早发性癫痫性脑病。1995 年首次描述婴儿癫痫伴游走性局灶性发作(Coppola et al.,1995),迄今为止,文献已报道约 125 例患者。婴儿癫痫伴游走性局灶性发作的临床特征为药物难治性、局灶性、"游走性"或"随机性"的癫痫发作,始于生后 6 个月内、严重的全面性发育迟缓和获得性小头畸形。起病时头部 MRI 正常,后期出现胼胝体髓鞘化延迟和脑萎缩(Barcia et al.,2012)。发作得到控制后,神经系统发育可能会稳步改善。伴有难治性癫痫发作的患者发育呈进行性加重,表现为躯干和肢体肌张力减低、视觉接触丧失及其他运动和社交技能完全丧失,有些儿童可能出现伴手足徐动样动作的锥体系统和/或锥体外系统征象。迄今为止所报道的患者死亡率达 18%(McTague et al.,2013)。最近报道散发性婴儿癫痫伴游走性局灶性发作患者约 50% 有伴 *KCNT1* 通道功能增强的 *KCNT1* 新生突变。(Barcia et al.,2012;McTague et al. ,2013）。在常染色体隐性遗传的家族病例中报道了其他突变（*SLC12A5*、*TBC1D24* 和 *SLC25A22*）（Ohba et al. ,2015）。

发作症状和症状学

1995 年首次报道婴儿癫痫伴游走性局灶性发作的自然病程分为三个不同的阶段（Coppola et al. ,1995）。第一阶段，一般在生后 6 个月内开始，持续数周或数月，其特征为散发的发作，通常每隔数周或数月反复发作。发作主要为局灶性运动发作并迅速继发全面性发作，或可伴自主神经症状，如呼吸暂停、面色潮红或发绀（Coppola et al. ,1995；Caraballo et al. ,2008a）。第二阶段为"激进期"，在生后 1 个月至 12 个月之间，发作变得非常频繁，一天数次的丛集性发作或数天内几乎持续发作。发作症状学常表现为头眼向一侧偏斜、眼睑抽动、一侧或双侧肢体的阵挛或强直性抖动、呼吸暂停、面色潮红和/或发绀、反复咀嚼样动作、咀嚼，并继发强直-阵挛发作。临床表现轻微时容易被忽视，仅通过长程 VEEG 监测才可能充分观察到频繁的发作期表现（Coppola,2009）。而且，尽管发作时间很长，但临床表现可能很轻微或不明显。长程的 VEEG 记录显示发作期放电的分布与临床表现之间有明显的相关性。第三阶段开始时年龄差别很大，从 1 岁到 5 岁及以上。该阶段相对来说无癫痫发作，但此期其他疾病可以诱发丛集性发作或者偶尔可呈癫痫持续状态。后期可能演变为婴儿痉挛症（Coppola et al. ,1995；McTague et al. ,2013）。

EEG 部分

背景活动

在病程的最初几个月，长时间癫痫发作后的背景活动慢化可达数小时外，背景活动一般正常（见下文）。随疾病的进展，背景活动呈进行性弥漫性慢化伴生理特征减弱。

发作间期的阵发性异常活动

发病初期常没有棘波放电，数月内棘波频率增多且变成多灶性。多灶性棘慢复合波不具有任何特定的模式且睡眠不能激活。背景

活动可显示交替性不对称，在一个特定的片断中一侧半球显示较慢的活动，在另一个片断中另侧半球显示较慢的节律（Coppola et al. ,1995）。在无发作期间，很容易区分清醒期和睡眠期，但睡眠纺锤波罕见，且呈非同步性和非对称性。

伴随发作事件的 EEG 阵发性活动

● 游走性局灶性发作

发作常为持续数天的丛集性发作，其后为数周或数月的无发作期。在一次丛集性发作期间，发作非常频繁，甚至呈癫痫持续状态（图 8-28）。

在生后的两年内丛集性发作增多。在这种丛集性发作中记录到典型的发作期 EEG 对于诊断非常重要。典型的发作期放电常呈游走性，以随机的方式累及不同的脑区。发作期模式主要包括 α-θ 频段单一波形的节律性活动，不过也可出现 δ 波及节律性棘波和棘慢复合波。发作期活动常局限于一个脑区一段时间后，频率逐渐变慢至结束，随后逐渐累及邻近脑区（图 8-28、图 8-29），发作期放电结束后伴随发作后的慢波活动而无长时间衰减（Coppola et al. ,1995；Coppola,2009）。

当发作频繁时，发作起始从一个脑区转移到另一个脑区，从一侧半球到另一侧半球。连续的局灶性发作期放电互相重叠，前一次放电尚未完全结束，新的放电就开始，导致发作期电活动呈现持续性、游走性、多灶性及非常复杂的癫痫持续状态模式（图 8-29）。同期还可出现频繁的独立性放电，不伴常见的扩散模式或刻板的分布过程。发作期电活动可累及所有脑区，发作期放电分布与临床表现之间有明显相关性。Caraballo 等（2008b）区分了三种不同的临床模式：

● Rolandic 区反复出现大量局灶性节律性棘波或尖形 θ 或 α 活动；

● 颞-枕区多形性 θ-δ 活动；

● 以一侧半球低电压或大量的低波幅快多棘波起始。

随着年龄的增长，发作期放电的波幅倾向于逐渐增高，额区更常受累（Dulac,2005）。

在疾病初期，局灶性发作可呈单一病灶或

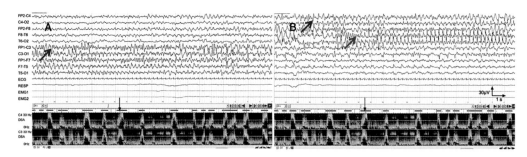

图 8-28 5 个月的女孩的癫痫持续状态记录,游走性局灶性发作。从左侧额颞区(A 红色箭头)到右侧额颞区(B 红色箭头),然后到右侧后头部(B 蓝色箭头)。图 A 和图 B 以 20s 一屏显示,选自于同一次游走性发作(黑色箭头)。图片下部彩色密度谱阵列(CDSA)(0~30Hz)记录了 C4 和 C3 电极 8 小时记录,游走性发作的频率为 1~2 次/h,每次发作持续 5~15min

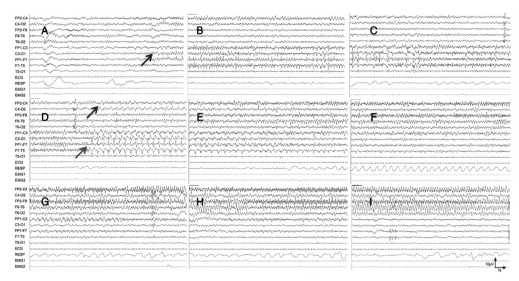

图 8-29 图 8-28 同一女孩,癫痫持续状态期间记录的局灶性游走性发作,从这次 5min 的持续发作中选取 9 个 20s 的片段。(A-I)发作起始为左侧额-中央区的节律性 θ 活动和尖波、期间混有慢棘波(A 红色箭头)。几分钟后,发作期活动"游走"到对侧额-中央区(D 红色箭头)。同时左侧的放电逐渐减慢直至结束(D 蓝色箭头和 E)。癫痫发作在右侧继续,表现为节律性 α 样活动(E-H),其后是节律性 θ 波(I)混有棘波

多灶性而没有典型的"游走性"特点。当临床症状提示该病时,可能只需要几次长程 EEG 记录就可以记录到令人信服的多灶性和游走性发作的特征。

记录方案

初级标准

尽可能记录清醒期和睡眠期足够长 EEG 以发现癫痫发作。如果可能,在丛集性发作期间进行记录。

如果可能,应用多导生理参数记录(ECG、呼吸、双侧三角肌 EMG)以发现发作期自主神经变化和轻微运动。

高级标准

执行配有多导生理参数的长程 VEEG 监测,正如初级标准所描述的,争取在丛集性发作期间记录数小时至 24~48 小时,以便监测到多次癫痫发作且证实其"游走性"特征。

EEG 诊断分级

- **疑为婴儿癫痫伴游走性局灶性发作而未治疗儿童的确定诊断**(初级和高级标准记录)记录到典型的"游走性"发作期表现。

- **高确定性诊断(很可能的)(初级和高级标准记录)**　无非典型的发作间期表现,记录到局灶性或多灶性发作,但没有典型的"游走性"表现。需要第二次 24～48 小时记录,以记录到典型的游走性发作并确认诊断。
- **低确定性诊断(可能的)(初级和高级标准记录)**　无非典型发作间期特征(参阅下文),但未记录到任何发作。

重复高级 VEEG 检查的适应证

- 未记录到发作。
- 记录到局灶性发作,但为单一病灶或多灶性不伴典型的"游走性"特征。

- 新的临床表现提示为其他发作类型或癫痫综合征或变性疾病、染色体疾病和/或代谢性疾病。

EEG 报告中应强调 EEG/VEEG 的非典型特征,这可质疑或排除婴儿癫痫伴游走性局灶性发作的诊断

- 发作间期异常提示局灶性病变,如持续性局灶性棘波、多棘波、快节律或慢波。
- 单一部位的局灶性发作伴或不伴癫痫性痉挛。
- 肌阵挛发作。

（马均　译,郝小生　校,侯晓华　审）

第九章 儿童期癫痫

热性惊厥和遗传性癫痫伴热性惊厥附加症

概述

美国儿科学会热性惊厥专委会定义的热性惊厥指发生在 6 个月到 5 岁的小儿,伴随发热(用任何方法测量体温 > 38℃ 或 100.4℉)且无中枢神经系统感染的任何惊厥发作(Subcommittee on Febrile Seizures;American Academy of Paediatrics,2011)。许多证据表明,一些与发热相关的癫痫可能是局灶性的(Camfield and Camfield,2015;Zhang et al.,2017),故将 1997 年提出的全面性癫痫伴热性惊厥附加症(generalized epilepsy with febrile seizure plus,GEFS+)(Scheffer and Berkovic,1997)重新命名为遗传性癫痫伴热性惊厥附加症(genetic epilepsy with febrile seizure plus, GEFS +)。GEFS+仅能在家族层面诊断[家族中个体可能有"热性惊厥附加症(febrile seizures plus,FS+)",即 5 岁后仍有热性发作]。GEFS+是一个重要的家族性癫痫病(而不是同质性癫痫综合征),该病遗传方式复杂,具有临床表现和基因异质性。钠通道和 GABA(A)受体亚单位基因突变报道的最多,在一个大样本常染色体显性遗传家族中分离出该基因突变,家族成员有两个主要表型:①热性惊厥(FS):2 个月至 5 岁的小儿在发热时出现全面性强直-阵挛发作(GTCS);②热性惊厥附加症(FS+):6 岁后出现 GTCS,一些儿童除了 FS,还有无热发作。GEFS+家族中其他的表型还包括:

- FS 或 FS+伴其他全面性发作类型,如失神、肌阵挛和失张力发作;
- 无热性 GTCS;
- 经典的遗传性全面性癫痫;
- FS 或 FS+伴局灶性发作;

- 仅有局灶性癫痫;
- 肌阵挛-失张力癫痫;
- Dravet 综合征。

热性惊厥

关于 FS 的最低发病年龄一直存在争议,从实用目的出发,将最低起病年龄定义为 2 个月是实用的。高峰年龄为 18 个月,80%的发作在 1 岁至 3 岁间出现。FS 是 GEFS+家族中最常见的表型(Zhang et al.,2017)。

基于预后不同,临床上传统将 FS 分为单纯 FS 和复杂 FS。大部分 FS 为单纯 FS,即表现为短暂的、全面性发作,在一次热程中不会反复出现,预后良好,因此不需要进一步诊断检查,包括 EEG 检查(Subcommittee on Febrile Seizures;American Academy of Paediatrics,1996)。复杂 FS 包括局灶性发作、延长的 FS(超过 15~20min)或在一次临床病程中有多次 FS(或有几种上述特征)。复杂 FS 约占全部 FS 的 1/3,其后发展为自发癫痫发作的危险性增加(Annegers et al.,1987),尤其有潜在神经系统疾病。必须认识到小儿的陪护者在急诊室描述病情时可能会遗漏发作早期的局灶性信息。

约 20%~40%的儿童在第一次 FS 后有复发的可能性,如果发作年龄较小(<18 个月)、一级亲属有 FS 家族史、在急诊室时的发热为低热、从出现发热到首次抽搐发作的间隔时间较短,则再发风险增加到 70%(Berg et al.,1997)。

热性惊厥持续状态(FSE) 指一次热性发作持续时间超过 30min,或连续多次发作之间意识未完全恢复,也满足热性惊厥持续状态的诊断。

发作症状和症状学

大多数 FS 被小儿的父母描述为全面性运动症状(全面性僵硬或抖动)。局灶性发作通常表现为一侧性或一侧明显的运动现象、头/眼偏转或发作后一侧肢体无力等,发作开始行为停止也提示局灶性起源。忧虑的家长可能忽略发作开始的局灶性特征,看护者也常常很难回忆起目击到的肢体运动情况和发作后行为。

EEG 部分

注意神经系统正常的儿童在单纯 FS 后的 EEG 并不具有提示意义。 没有证据表明在单纯 FS 就诊时或此后几个月内进行 EEG 检查能预测惊厥再发的风险和预测此后 2 年内发展为无热发作的危险性。然而,FS 仍然是进行 EEG 检查的原因,尤其对于复杂 FS、有癫痫家族史、临床怀疑有潜在神经系统异常时,EEG 检查是有帮助的。Maytal 和他的团队报道 33 个复杂 FS 患者的睡眠 EEG 全部正常(Maytal et al.,2000),另一方面,Yucel 和他的团队提出,为了精确地判断预后,如果神经系统检查正常,最早应在 7 天后进行 EEG 检查,或者在第 10 天检查预测性更准确(Yucel et

al.,2004)。随后 Cochrane 综述发现,在神经系统发育正常的复杂 FS 儿童中尚无随机对照实验支持或否定 EEG 检查的作用及其检查时机(Shah et al.,2017)。

由于缺乏确凿的证据,从实用性目的出发,EEG 检查的时机应以可利用的资源为基础,如果可能,对于住院儿童应该尽早行 EEG 检查,在随访中可复查,理想的时间应该在 10 天以后。

背景活动

背景活动通常正常,局灶性复杂 FS 在发作后可出现局灶性慢波或背景节律衰减。

在**热性惊厥持续状态**时,72 小时内 EEG 检查能显示局灶性慢波、局部电压衰减或局灶慢波伴电压衰减。局灶慢波也可伴有弥漫性背景活动减慢(**图 9-1**),如果慢波在 δ 频段,电压衰减低于对侧导联的一半则比较有意义,如果有局灶慢波异常,则多出现在颞区(Nordli et al.,2012)。这篇论文的重要发现是在 199 次 EEG 检查中出现 90 次(45.5%)异常,最常见的是局灶性慢波(n =

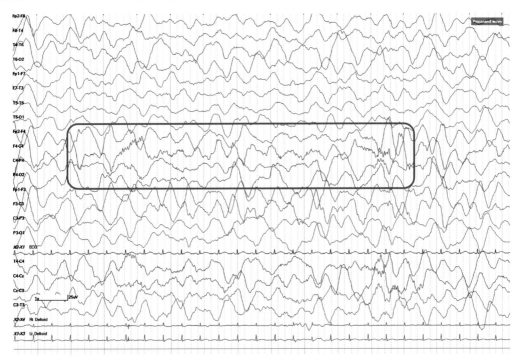

图 9-1　5 岁女孩,第一次出现热性惊厥持续状态发作,发作起始表现为局灶性右上肢运动发作。持续状态结束后 24 小时进行 EEG 检查,注意 EEG 背景为弥漫性慢波,也注意非对称性异常,纺锤波出现在右侧半球(圆角框内),左侧颞区相对电压衰减,提示左侧半球病变

47）或电压衰减（$n=25$），几乎在所有病例中最突出或最明显的异常均分布在颞区，仅有13次（6.5%）EEG检查发现癫痫样放电。基于调整之后的分析，EEG出现局部慢波的概率在局灶性热性惊厥持续状态［比值比（OR）：5.08］或者海马T2信号异常时（OR：3.50）显著增高，但是在出现高峰值体温时显著下降（OR：0.18）。局灶的EEG衰减也与海马T2信号异常有关（OR：3.3）。

发作间期的阵发性异常活动

大多数单纯FS和复杂FS无发作间期异常，偶有局灶性或广泛性棘慢复合波放电（GSWD）。

注意 偶发的广泛性或局灶性棘慢复合波放电可能仅反映非特异的遗传特性，并不一定预测未来全面性癫痫或FS再发的可能性（图9-2、图9-3）。

记录方案

单纯FS后 不推荐EEG检查（参阅上述的EEG章节所述）

复杂FS后 无论哪种记录标准（视频或长程记录），应包括睡眠和间断闪光刺激（IPS）记录。

EEG诊断分级

单纯FS EEG诊断价值有限。

复杂FS（局灶、延长、或反复） 根据已有的EEG结果能得出以下的**临床实践观点**：

- **正常EEG** 提示不需要更进一步的EEG检查。

- **异常EEG**

  - 年龄>18个月：正常背景，非特异性异常，包括3岁以上儿童短暂的棘慢复合波放电时，应避免过度解释，这可能仅反映一种非特异性遗传特性，并不能预测未来全面性癫痫或FS再发的可能性（参阅上述"发作间期的阵发性异常活动"）。有热性和无热性发作家族史的儿童，可预示后期可能发展为GEFS+（对遗传研究有一定的帮助）。

  - 年龄<18个月：正常背景活动伴自发性癫痫样放电提示发作的易感性，推荐临床随访和需要复查EEG；当背景活动显示

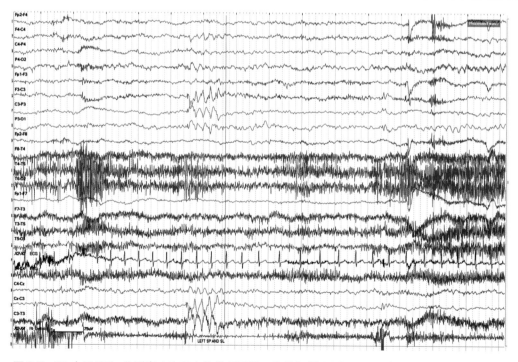

图9-2 22个月男孩，分别有4次复杂热性GTCS。发作间期EEG显示正常背景活动和一次左侧中央、顶区为主的棘慢复合波暴发

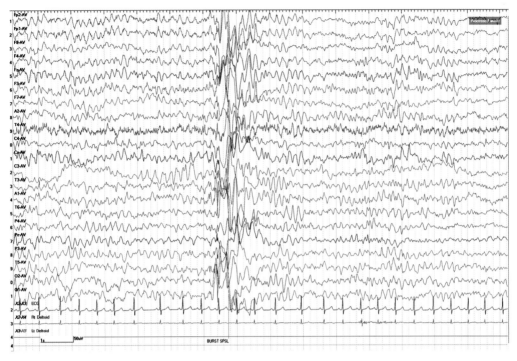

图 9-3 前面患儿的随访 EEG,目前 29 个月,已经无惊厥发作,未服用抗癫痫药物。睡眠 EEG 显示一次伴有局灶性棘波的双侧半球高波幅慢活动不规则暴发

局灶性或脑区性慢波、较快节律衰减或两者均存在时,伴或不伴相关的局灶性棘波,则后期发展为局灶性癫痫的可能性增加,推荐临床和 EEG 随访,并需要排除结构性病因。

早期(1 岁内)IPS 时出现 GSWD 则 Dravet 综合征的可能性增加(参阅相关章节)。

热性惊厥附加症

热性惊厥附加症(FS+),指 FS 持续到 6 岁后仍然存在,或非常罕见的 6 岁之后才开始发作的情况。除 FS 外,这些儿童可能出现无热性 GTCS。无热 GTCS 可能以不同方式发生:或限于经典 FS 的时间窗内,或在 FS 逐渐消失时出现,或在 FS 结束几年后才出现。一般在 10~20 岁消失,也有可能在以后复发。FS+也可能伴其他全面性发作,如失神、肌阵挛、肌阵挛-失张力或失张力发作。在 GEFS+家族中,可有局灶性癫痫,之前或无 FS 或 FS+。也有报道颞叶癫痫(TLE)常与既往的 FS 或 FS+病史相关(Zhang et al.,2017)。

EEG 部分

背景活动

背景活动通常正常,局灶性发作儿童的 EEG 可表现为局灶性慢波或局灶性的背景节律衰减(Abou-Khalil et al.,2001)。

发作间期的阵发性异常活动

大多数 GEFS+儿童发作期间一般无异常。如果有异常,往往和癫痫的临床类型有关,例如在 FS+伴失神发作的儿童,EEG 为 3Hz GSWD,并有相关的临床表现。而颞叶或额叶发作则表现为与发作部位相关的局灶性棘波(图 9-4)。

记录方案

两种记录标准都应包括睡眠和 IPS。如果怀疑有失神、肌阵挛或局灶性发作,遵照相应章节相关的记录方案。例如,可能有失神发作史时,建议睡眠剥夺 EEG,并行清醒期过度通气(HV),以记录 3Hz 棘慢复合波放电或失神发作,参阅儿童失神癫痫章节。以此类推,当可能有肌阵挛-失张力癫痫或 Dravet 综合征时,应用相关记录方案(参阅相关章节)。

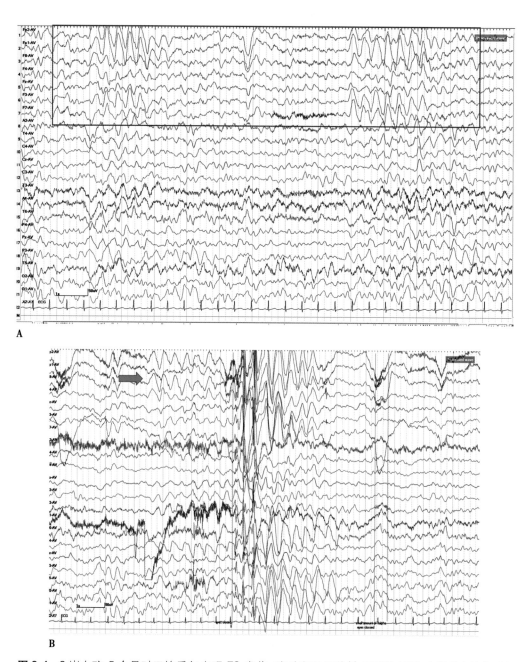

图 9-4 3岁女孩,5个月时开始反复出现 FS 发作,随后出现无热性 GTCS,家族史阳性(母亲、姐姐、姑姑),患儿有母系遗传的 *SCN1A* 基因突变,1~2 岁最早期的 EEG 正常,8 岁时服用抗癫痫药物后仍有发作,但随后的睡眠 EEG 已经正常。3 岁时 EEG 显示:(A)清醒期左侧额区锯齿样慢波扩散至右侧额区。(B)双侧额区为主弥漫性慢波夹杂棘波短暂暴发(注意右侧额区前导到更弥漫和更广泛的慢波伴棘波暴发)(箭头)

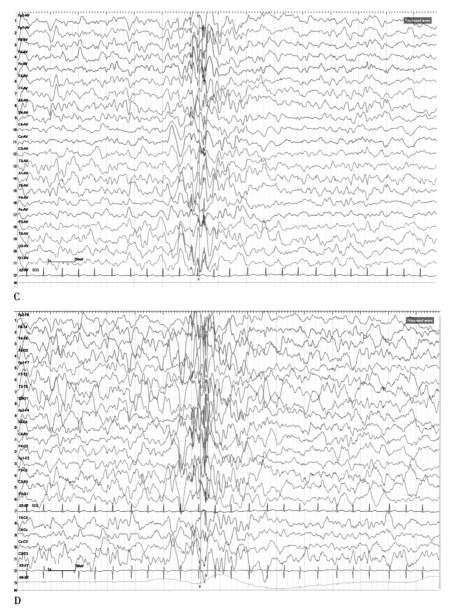

图 9-4(续) 常规平均导联(C)和双极纵连导联(D)分别显示同样的放电

EEG 诊断分级

第一个也是首要目的是在 FS 或 FS+ 儿童中提高 GEFS+ 诊断的可能性。第二个目的是，当有 GEFS+ 家族史时，根据可能的背景异常和发作间期(或发作期)癫痫样放电活动，确定先证者的表型。第三个目的是收集患者家庭成员的癫痫表型，如果可能的话，对这些人员进行 EEG 检查并研究 EEG 特性，这将描绘出特定 GEFS+ 家族的特征。

- **确定性诊断** 有 FS 或 FS+ 史和阳性家族史、可疑 GEFS+ 的确定诊断。正常背景 EEG 并记录到 GTCS；正常背景 EEG 并记录到失神发作及同步 3Hz 棘慢复合波放电，或肌阵挛、肌阵挛-失张力、失张力发作伴同步 GSWD；正常背景 EEG 并记录到额叶或颞叶的局灶性发作。

- **高确定性诊断(很可能的)** 正常背景伴亚临床全面性放电；如果病史提示有失神发作、肌阵挛或失张力发作，继续进行进一步的 EEG 记录(长时间 VEEG 检查),建议临床随诊和必要时复查 EEG。还应该考虑有无葡萄糖转运体-1(*GLUT-1*)基因缺陷。背景节律中存在局灶性或脑区性慢波,或较快的节律衰减,或两者同时存在,伴或不伴相关局灶性棘波,均提示 GEFS+伴局灶性发作(颞叶或额叶),建议临床和 EEG 随诊及必要时复查 EEG。

- **低确定性诊断(可能的)** EEG 正常。

▶伴中央颞区棘波的儿童良性癫痫(良性 Rolandic 癫痫)

注意 "良性"是指临床过程,而不是指神经心理发育,这些患儿可能在读写和语言方面显示有神经心理损害。2017 年国际抗癫痫联盟(ILAE)癫痫分类(Scheffer et al. ,2017)使用的是自限性癫痫这个术语。

概述

良性 Rolandic 癫痫(BRE)是最被熟知和最常见的特发性儿童局灶性癫痫,属于年龄相关局灶性发作易感综合征谱系(Panayiotopoulos et al. ,2008),还包括 Panayiotopoulos 综合征和 Gastaut 型儿童枕叶癫痫。良性 Rolandic 癫痫可能是遗传决定的。起病高峰年龄在 7 ~ 10 岁,临床过程呈良性。极少数患者为非典型过程。

发作症状和症状学

通常发作频率较低,10%的患者仅有一次发作,50%的患者发作少于 5 次,约 20%的儿童发作频繁,甚至一日数次发作。大多数(80% ~ 90%)在睡眠中发作,一般持续 30 ~ 60s,Rolandic 区发作是最常见的临床表现(Dalla Bernardina et al. ,2005;Panayiotopoulos et al. ,2012)。

口面运动症状 一侧面部,尤其是一侧口角强直或阵挛性收缩(对侧中央-颞区棘波),常累及同侧眼睑。同侧上肢末端阵挛性抽搐较少见,累及下肢更少见。也常出现下颌和舌的收缩、喉部发声、流涎过多和吞咽障碍。

言语中止 很可能是由于口咽部肌肉强直性收缩导致的构音障碍所致。喉部可出现发声,尤其是发作开始时。语言障碍并不涉及皮质语言机制的损伤,这也可以解释为什么言语中止在左侧或右侧的发作同样常见(Fejerman and Caraballo,2007)。发作期间患儿通常不能说话,可能是由于患儿出现发作并觉醒,张口想要说话,但是口部却固定在某个位置。另外一些病例,发作后的构音障碍可能持续几分钟。

躯体感觉症状 一侧身体麻木或舌、唇、牙龈、面颊内侧感觉异常经常出现,但这些症状需要特别的去询问。

流涎 不能确定流涎症状是唾液增多还是吞咽障碍所致,或两者都有。流涎是良性 Rolandic 癫痫发作期的特征性症状,可能伴口面运动发作或者言语中止,或两者都有。

单侧或双侧局灶性运动发作 表明可能累及一侧或双侧额叶运动区。

全面性惊厥发作 常见,尤其是年龄较小的儿童(Fejerman and Caraballo,2007)。开始常为夜间一侧面部抽搐,随后可能扩散至上肢和下肢,或可继发全面性发作。这些患儿很可能在睡眠中以局灶性发作开始,但是快速全面化和意识丧失影响患儿对发作起始情况的回忆(Dalla Bernardina et al. ,2005)。在 2 ~ 5 岁儿童,半侧阵挛发作有时持续超过 30min,随后可能有短暂的同侧肢体无力,一般不包括面部。

其他发作类型

伴随运动症状的自主神经发作和视觉症状也有报道(Fejerman and Caraballo,2007;Caraballo et al. ,2008b)。

EEG 部分

背景活动

背景活动对称,调节良好,清醒期反应性正常,睡眠期显示正常生理模式。

发作间期的阵发性异常活动

典型的中央-颞区棘波(CTS) 位于 Rolandic 区,频发的棘波最高波幅(最大负相)位于低位中央区电极(C5/C6),其位置在中央区(C3/C4)和中颞区(T3/T4)电极连线的中点(Legarda et al. ,1994),而不在中颞区。棘波一般较钝、双相、高波幅(100 ~ 300μV),其后常跟随慢波。偶极子方法计算显示,棘波极性垂直于中央沟侧壁的皮质,几乎平行于大脑前-后轴,因而可产生经典的前头部正相的前-后偶极子电场(图9-5)。低波幅(图9-6)或高波幅(图9-7)中央-颞区棘波散发或成簇出现,不受睁闭眼、HV 或 IPS 影响。在棘波出现的部位偶见局灶性节律慢波活动,但不影响较快的背景节律(图9-8)。

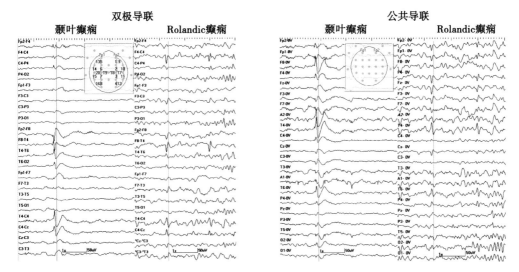

图9-5　症状性外侧颞叶癫痫患者典型的中颞区局灶性棘波(左侧)与自限性良性 Rolandic 癫痫患者典型的 Rolandic 区棘波(CTS)的比较。注意:前头部棘波形态和极性的不同和两种导联方式的区别(前后链式双极或双极纵联和平均参考)(Reproduced with permission from Koutroumanidis et al.,2017)

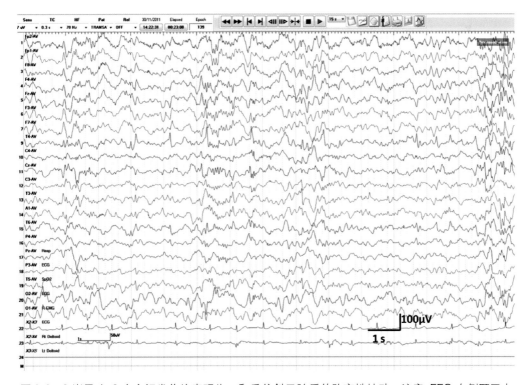

图9-6　8 岁男孩,3 次夜间发作均表现为口和舌偏斜及随后的阵挛性抽动。注意:EEG 右侧颞区电极有一串较小的尖波发放(T4)

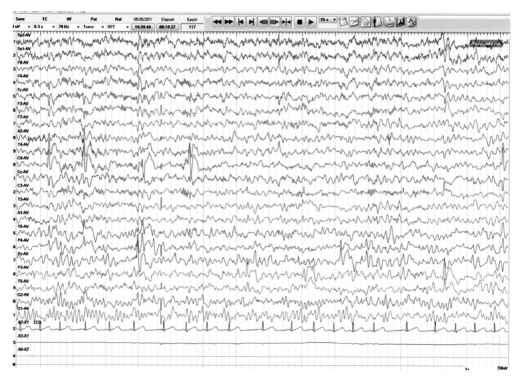

图 9-7 7 岁男孩,清晨出现 2 次与发热无关的发作,发作中全身摇晃、流口水,患儿试图说话,但言语不清,患儿出生史正常,发育正常,无癫痫家族史,5 岁时有一次可能的热惊厥。注意:EEG 右侧中央-颞区高波幅棘波和独立的左侧顶-后颞区棘波和少量顶中线棘波

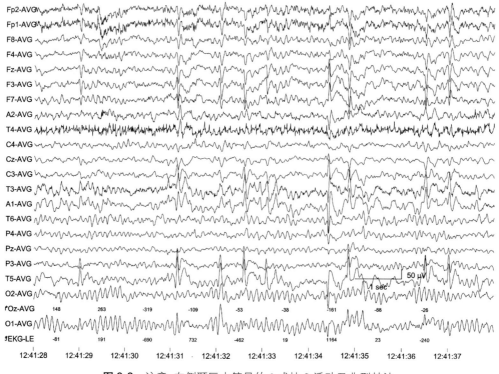

图 9-8 注意:左侧颞区中等量的 θ 或快 δ 活动及典型棘波

中央-颞区棘波可以是单侧或双侧的（各自独立的或同步的），约 1/3 的病例在清醒期或睡眠期出现双侧中央-颞区棘波，睡眠期棘慢复合波倾向于增多或扩散至相邻脑区，但棘波形态无变化（例如不演变为多棘慢复合波）（**图 9-9**），中央-颞区棘波的数量与临床发作频率、发作持续时间和间隔时间无相关性。

其他脑区棘波和多灶性棘波　在第一次 EEG 记录中或病程演变中也可记录到（Dalla Bernardina et al.，2005）。与中央-颞区棘波一样，多灶性棘波在睡眠中可以增多或更明显（**图 9-7**、**图 9-9**）。在清醒和睡眠期都可能出现形态和出现方式相同的多灶性棘波，这似乎与发作频率无关。GSWD 在清醒期罕见，在思睡期并不少见（**图 9-10**），睡眠期不出现（Fejerman and Caraballo，2007）。GSWD 的出现率在不同研究中差别较大（7%～65%）（Dalla Bernardina et al.，2005）。

伴随发作事件的 EEG 阵发性活动

由于总体上发作频率较低且主要在夜间发作，所以发作期 EEG 记录较为罕见，发作期 EEG 模式一般以波形一致的棘波节律为特征（**图 9-11A、B**）。

记录方案

初级标准

由于典型的异常可能仅出现在睡眠期，所以睡眠期记录是较为理想的。如果仅能记录清醒期或清醒期记录结果未见明确异常，又不能安排睡眠记录，则在可能情况下（参阅下文）尽可能延长记录时间到思睡期或浅睡期，进行 HV 或 IPS 诱发；如果 EEG 有额外可以利用的通道，应用包含心电图（electrocardiogram，ECG）和双侧三角肌肌电图（EMG）的多导生理参数记录。

高级标准

睡眠剥夺后或褪黑素诱发后进行觉醒和睡眠 EEG 记录，包括 HV 和 IPS。当清醒期记录没有明显异常时或需要评估非典型表现时（参阅下文），睡眠 1 期和 2 期的记录对激活中央-颞区棘波是非常重要。睡眠还可以激活独立的中央-颞区棘波扩散至对侧半球或 GSWD，这可以协助排除结构性病因。

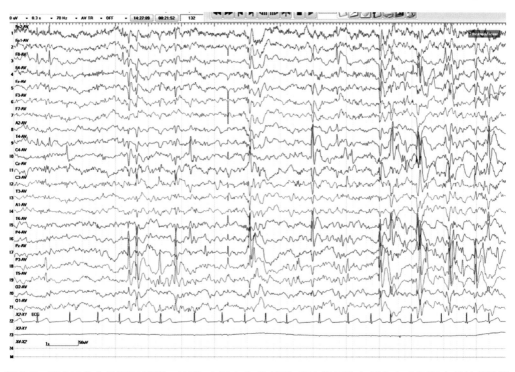

图 9-9　图 9-7 患儿的睡眠 EEG。注意：右侧中央-外侧裂、顶中线区和左侧中央-顶区独立棘波的激活

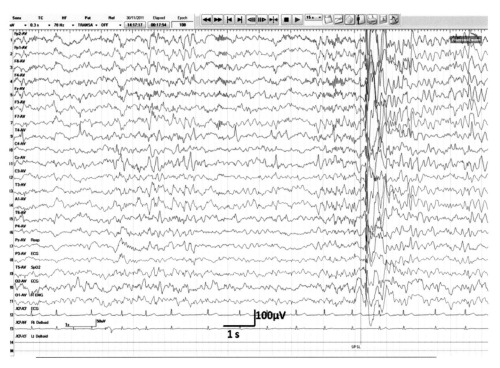

图 9-10　图 9-6 患儿的浅睡期(1 期)GSWD

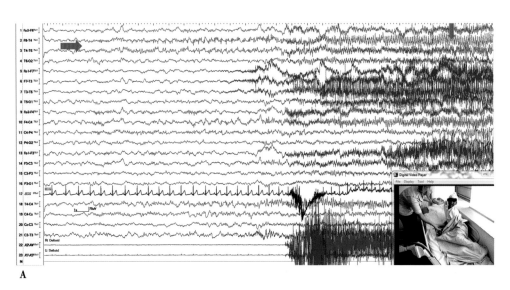

图 9-11　(A)良性 Rolandic 癫痫的 10 岁男孩,睡眠 2 期出现典型 Rolandic 发作。睡眠中突然觉醒、睁眼坐起、口角向左侧歪斜(绿色垂直箭头标记为截屏时间)、左侧面部阵挛累及左侧眼睑、短暂双侧强直性姿势后左侧肢体阵挛,持续 1 分 40 秒,发作结束患者时间和空间定向力完好,并能回忆发作中让他说的词"红色",发作后出现短暂的左侧口角下垂、言语不清,但无发音困难,左侧上肢自主运动减少持续几分钟。发作期放电起始于右侧颞-中央区(绿色水平箭头);更多细节见图 B。

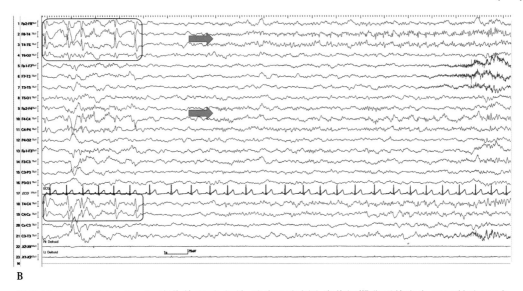

B

图 9-11（续） （B）Rolandic 发作的 EEG 起始，注意图左侧为发作间期典型的中央-颞区棘波（圆角框内），以及棘波与 K 复合波之间的关系和相关的睡眠纺锤波。发作起源于右侧中央-颞区（蓝色箭头），起始为类 α 样节律，很快混杂棘波节律，与发作间期中央-颞区棘波分布和极性完全相同，但电压更低

长程 VEEG 检查的适应证（远程）

- 频繁难治性 Rolandic 发作，其发作间期 EEG 与良性 Rolandic 癫痫放电一致（即使 MRI 正常，也可能暗示结构性癫痫的可能性）。

- 既往诊断为良性 Rolandic 癫痫的儿童出现跌倒发作、非典型失神或肌阵挛发作（MS）（参阅良性 Rolandic 癫痫的非典型演变）。

- 既往考虑为良性 Rolandic 癫痫的儿童出现非惊厥持续状态或突然出现明显的神经心理损害（参阅良性 Rolandic 癫痫的非典型演变）。

- 临床考虑良性 Rolandic 癫痫的儿童出现频繁的临床发作，两次包括睡眠期的 EEG 记录发作间期正常。

EEG 诊断分级（初级标准和高级标准两种）

- **确定性诊断**（临床可疑良性 Rolandic 癫痫、发育正常、未经治疗的儿童，伴上述的发作期症状）

　　- 发作期记录到良性 Rolandic 癫痫典型临床表现和 EEG 中央-颞区放电，伴或不伴继发全面性发作。

　　- 发作间期典型一侧或双侧中央-颞区棘波，有或无形态和出现方式相似的 Rolandic 区之外棘波或 GSWD。

- **高确定性诊断（很可能的）**

　　- 单侧中央-颞区棘波，睡眠期数量增多而形态不变。

　　- Rolandic 区之外的局灶性或多灶性棘波，具有典型的中央-颞区棘波形态和睡眠期特点。

　　在 EEG 报告中应重视 EEG 或 VEEG 的非典型特征，这可质疑由临床特征提示的良性 Rolandic 癫痫的诊断

- 孤立的 Rolandic 区棘波和/或棘波局限在前头部，睡眠中无活化现象。

- 睡眠期中央-颞区棘波形态改变（尤其是出现快棘波或多棘波，或慢波成分明显增加，或短暂电压降低），即使临床发作特征提示良性 Rolandic 癫痫，也有症状性病因的可能（Dalla Bernardina et al.，2005）。

- 背景活动明显慢化，或局灶性慢波或弥漫性慢化。

- 弥漫性单侧棘慢复合波或 GSWD 成簇出现，在清醒期时长超过 3s。
- 有睡眠中电持续状态癫痫（ESES）或慢波睡眠中持续棘慢复合波（CSWS）的证据。

疑似良性 Rolandic 癫痫行头部 MRI 检查的适应证：EEG 证据

有典型良性 Rolandic 癫痫特征的儿童影像学检查无提示意义，即使这些儿童约15%可能有 MRI 异常，原因不明的结构异常并不影响该病良好的预后（Gelisse et al. , 2003）。尽管少数文献报道具有典型良性 Rolandic 电-临床特征的儿童伴有皮质发育不良（Fejerman and Caraballo, 2007；Pal et al. , 2016）（**图 9-12**）。如果有非典型的电-临床特征，例如起病年龄、神经精神发育或智力发育异常、难治性癫痫发作或非典型的临床过程，则推荐 MRI 检查。从 EEG 角度出发，如上所述的任何非典型 EEG 特征（尤其是前 3 点），都应该考虑影像学检查。

儿童良性局灶性癫痫的非典型演变

这种情况不是指具有非典型良性 Rolandic 癫痫临床症状和 EEG 特征的儿童，而是指开始发病时具有典型良性 Rolandic 癫痫（或 Panayiotopoulos 综合征）特点的儿童，随后出现癫痫发作严重恶化和/或语言、认知损害，和/或行为异常的一个亚型（Pal et al. , 2016）。Aicardi 和 Chevrie（1982）首次报道了 7 例良性 Rolandic 癫痫儿童这种不寻常的进展过程，在此期间出现以失张力和肌阵挛为主的新发作类型、EEG 伴 CSWS、短暂学习成绩下降，当时使用"非典型儿童良性局灶性癫痫（ABFEC）"来描述这类癫痫。随后 Fejerman 等（2000）报道了一组具有典型的良性 Rolandic 癫痫临床-EEG 特征的儿童，数年后不仅出现了上述的儿童良性局灶性癫痫的非典型演变特征，而且出现抗癫痫药物（AED）难治性癫痫持续状态，包括清醒和睡眠期双侧面部抽搐、言语中止、流涎，伴有 Rolandic 区持续性高波幅阵发活动，发展成获得性癫痫性失语和 CSWS（**图 9-13**、**图 9-14**）。Tssinari（2009）提出这是一种具有异质性临床表现（认知、运动和行为异常及多种发作类型）与慢波睡眠期 ESES 相关的癫痫性脑病。也有报道 Gastaut 型和 Panayiotopoulos 型儿童枕叶癫痫也有相似的伴有持续性棘慢复合波放电、严重的神经心理损害的非典型发展过程（Caraballo et al. , 2001, 2015；Ferrie et al. , 2002）。

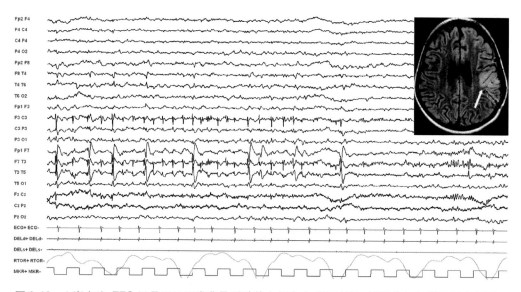

图 9-12 4 岁女孩，EEG 记录显示正常背景活动伴左侧中央-颞区棘波，MRI flair 扫描显示左侧 Rolandic 区的局灶性皮质发育不良（FCD）（from Guerrni R and Pisano T；Pal et al. , 2016）

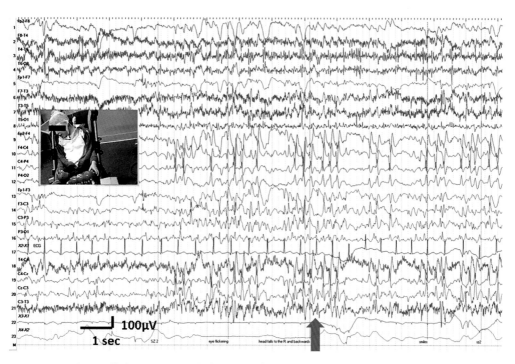

图 9-13　10 岁男孩的典型 Rolandic 发作,进展为失张力发作和 ESES,绿色箭头标记处为患儿头部向右后侧下垂

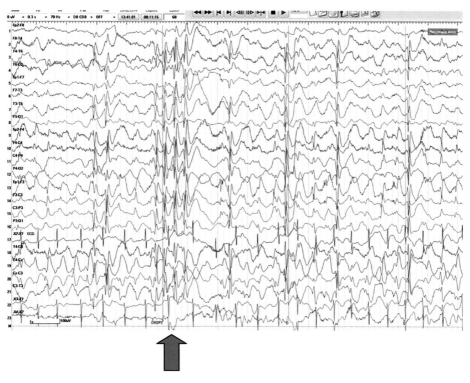

图 9-14　3 岁女孩出现与良性 Rolandic 癫痫相同的夜间抽搐发作(但起病年龄非典型),4 岁时患儿认知下降并出现频繁的夜间发作及白天跌倒发作,颅脑 MRI 正常。清醒 VEEG 显示成串的双侧棘慢复合波放电同时临床出现轻微头下垂动作(蓝色箭头)

▶Panayiotopoulos 综合征

概述

　　Panayiotopoulos 综 合 征（panayiotopoulos syndrome，PS）（又称早发型儿童良性枕叶癫痫）是儿童期特发性局灶性癫痫的一个独特类型，表现为不频繁的、常为持续时间较长的自主神经发作。流行病学调查显示，Panayiotopoulos 综合征占 1~14 岁儿童无热发作的 5.2%。多数患儿在 3~6 岁间起病，病程一般持续 3 年左右，约 10 岁时缓解。发作稀少，据报道仅 5% 的患儿总计有超过 10 次发作。Panayiotopoulos 综合征也可能出现自主神经发作持续状态，并且是儿童无热性非惊厥持续状态的常见原因。

发作症状和症状学

　　这个综合征特征性表现是伴呕吐的自主神经发作（70%~80%），发作多数在夜间，17% 在清醒期发作，13% 在觉醒期发作（Specchio et al.，2010a）。典型发作以恶心症状开始，一种不舒服的感觉或干呕伴自主神经症状，如面色苍白、面红、瞳孔扩大、体温变化和唾液分泌过多，随后可伴意识障碍和非自主神经症状，如眼位偏斜、半侧或全面性惊厥发作。发作期呕吐是一个重要特征，86.4% 发生在睡眠中，50% 发生在觉醒期，发作时间一般可达 30min（范围：5~90min），视觉症状非常少。

　　许多儿童可发生晕厥样发作，患儿无论身体处于何种姿势，突然全身发软和完全无反应，伴或不伴其他临床表现（Koutroumanidis et al.，2012）。由于 Panayiotopoulos 综合征临床表现变化多样，所以应与非癫痫性发作相鉴别，如非典型性偏头痛、胃肠炎或晕厥（短暂发作也应被关注），而长时间的发作可被误诊为脑炎或其他严重的脑损伤（Kivity and Lerman，1992；Panayiotopoulos，2002）。

EEG 部分

背景活动

　　正常，如果在发作后进行 EEG 检查，可见局灶性或弥漫性慢波。

发作间期的阵发性异常活动

　　清醒期　发作间期 EEG 变异很大。在多次记录中，90% 的 Panayiotopoulos 综合征儿童至少可记录到一次典型的高波幅尖慢复合波（图 9-15、图 9-16），尖慢复合波常呈多灶性，但主要分布在枕区，一些患者仅在枕区出现。枕区棘波也可呈阵发性（枕叶阵发异常，参阅 Gastaut 型儿童枕叶癫痫相关章节）。另外，约 1/3 的儿童可能从不出现枕区棘波放电，在系列的 EEG 检查中，多灶性棘波可能出现在其他任何脑区（如额、中央、顶或颞区），可从一个脑区游走到另一个脑区，或从一侧游走到另一侧。Ohtsu 等（2003）报道，Panayiotopoulos 综合征患儿起病早期有枕区的棘波，可能在发作后的几个月或几年后出现多灶性棘波（图 9-15、图 9-16）。也可出现反复发放的"克隆样"棘波或尖慢复合波（图 9-17 左、图 9-18）及与高波幅棘波相反的小棘波。66%~85% 儿童的第一次常规 EEG 检查可能正常（Sanders et al.，2004；Caraballo et al.，2007）。

　　睡眠期　与其他特发性局灶性癫痫（如良性 Rolandic 癫痫）相同，波幅和形态刻板的棘慢复合波放电在睡眠中被激活或仅在睡眠期出现。睡眠期 EEG 诊断敏感性为 80% 到 100%（Ohtsu et al.，2003；Sanders et al.，2004；Tata et al.，2014），然而也有另一种情况，即不同时间的 EEG 检查只有一次出现癫痫样放电。

　　Panayiotopoulos 综合征非典型演变表现为 CSWS 伴运动、语言和认知功能损害，在临床上很少见。

　　频繁的或持续的局灶性棘慢复合波发放并不影响临床表现和其严重程度，也不影响预后。临床发作消失后棘波仍可持续多年，通常在青少年期完全消失。

伴随发作事件的 EEG 阵发性活动

　　与发作间期棘波放电一样，发作起始也是多变的，可以为广泛的后头部或额颞区起始（图 9-17 中图和右图），通常为节律性 θ 波，期间混杂或跟随小棘波、棘慢复合波、快节律，并扩散至双侧半球。发作期 EEG 起始早于临床症状出现前几分钟（Panayiotopoulos，2002；Koutroumanidis，2007；Specchio et al.，2010b）。

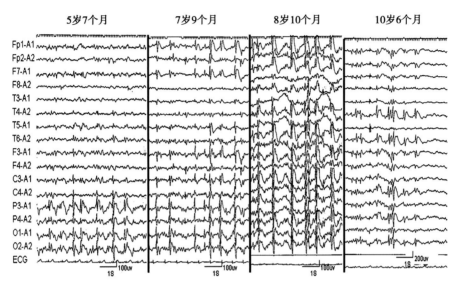

图 9-15 Panayiotopoulos 综合征女孩癫痫样放电的演变。5 岁 7 个月时第一次 EEG 显示睡眠期双侧顶-枕区尖慢复合波放电,7 岁 9 个月时放电演变为双侧额极,8 岁 10 个月时放电几乎呈弥漫性分布,10 岁 6 个月时放电最终局限于右侧中央-颞-顶区

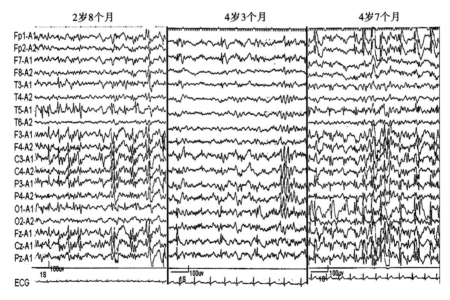

图 9-16 Panayiotopoulos 综合征男孩癫痫样放电的演变。2 岁 8 个月时第一次偶然的睡眠期 EEG 显示范围较广泛的左侧中央颞-后颞区尖慢复合波放电,4 岁 3 个月时睡眠期 EEG 显示枕区和额极独立的和同步的棘波放电,3 个月后棘波变得更多

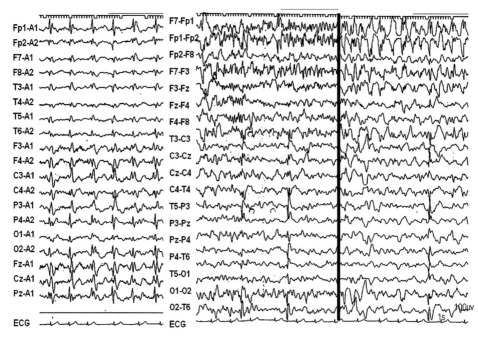

图 9-17 Panayiotopoulos 综合征的 6 岁女孩,发作间期 EEG(左图)和一次电发作(中图和右图)。发作间期睡眠 EEG 显示左侧额极和双侧顶、枕区棘慢复合波发放,发作起源于左侧额极,并持续局限于左侧额极,不伴临床症状(亚临床发作)

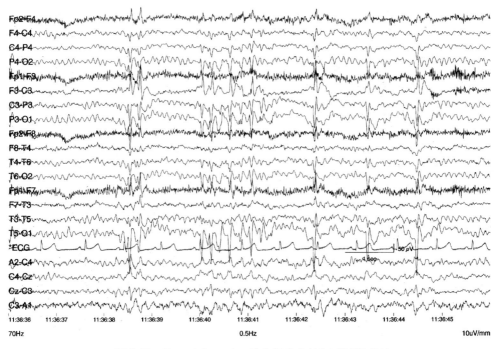

图 9-18 Panayiotopoulos 综合征患儿的"克隆样"棘波

记录方案

初级标准

推荐睡眠记录,因为典型异常可能仅在睡眠中出现。如果只能记录清醒期 EEG,或清醒期无明确发现,而又不能安排睡眠 EEG,则建议延长记录时间,尽可能记录到思睡期或浅睡期。

HV 和 IPS 可活化棘波,推荐使用;如果 EEG 通道足够多,推荐使用多导生理参数记录,包括 ECG 和双侧三角肌 EMG。

高级标准

为了提高临床诊断率,睡眠记录是必要的;设计清醒期和睡眠期记录,褪黑素诱发、部分睡眠剥夺后并给予 HV 和 IPS。枕区阵发活动的出现可能增加失对焦敏感(FOS)的可能性,可用不透明胶带覆盖的护目镜(保证完全黑暗),或用+10 球面透镜或透明胶带覆盖的水下护目镜(允许光进入,但阻止对焦)进行测试(参阅失对焦敏感章节)。

鉴别诊断

需与 TLE 鉴别,因为两者都有自主神经症状、恶心、呕吐等(相关的 EEG 诊断标准,参阅 TLE 相关章节)。

与结构性 OLE 的鉴别在于 Panayiotopoulos 综合征患者枕区棘波和枕区外棘波共存,尤其是清醒期和睡眠期的中央-颞区棘波(Tata et al. ,2014)(参阅结构性枕叶癫痫相关内容和 Gastaut 型儿童枕叶癫痫章节)。

长程 VEEG 检查的适应证

由于发作不频繁,一般不建议长程 VEEG 检查。家庭录制的发作视频,尽管常常错过发作起始阶段,但对诊断仍有很大帮助。如果发作频繁、诊断有疑问时,则考虑远程视频监测。

EEG 诊断分级

注意　一旦接诊医生认为呕吐或其他自主神经症状可能是发作表现时,即需要 EEG 检查。绝大多数 EEG 记录的是发作间期,有时在长时间发作的严重阶段或自主神经发作持续状态时,可获得发作后记录(图 9-19、图

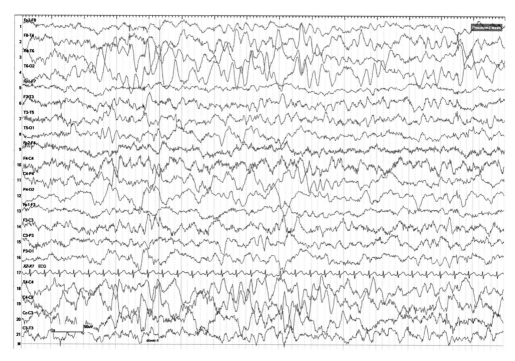

图 9-19　Panayiotopoulos 综合征的 3 岁女孩,非惊厥自主神经持续状态发作 2 天后的 VEEG 记录。患儿突然面色苍白、呕吐,几分钟后跌倒、无反应,随后出现双眼向左侧偏斜伴左侧肢体抽动,持续时间超过 30min,送入儿科重症监护病房,VEEG 记录时患儿意识清楚并配合检查。注意发作后右侧后头部持续性慢波,3 个月后复查 EEG 正常

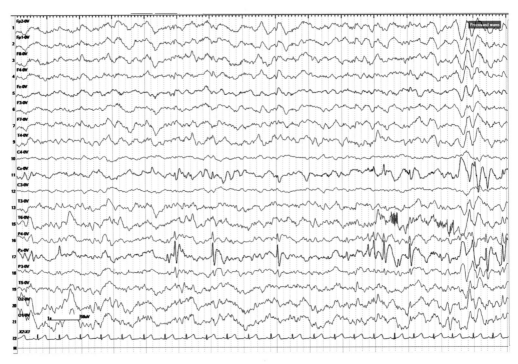

图 9-20　图 9-19 同一女孩的睡眠 EEG，现在 4 岁。患儿一直有发作并能描述有头痛先兆，之后全身发软和无反应，持续约 10min。注意 EEG 仅在睡眠中记录到顶中线区典型的高波幅棘慢复合波

9-20），发作期记录罕见。

- **确定性诊断（临床可疑 Panayiotopoulos 综合征、未经治疗的儿童）**（初级或高级标准 EEG）　记录到自主神经发作，伴典型电-临床表现（罕见）。
- **高确定性诊断（很可能的）**（初级或高级标准 EEG）　典型临床表现、发作间期枕区棘波或枕区阵发性活动和 FOS，或有典型临床表现并且多次 EEG 检查显示发作间期棘波分布的改变。自主神经持续状态发作后记录显示局灶性慢波，伴或不伴相关的棘波；患儿临床症状在数小时内临床完全恢复也高度支持 Panayiotopoulos 综合征的诊断。
- **低确定性诊断（可能的）**　初级标准 EEG 正常，推荐高级标准 EEG，记录到睡眠期枕区棘波或多灶性棘波，将诊断水平提升至高确定性诊断。多数儿童经过 2~3 次 EEG 检查才能显示典型棘波，尤其包括睡眠记录时。

重复高级标准 EEG 检查的适应证

- 第一次睡眠（高级标准）EEG 记录正常。

- 恰当的 AED 治疗出现耐药（卡马西平、丙戊酸钠、氯巴占），仍频繁发作，考虑影像学检查（参阅良性 Rolandic 癫痫）。
- 缺乏自主神经症状的局灶性或全面性发作伴典型发作间期癫痫样放电；或有自主神经症状发作，而没有典型的发作间期癫痫样放电。

▶ Gastaut 型儿童枕叶癫痫

概述

　　Gastaut 型儿童枕叶癫痫（occipital childhood epilepsy of Gastaut, OE-G）（晚发型儿童良性枕叶癫痫）是一种独特的、年龄相关的局灶性发作易感综合征（2017 年 ILAE 分类中也称为自限性综合征）谱系中纯粹的枕叶癫痫（OLE）综合征。年龄相关的局灶性发作易感综合征还包括伴中央-颞区棘波的良性 Rolandic 癫痫、Panayiotopoulos 综合征（Panayiotopoulos et al. , 2008），推测遗传因素可能与发病有关（参阅第一章）。起病高峰年龄为

7～8岁，并且临床过程被认为是良性的，尽管该类型发作的完全缓解率低于良性 Rolandic 癫痫和 Panayiotopoulos 综合征（Caraballo et al.，2009）。

发作症状和症状学

OE-G 最初的发作症状和体征与结构性病因的枕叶或后头部皮质癫痫相似，因为这两种类型 OLE 均反映相同脑区（视觉区）（参阅第五章相关内容）的癫痫性紊乱。但由于病因不同，故二者间存在着明显的区别，主要与发作起始或发作扩散过程中涉及枕叶外区域的症状和体征以及相关的发作类型有关。这些临床差异构成了 Gastaut 型儿童枕叶癫痫特征性的 EEG 全貌。

OE-G 发作持续时间通常较短，多数不超过 2min，但也有长达 15min 的发作。大多数发作在清醒期，但也有夜间发作。

发作扩散模式

发作沿侧裂下扩散至单侧或双侧颞区的 TLE 样症状学在所有研究中并不常见（11%～15%）（Gastaut and Zifkin，1987；Panayiotopoulos，1999；Caraballo et al.，2008c），如果有这种扩散方式则通常在视觉先兆后出现。而结构性 OLE 或后头部皮质癫痫通过侧裂下扩散较常见（44%～80%）（Blume et al.，1991；Salanova et al.，1992；Williamson et al.，1992；Panayiotopoulos，1999；Fogarasi et al.，2005），发作与 TLE 相似且无先兆。OE-G 发作时视幻觉之后出现头、眼偏转，视觉症状后出现半侧抽搐也常见（34%，Gastaut and Zifkin，1987；45.5%，Caraballo et al.，2008），有时抽搐可能有双侧交替现象。相对而言，结构性 OLE 或后头部皮质癫痫很少出现一侧抽搐发作，在大多数手术治疗的结构性 OLE 或后头部皮质癫痫中仅有零星报道，这些患者可能出现对侧肢体抽搐或麻木、肌张力障碍，是因为发作很快扩散至额叶运动区或辅助运动区所致。

相关发作类型

文献报道 15% 的 Gastaut 型儿童枕叶癫痫可在视觉发作开始的同时或随后出现 3Hz GSWD 的失神发作（Caraballo et al.，2008c；

Wakamoto et al.，2011），出现 Rolandic 发作占 6%（Caraballo et al.，2008c）。结构性后头部皮质癫痫或 OLE 患者无失神发作或无 Rolandic 发作的报道。

EEG 部分

背景活动

正常。

发作间期的阵发性异常活动

（参阅表 5-3）

典型发作间期 EEG 为闭眼状态（图 9-21）枕区高波幅棘波（O1-O2 为负相），散发或长程节律性发放（枕区阵发活动），有时出现于睡眠中（图 9-22）。

闭眼状态出现枕区阵发活动应立刻评估 FOS（图 9-23，参阅相关章节）。FOS 见于 90% 以上 OE-G 患者（Gastaut and Zifkin，1987），偶见于结构性 OLE 儿童。枕区棘波和枕区阵发活动与脑区性的背景节律紊乱无关，在 60% 的 OE-G 患者为双侧性（Caraballo et al.，2008c），反映了先天性的枕区兴奋性增高。而结构性 OLE 的枕区棘波通常出现在病变部位，仅 10%（Williamson et al.，1992）到 34%（Salanova et al.，1992）的患者出现双侧同步性棘波（枕区或更广泛的后头部），可能与继发性双侧同步化有关（Salanova et al.，1992）。24% 的 OE-G 患者中央-颞区棘波与枕区棘波共存（Caraballo et al.，2008c），主要见于有半侧阵挛发作的患者（Gastaut and Zifkin，1987）。GSWD 的报道在不同的研究中分别为 17%（Wakamoto et al.，2011）、27%（Caraballo et al.，2008c）和 38%（Gastaut and Zifkin，1987），通常以短暂、弥漫及不规则暴发形式出现（图 9-24），但也有更节律的 3～4Hz GSWD，与特发性全面性癫痫（IGE）的形式相同（Caraballo et al.，2004）。相反，在 8 个大样本 170 例结构性 OLE 患者的系列研究中，仅有 1 例（0.6%）出现 GSWD（Williamson et al.，1992）。

HV 对枕区棘波或枕区阵发性活动无明显影响，但可促使 GSWD 出现（图 9-25）。OE-G 患者光敏感性为 11%（Gastaut and Zifkin，1987）到 15%（Caraballo et al.，2008c），而结构

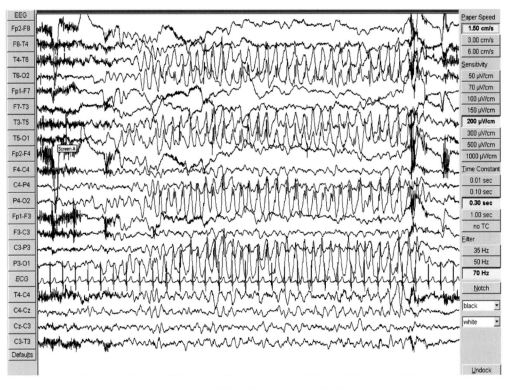

图 9-21 清醒闭目状态时枕区阵发活动

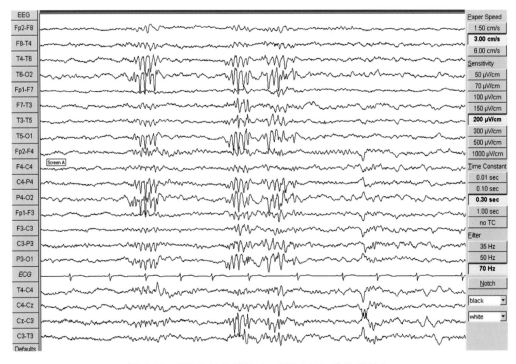

图 9-22 OE-G 的 8 岁男孩,睡眠中枕区的异常放电

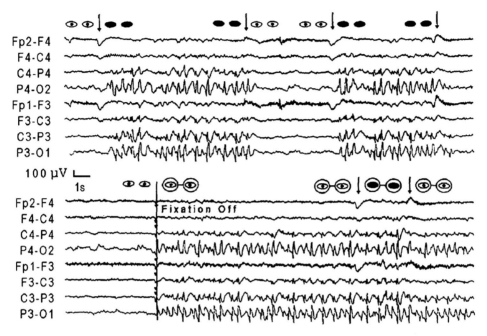

图 9-23 常规 EEG 记录中睁闭眼对枕叶阵发活动的影响。上图：枕区高波幅持续性尖慢复合波（枕区阵发性活动）在闭眼后立即出现，保持闭目状态持续出现，睁眼后 EEG 立即正常，在保持睁眼状态并保持视觉注视状态（患儿持续看物体）时 EEG 一直正常。下图：在光线明亮的屋内，消除中心视野对焦作用，也可使用 +10 半球透镜或用半透明胶带覆盖的水下护目镜诱发出上述改变

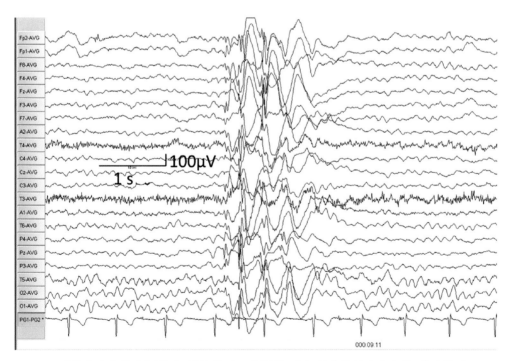

图 9-24 OE-G 患者的 GSWD 与 IGE 的 3Hz GSWD（参阅儿童失神癫痫章节）的比较，Panay-iotopoulos 综合征和良性 Rolandic 癫痫也可出现相同的放电（参阅相关章节）

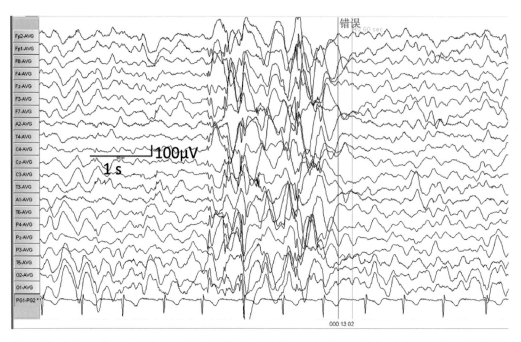

图 9-25 与图 9-23 同一患儿,HV 诱发 GSWD。注意持续时间较长的放电,患儿出现呼吸计数错误 (放电结束时技师用红线标出)

性 OLE 则很少见。睡眠对 OE-G 患者枕区棘波影响很大,枕区棘波减少甚至消失,或在思睡期和浅睡期首次出现。此外,中央-颞区棘波和 GSWD 易出现在睡眠中,枕区电发作也是如此(Gastaut and Zifkin,1987)。

伴随发作事件的 EEG 阵发性活动

通常发作期放电局限于枕叶,至少在发作开始阶段,表现为快节律、快棘波,或两者兼有,波幅低于发作间期枕区棘波(**图 9-26**)(Gastaut and Zifkin,1987)。

记录方案

初级标准

清醒期做 HV 和 IPS。如果清醒期记录无明确异常,也无法安排睡眠记录,则建议记录到思睡期(参阅高级标准)。

高级标准

部分睡眠剥夺后进行清醒和睡眠记录,并有 HV 和 IPS。睡眠 1 期和 2 期记录对于激活枕区棘波和进一步评估包括睡眠期一过性枕部正尖波(positive occipital sharp transients of sleep,POSTS)在内的后头部背景节律的完整性很重要。睡眠对于激活中央-颞区棘波和

GSWD 也很重要,可排除结构性病因。仅在闭眼时出现枕区棘波或枕区阵发活动,应立刻进行 FOS 评估(参阅相关章节)。

EEG 诊断分级

临床可疑 Gastaut 型儿童枕叶癫痫(发育正常的儿童伴上述发作期症状)

- **确定性诊断**(两种记录标准) 记录到发作期典型临床症状和 EEG 显示一侧或双侧枕区放电,有或没有枕区外扩散,发作间期典型的一侧或双侧枕区阵发活动伴有中央-颞棘波或 GSWD。

- **高确定性诊断(很可能的)**(两种记录标准) 上述发现不伴中央-颞区棘波或 GSWD 也高度提示 OE-G,不过可能需要影像学检查排除少见的乳糜泻病,该病可以有相同的 EEG 模式(Gobbi,2005)。

- **低确定性诊断(可能的)**(两种记录标准) 发作间期一侧枕区散发棘波,无脑区性背景活动紊乱;EEG 所见与 OE-G 一致,但必须排除结构性 OLE 或后头部皮质癫痫。重复高级标准记录或远程 VEEG 监测提高诊断的确定性至确定性诊断或高确定性诊断。

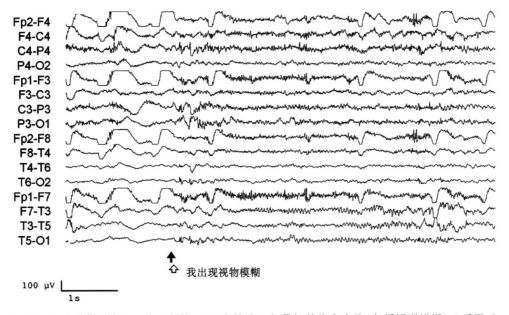

Fp2-F4
F4-C4
C4-P4
P4-O2
Fp1-F3
F3-C3
C3-P3
P3-O1
Fp2-F8
F8-T4
T4-T6
T6-O2
Fp1-F7
F7-T3
T3-T5
T5-O1

我出现视物模糊

100 μV

1s

图 9-26　发作期放电出现在双侧枕区（黑色箭头），与最初的临床症状（包括视觉模糊）几乎同时出现（白色箭头），发作也包括强迫性眼睑闭合，持续时间不超过 1min

　　注意　在发育正常有局灶性发作的儿童，包括良性 Rolandic 癫痫、Panayiotopoulos 综合征和 OE-G 相互重叠的临床特点，则执行高级标准睡眠剥夺记录。

远程视频监测的适应证

- 临床可疑 OE-G 或枕叶发作，有枕区外癫痫样放电，没有后头部皮质癫痫样放电。
- 高级标准 EEG，发作间期正常。
- 可疑 OE-G 或枕叶发作，视觉症状出现期间 EEG 正常。

▶肌阵挛-失张力癫痫

概述

　　1970 年，Herman Doose 报道了 51 例早期发育正常的儿童在 1~5 岁期间出现"原发性"全面性发作，其形式有肌阵挛和站立不能，也常伴失神、GTCS 和强直发作，提出遗传性病因并以此与 LGS 相鉴别（Kaminska and Oguni，2013）。相比当时其他所有完全根据电-临床标准定义的癫痫综合征，Doose 综合征具有遗传倾向（Arzimanoglou et al.，2004）。1992 年 Doose 又重新定义了诊断标准并强调强直发

作在该综合征为并不常见的特征。1989 年 ILAE 建议命名为肌阵挛-失张力癫痫综合征，并具有如下特征：

- 癫痫发病前神经发育正常。
- 7 个月至 6 岁间出现肌阵挛发作、肌阵挛-站立不能发作或站立不能发作。
- 广泛性棘慢复合波或多棘慢复合波放电。

　　2010 年"肌阵挛-失张力癫痫"（Epilepsy with myoclonic-atonic seizures，EMAS）被采用，具有遗传易感性，诊断标准仍参考 1989 年版。

　　肌阵挛-失张力癫痫约占儿童癫痫患者的 1%~2%，发病高峰年龄在 3 岁，男女比约 2:1，具有年龄依赖进程和临床谱，预后不一。Oguni 团队长期跟踪随访 81 例患儿，发现疾病的演变过程相似，但结局不同，并根据最终的发作结果将预后分为三类：预后好、预后中等、预后差（Oguni et al.，2005）。癫痫发作 6 个月内累计发作缓解率达 40%，一年内达 63%，3 年内达 89%（Oguni et al.，2005）。81 例患儿中，89% 的患儿在 1~3 年内肌阵挛、肌阵挛-失张力或失张力发作得到缓解（Oguni et al.，2005）。即使临床预后良好的儿童，发作初期也可能对 AED 耐药，有时需要添加促肾上腺皮质激素治疗或生酮饮食治疗。预后不佳的

儿童,癫痫发作可能持续性难治,并因出现长期的非惊厥持续状态而改变该病的临床进程,而非惊厥持续状态也常被其他发作形式终止,在非惊厥持续状态期间患儿对周围环境感知力降低或嗜睡,此外可有严重的认知功能下降,患儿可能遗留严重的智力损害。肌阵挛-失张力癫痫是一种独特的年龄依赖性癫痫综合征,癫痫在发病后的 1 年内发展至高峰,尽管发作初期的几个月内患儿有严重的运动功能亢进,但智力发育基本正常,最终智力发育情况在良好和不佳之间(Kelley and Kossoff,2010),总体预后也差别很大(Trivisano et al.,2011)。

发作症状和症状学

目前认为肌阵挛-失张力癫痫是一种具有相对广泛临床谱的癫痫综合征,主要发作类型从肌阵挛发作到失张力发作。

肌阵挛发作(MS)、失张力发作(或站立不能)和肌阵挛-失张力发作 这些发作类型通常出现在 GTCS 或阵挛发作的几天或几周后。

全面性强直-阵挛发作或阵挛发作 这些发作常出现在先前发育正常或既往有 FS 发作的儿童。

非典型失神发作 平均在 3 个月内发作频率逐渐增加,并出现非典型失神发作。

非惊厥持续状态 表现为成簇的肌阵挛-失张力发作、肌阵挛发作、或非典型失神发作持续状态,初期对 AED 耐药。

强直发作 一些预后差的患儿可有短暂的强直发作,在病程后期出现并一直持续至接近 20 岁。

EEG 部分

背景活动

在疾病最初期,清醒期背景活动正常(**图9-27A**)。特征性 EEG 是以中央顶区为主的弥漫性 4~7Hz θ 节律(中央区 θ 节律),常常混合在清醒期背景活动中并在思睡期增多(**图9-28A、B**),一些儿童的背景活动可表现为弥漫性慢化(**图 9-29**)。疾病初期睡眠结构正常,在疾病进展过程中出现弥漫性慢化并伴随正常睡眠结构消失,尤其是肌阵挛-失张力癫痫谱中的严重病例。

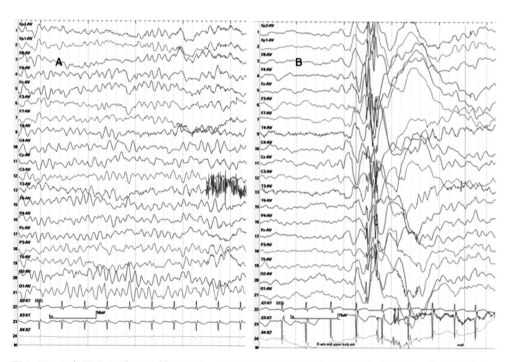

图 9-27 2 岁男孩,2 次无热性 GTCS。(A)睡眠 VEEG 显示思睡期和睡眠期正常背景活动。(B)思睡期和浅睡期出现肌阵挛性抽动伴 GSWD

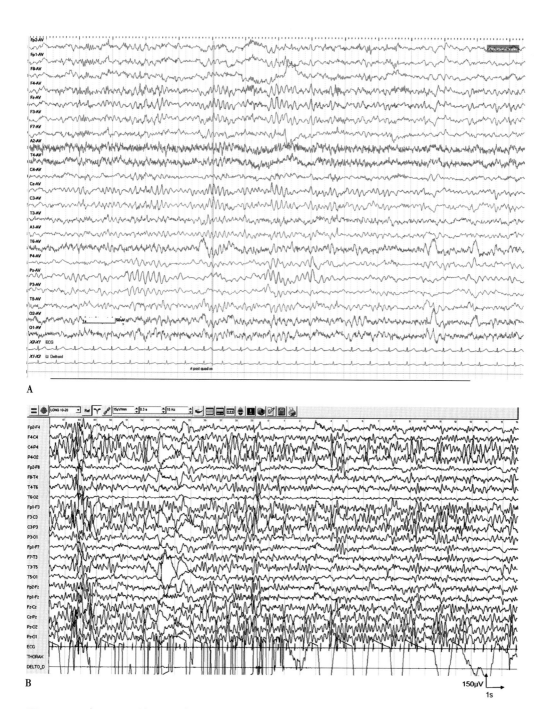

图 9-28　3 岁男孩,开始为 FS 发作,其后发展为肌阵挛和失张力发作。(A) 中央-顶区明显的节律性 θ 活动。(B) 中央区 θ 波的另一个示例

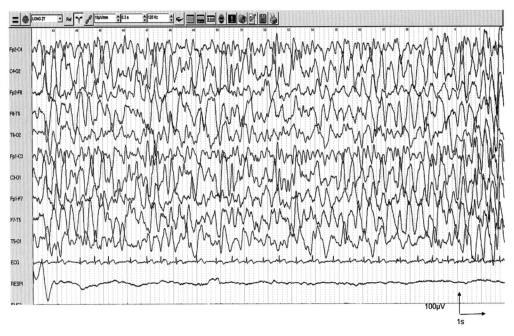

图 9-29　肌阵挛-失张力癫痫的 3 岁男孩,注意此时 EEG 背景为弥漫性 θ-δ 慢活动

发作间期的阵发性异常活动

　　清醒期

　　此期可无癫痫样放电,如果有则为 2～3Hz GSWD,额-中央区优势或波幅最高。棘慢复合波放电也可以两侧半球不对称,但并不恒定。局灶性或多灶性棘波(**图 9-30**、**图 9-32 上图**)也可出现,但并不频繁,可能以一侧为著,但并不恒定,也没有棘波相应部位的局灶性慢波[参阅遗传性或特发性全面性癫痫相关章节的局灶性放电部分]。

　　睡眠期

　　局灶性和 GSWD 增多,并有独特的多棘波成分(**图 9-27B**、**图 9-31** 和**图 9-32 下图**)。

伴随发作事件的 EEG 阵发性活动

● **癫痫性跌倒发作**(即因发作而导致的跌倒)按照姿势变化、跌倒时间顺序和 EMG 电位分为三种类型。

　　－ **屈曲性肌阵挛**(myoclonic flexor) 发作特点为头部或躯干突然的屈曲或伸展动作导致患儿跌倒,VEEG 监测到患儿身体猛地向地面跌倒而不是缓慢向下瘫倒(**图 9-33**)。

　　－ **肌阵挛-失张力** 最初的发作特征和屈曲性肌阵挛一样,随后肌张力丧失导致跌倒发作,同期 EMG 显示胸锁乳突肌、斜方肌、竖脊肌的肌电消失(**图 9-34**)。

　　－ **失张力发作** 由于肌张力丧失导致患儿突然跌倒或缓慢跌倒为特征(**图 9-35**、**图 9-36**),在跌倒前可有短暂的临床症状(面部轻微的肌阵挛和/或四肢抽动),EMG 斜方肌肌电突然消失,而胸锁乳突肌肌电持续存在(Oguni et al. ,1992;Oguni et al. ,1997)。

　　尽管肌阵挛发作的棘慢复合波放电非常短暂,但广泛性 2～4Hz 双侧同步棘慢复合波或多棘慢复合波放电常与三种发作类型均有关。棘慢复合波放电与临床发作的时间关系表明,肌阵挛和失张力发作的肌电现象对应于棘波成分和慢波上升支之间。

　　肌阵挛 EMG 为持续 100ms 的肌电暴发活动,随后为持续 60～500ms 的肌电静息期(Oguni et al. ,1992;Oguni et al. ,1997)(**图 9-34**),肌电静息与慢波开始是同步且有锁时关系的。短暂抽动和随后的肌电静息期共同产生了典型的跌倒。

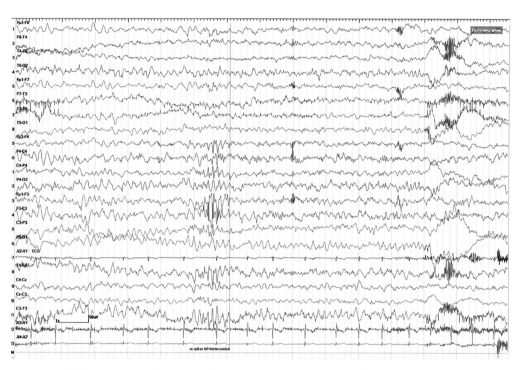

图 9-30 肌阵挛-失张力癫痫的 7 岁男孩,发作间期清醒 EEG 显示左侧旁中线区为主的双侧多棘波暴发

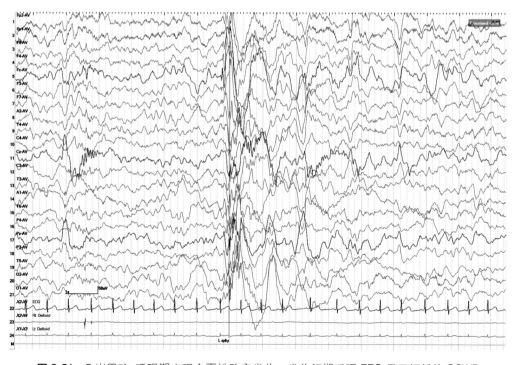

图 9-31 5 岁男孩,睡眠期出现全面性阵挛发作。发作间期睡眠 EEG 显示短暂的 GSWD

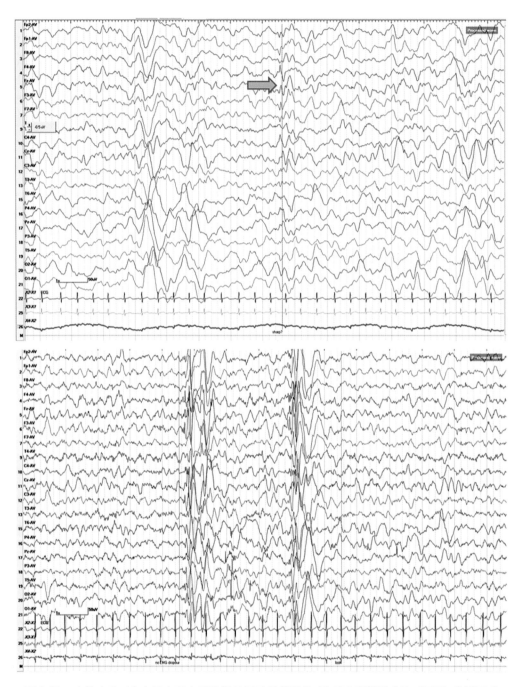

图 9-32 女性患儿,18 个月出现突然跌倒且导致轻微跌伤,随后出现肌阵挛和 GTCS,接受丙戊酸治疗后 3 岁时发作消失。上图:睡眠中正常生理节律和额区低波幅局灶性棘波(F4、Fz、F3)。下图:睡眠中短暂暴发的 GSWD 或多棘慢复合波

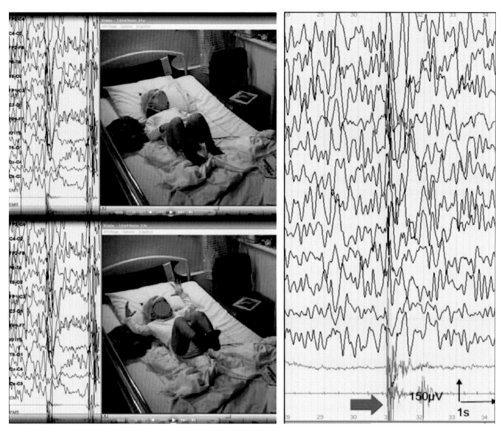

图 9-33　18 个月的男孩,外展性肌阵挛性抽动伴跌倒发作。箭头是双侧粗大的轴性肌阵挛抽动伴上肢上抬及外展

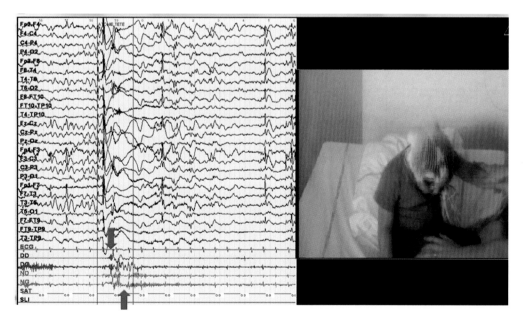

图 9-34　肌阵挛-失张力发作。注意:最初的肌阵挛抽动(第一个箭头)前有广泛性放电暴发,随后失张力发作跌倒,同期电-临床静息期,伴三角肌肌电信号消失(第二个箭头)

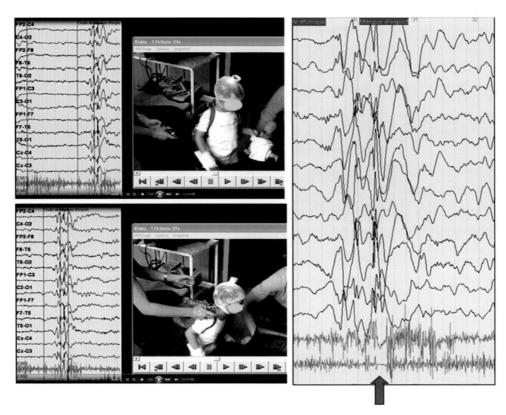

图 9-35 失张力发作,肌电信号突然消失(箭头)对应失张力跌倒

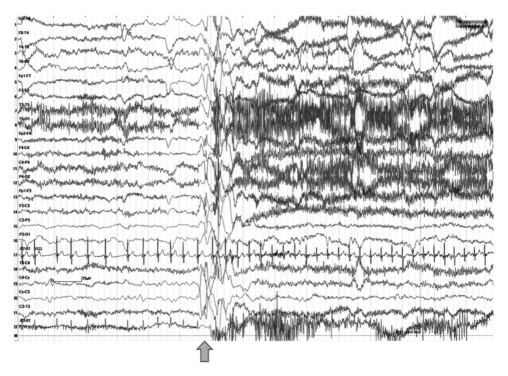

图 9-36 2岁女孩,坐着玩玩具时突然抽动后向前跌倒(头部撞到右膝盖上的玩具)。注意 EMG 静息期(箭头),因之前没有 EMG 证实其肌阵挛成分,所以该发作为失张力发作(负性癫痫性肌阵挛),而不是肌阵挛-失张力

- **全面性阵挛发作**　可发生在清醒期和睡眠期,阵挛成分与反复的粗大肌阵挛发作相似(图 9-37)。患儿坐位时突然向后跌倒,之后出现节律性张口动作和肢体运动,阵挛频率逐渐增快并迅速导致阵挛性颤动,随频率逐渐减慢而结束(图9-38)。

- **全面性强直-阵挛发作**　在这种类型中,阵挛之前有持续几秒的强直成分(图 9-39)。

- **非典型失神发作**　对应的 EEG 为广泛性 $1.5\sim3Hz$ 不规则棘慢复合波放电(图 9-40)。

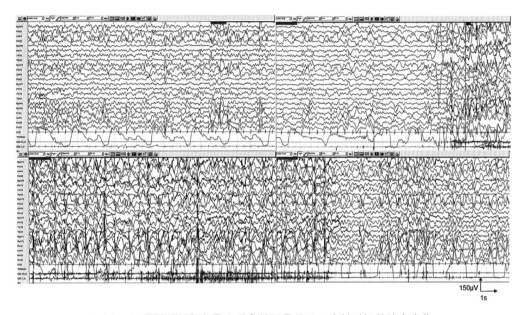

图 9-37　EEG-EMG 多导生理参数记录显示一次长时间的阵挛发作

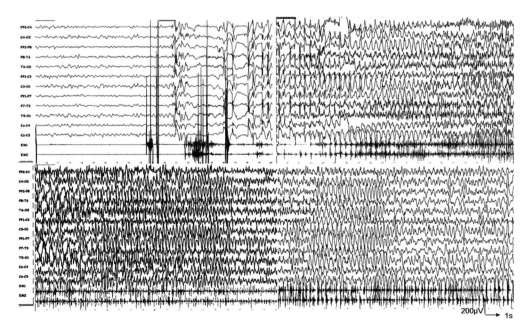

图 9-38　诊断为肌阵挛-失张力癫痫的 3 岁男孩的全面性阵挛发作,在发作进展过程中阵挛频率明显增加(箭头),产生"震颤"现象,随后抽动频率逐渐减少且发作逐渐结束

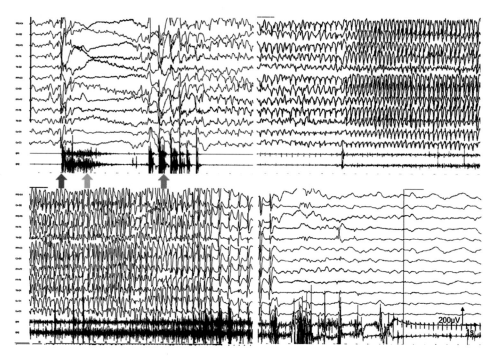

图 9-39 GTCS。注意强直发作开始阶段（绿色箭头）的初始肌阵挛成分（红色箭头），这种肌阵挛和强直混合发作称为"肌阵挛-强直"（参阅强直发作相关章节），随后的阵挛阶段（蓝色箭头）

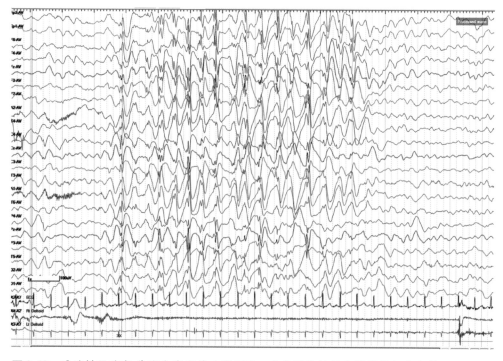

图 9-40 难治性肌阵挛-失张力癫痫的 4 岁男孩。非典型失神发作伴前头部为主的 2~2.5Hz GSWD，在放电期间，患儿出现静止不动并停止喝水动作

一些患儿可能有长时间反复的非典型失神发作,伴意识模糊及不规则的节段性肌阵挛或点头动作,这种非典型失神持续状态是非惊厥性癫痫持续状态(NCSE)的一种类型(参阅下面的非惊厥性癫痫持续状态章节),容易在觉醒后出现,可持续几个小时。EEG 表现为杂乱而明显慢化的背景活动及散在的棘慢复合波放电,与 NCSE 相同(图 9-41)。

- **非惊厥持续状态(少见)**　这种状态由一系列的肌阵挛-站立不能或肌阵挛发作和非典型失神发作构成。在这段发作期间,患儿表现出对外界接触失去反应或思睡等警觉程度的改变,也可出现流涎,以及从构音障碍到缄默等不同程度的言语困难,以面部和上肢为主的游走性肌阵挛,主要累及眼睑、口、舌和手指,伴肌张力低下和震颤的共济失调和行走困难或不能行走。整个事件中 EEG 正常背景活动消失,且以弥漫性或不规则的棘慢复合波持续发放为特征,EMG 可记录到游走性的肌阵挛(图 9-42)。

- **全面性强直发作**　睡眠中发作,可有或没有阵挛成分。当强直发作为主要发作类型时,表明预后差和药物难治性。在强直之前有肌阵挛抽动时,将这种发作命名为"肌

阵挛-强直"(图 9-43、图 9-44)。一些患儿强直发作非常轻微,仅表现为持续 10s 或更长的睁眼和不规则呼吸改变,同期 EEG 为睡眠期广泛性棘波暴发并导致觉醒。全面性强直发作也可为"颤动"样的临床表现(图 9-45)。

记录方案

初级标准

记录计划包括清醒期和睡眠期、多导生理参数记录(心电图、双侧三角肌 EMG)。

肌阵挛预期在 1 小时内出现,HV(受哭泣的影响不少见)可诱发非典型失神发作,有报道一些儿童可有光阵发反应(PPR),但光敏性并不属于肌阵挛-失张力癫痫的典型特征。

注意　患儿坐位或站位的记录是非常必要的(应严密监督、谨防跌倒),以证实失张力发作或肌阵挛-失张力发作中的失张力成分。

高级标准

长时程 VEEG 监测(包括睡眠和清醒期)记录特征性的发作类型和描述临床-EEG 表型。在初级标准基础上加用多导生理参数记录(呼吸、双侧斜方肌、胸锁乳突肌和竖脊肌 EMG)。

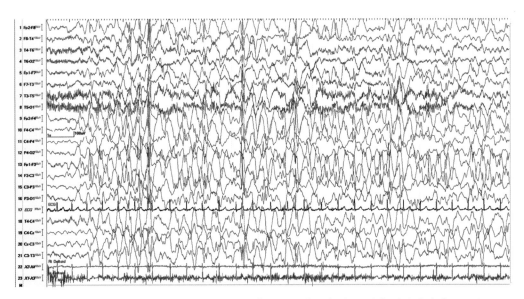

图 9-41　2 岁男孩,最初有 FS,其后发展为无热惊厥和非典型失神、肌阵挛-失张力发作。EEG 显示连续长程的弥漫性慢的棘慢复合波放电,其间仅有几秒的中断,同期患儿出现无反应和头下垂

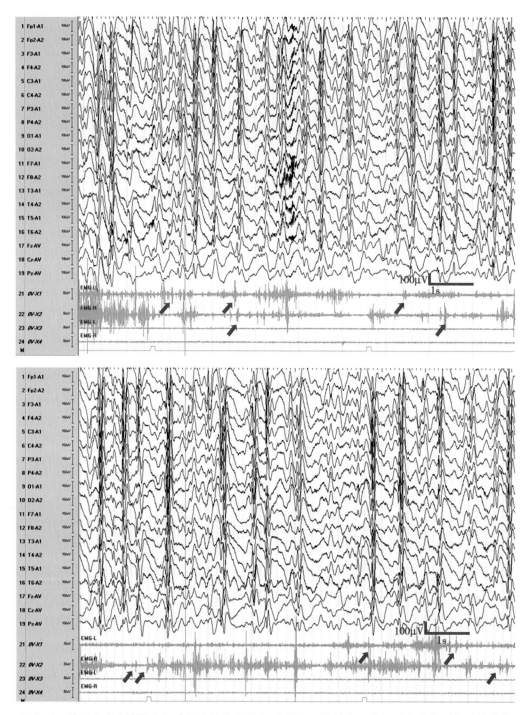

图 9-42 诊断为癫痫伴肌阵挛-失张力的 3 岁男孩,上图和下图均为一次记录中非典型失神持续状态发作中截取的两个连续的片段,这次 VEEG 显示清醒期广泛性或不规则的 2~4Hz 中-高波幅(多)棘慢复合波、慢波持续发放,在这段时间,患儿处于无反应状态伴面部和双上肢为主的频繁不规则抽动(每个红色箭头标记处均代表一次 EMG 的暴发电位)(导联方式:耳电极参考;EMG:X1、X2、X3、X4 分别为左右三角肌和左右股四头肌;低频滤波(LF):1.6;HF:70;纸速:30mm/s;吉林大学第一医院小儿神经科脑电室供图)

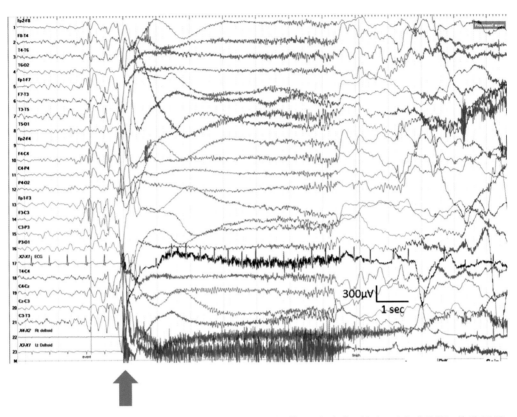

图 9-43 浅睡期肌阵挛-强直发作。注意发作开始短暂的 EMG 电位（箭头）对应 GSWD，其后 EMG 为长时间的双侧强直性收缩，对应 EEG 弥漫性电压衰减和低波幅快的募集节律

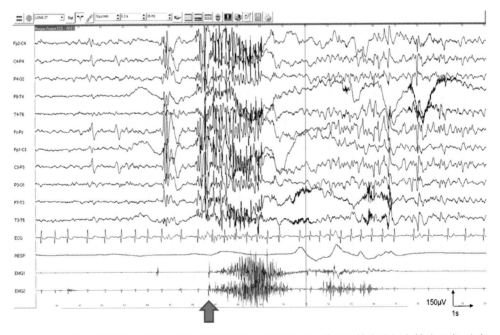

图 9-44 短暂双侧肌阵挛-强直发作，同期 EEG 为持续 5~6s 的广泛性高波幅多棘波暴发，注意初始的肌阵挛成分（箭头）

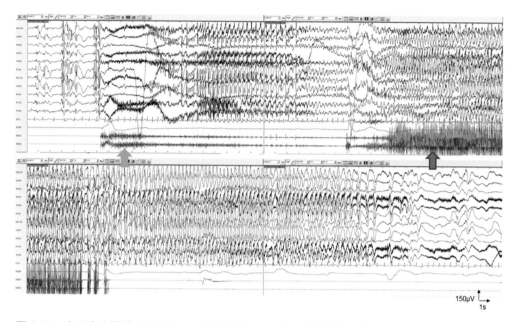

图 9-45 在这次全面性强直发作中,强直阶段开始(绿色箭头)没有肌阵挛成分。注意弥漫性高波幅快棘慢复合波放电伴随非常快速的强直动作(蓝箭头),对应临床上"震颤"表现,这种快棘波放电模式不同于 LGS 经典强直发作的弥漫性低波幅快节律,该患儿预后不良

EEG 诊断分级

- **可疑肌阵挛-失张力癫痫而未经治疗儿童的确定性诊断**(两种标准记录) 记录到典型肌阵挛和/或失张力和/或肌阵挛-失张力发作(后者一定是在患儿坐位或站立时检查,并在严密监督保护下进行),具有典型临床表现以及发作期、发作间期 EEG 特点,没有非典型特征(参阅下文)。
- **高确定性诊断(很可能的)**(两种标准记录) 记录到典型发作间期阵发性异常,有或无特征性 4~7Hz 中央-顶区 θ 节律,但无肌阵挛/肌阵挛-失张力发作。继续应用(或重复)高级标准记录到特征性发作,并将诊断提升至确定性诊断级别。
- **低确定性诊断(可能的)**(两种标准记录) 背景中无典型的 4~7Hz 中央-顶 θ 节律、或典型发作间期癫痫样放电、或发作,无非典型特征。重复初级标准或高级标准,记录到特征性 EEG 和发作,将低确定性诊断提升至高确定性或确定性诊断。

重复高级标准 EEG 的适应证

- 未记录到肌阵挛发作。
- 临床恶化和/或可疑存在非惊厥持续状态。
- 可疑存在其他发作类型和/或癫痫综合征:癫痫性痉挛、额叶发作、进行性肌阵挛癫痫或 LGS。

在 EEG 报告中应强调 EEG 或 VEEG 的非典型特征,这可质疑肌阵挛-失张力癫痫的诊断

- 背景活动存在局灶性慢波,伴持续的局灶性棘波或多棘波。
- 长程 VEEG 检查无肌阵挛发作。
- 目前存在强直发作,或是主要的发作类型。

▶ 三岁以内的失神发作(早发性失神)

概述

早发性儿童典型失神发作(3 岁前起病,是公认的 CAE 起病年龄的下限)是一组罕见的异质性人群并且整体预后不良,仅少数可归入众所周知的癫痫综合征(Chaix et al.,2003),如肌阵挛失神癫痫、眼睑肌阵挛失神(ELMA)、婴儿期特发性肌阵挛(Caraballo et al.,2011)、或其他遗传性病因,如 *Glut-1* 缺乏(Leary et al.,2003)。因此,在可能的情况下,识别特定的综合征对于确定病因、治疗和预后都很重要（Caraballo et al. ,2011）。大部分患儿预后不佳，认知功能有不同程度的影响，一些患儿预后良好（Shahar et al. ,2007），实际上也说明了 CAE 发病有时会更早。

发作症状和症状学

典型失神发作（typical absence,TA） 早发典型失神发作与晚发典型失神发作并无本质上的不同。发作短暂，一般持续 3~12s（**图 9-46**、**图 9-47**），持续时间长者罕见（**图 9-48**、**图 9-49**），可以是单纯性失神（仅有意识障碍），也可以是复杂性失神（伴其他症状，尤其是运动表现）。典型失神可能具备某种特定临床综合征的特点（如肌阵挛失神癫痫或眼睑肌阵挛失神）或难以描述其特征，因而不容易从疾病分类的角度加以定义。失神发作出

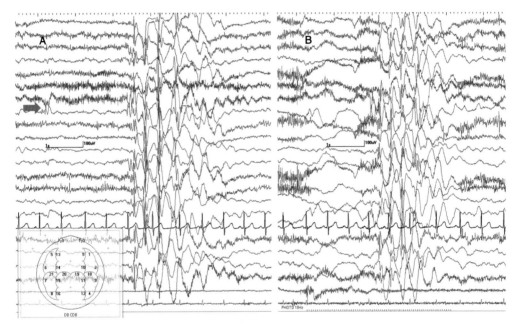

图 9-46　2 岁女孩,自 7 个月时出现失神,18 个月时出现一次 GTCS,母亲是控制良好的 IGE/GGE 患者,既往有失神发作和光敏性。(A)自发出现典型而短暂的 GSWD 伴瞬间凝视动作,注意 EEG 左侧后颞孤立的、非定位性的棘慢复合波放电(绿色箭头)及后头部前导的广泛性阵发活动。(B)18Hz IPS 诱发与自发放电相似的 GSWD

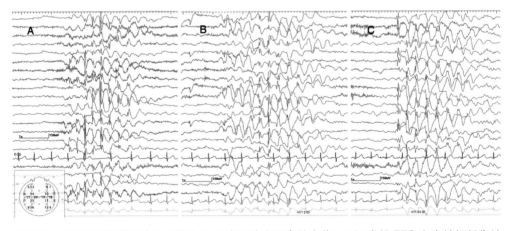

图 9-47　GLUT-1 缺陷症的 3.5 岁患儿,2 岁开始出现失神发作。(A)常规 EEG 自发性短暂失神发作。(B,C) HV 诱发的失神发作。目前患儿 10 岁,生酮饮食和丙戊酸(400mg,每日两次口服)治疗,每日仍有 5~10 次失神发作,患儿也诊断了孤独症谱系疾病

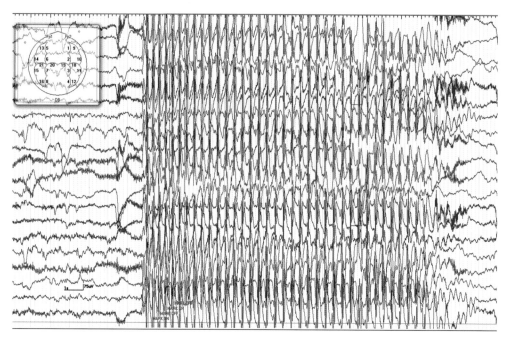

图 9-48　3 岁女孩,表现为突然行为终止和凝视的 1 次典型失神发作。患儿 2 岁时诊断为 α-甘露糖苷贮积症,18 个月时患儿每日数次几秒的"不动"发作,2 岁 3 个月时 VEEG 记录到几次失神发作,但并未治疗。注意 EEG 持续约 18s 的双侧同步而规则的 3Hz GSWD,无不对称的片段,在发作期间女孩一直无反应

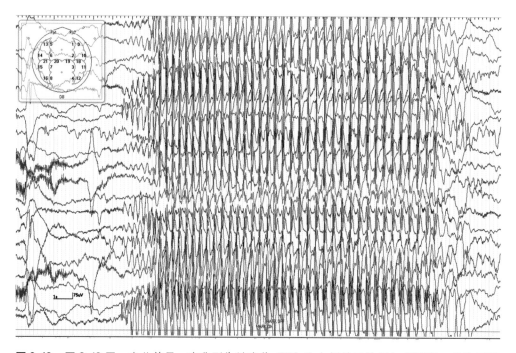

图 9-49　图 9-48 同一患儿的另一次典型失神发作,EEG 为左侧前导的 3Hz GSWD。其他 EEG 特征与儿童失神癫痫章节的病例相同,即频率规则和额区突出,没有不对称性或片段化

现之前神经系统检查和发育均正常,其预后及对治疗的反应主要取决于综合征(参阅儿童失神癫痫、眼睑肌阵挛失神和肌阵挛失神癫痫相关章节)或病因,例如,*GLUT-1*缺陷者对治疗失神发作的 AED 耐药,但生酮饮食对其有效(suls et al. ,2009)。

早发典型失神发作可能是仅有的发作类型,或伴有 GTCS、眼睑肌阵挛和合眼异常以及肌阵挛发作(Caraballo et al. ,2011)。

EEG 部分

背景活动

背景活动正常,睡眠结构存在(Caraballo et al. ,2011)。

发作间期的阵发性异常活动

清醒期　异常放电为短暂或不完全的广泛性棘慢复合波、多棘波、多棘慢复合波阵发和局灶性或多灶性非定位性棘波(图 9-46A,与儿童失神癫痫比较)。

IPS 可诱发广泛性棘慢复合波和多棘慢复合波发放(图 9-46B)(Caraballo et al. ,2011)。

睡眠期　额、中央或后头部(图 9-50、图 9-51B、图 9-52)局灶性和多灶性非定位性慢棘波或罕见的快棘波或多棘波,睡眠期增多或首次出现,随睡眠程度加深广泛性癫痫样放电中出现多棘波成分,持续时间更短暂和同步性

更差(图 9-51、图 9-52B、图 9-53)。

伴随发作事件的 EEG 阵发性活动

典型失神发作的发作期为持续 3s 或更长的 GSWD,(图 9-46～图 9-49,图 9-54～图 9-56)。发作期放电可能为双侧同步、一侧性或脑区性起始(图 9-48、图 9-49),有时可能呈片段性的(图 9-54)。特定的综合征保留他们自己的发作期临床 EEG 特征(参阅肌阵挛失神癫痫和眼睑肌阵挛失神)。

记录方案

初级标准

对于配合的儿童,HV 可诱发典型失神发作伴典型的 EEG 模式,吹风车可使孩子觉得有趣并能获得同样的效果。IPS 和触觉刺激:后者能激活肌阵挛发作伴 GSWD 或多棘慢复合波放电,正如婴儿良性或反射性肌阵挛癫痫一样,一些作者将这种类型包括在 3 岁前发病的失神发作谱系。使用 EMG 多导生理参数记录是必须的,但通道有限时可能做不到。

如果可能,睡眠期记录是必要的(癫痫样放电在思睡期和第一个睡眠周期明显增多,局灶性和多灶性的非定位性棘波可能仅在睡眠期出现),如记录到睡眠期,在觉醒期重复 HV。

高级标准

与初级标准相同,记录清醒和睡眠 EEG

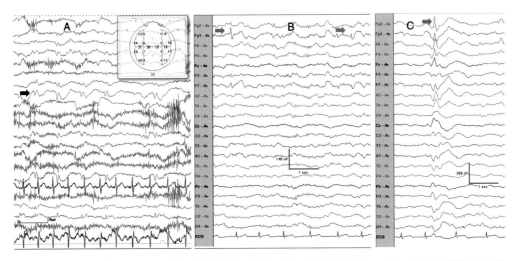

图 9-50　图 9-48 和图 9-49 女孩的睡眠 EEG。注意:(A)左侧枕区棘波。(B)左侧额区棘波(灰色箭头)。(C)右侧额区棘波(绿色箭头)

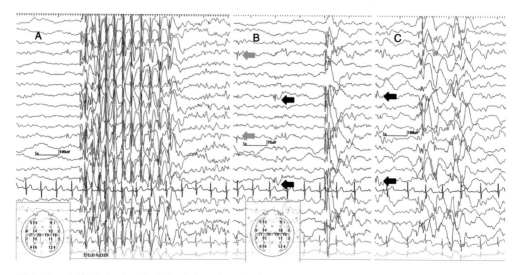

图9-51　3岁男孩,自19个月时出现凝视发作,该患儿睡眠 EEG 与 CAE 睡眠 EEG 的对比。(A)睡眠1期,持续4s 的3Hz GSWD,随后出现弥漫性 θ 节律,表明有脑电觉醒反应。(B)睡眠2期出现双侧枕区优势的单个3Hz GSWD,注意其前可见右侧枕区非定位性棘波(灰色箭头)。(C)睡眠3期的弥漫性棘慢复合波放电,注意短暂而不规则或片段的棘慢复合波放电和左侧枕区持续出现的棘慢复合波放电(黑色箭头)

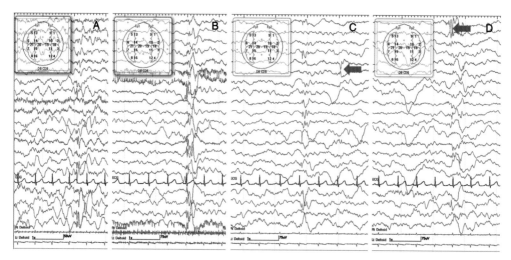

图9-52　图9-46 女孩3岁时的睡眠 EEG。(A)睡眠3期左侧 GSWD 减少。(B)双侧性但不完全同步放电。(C)右侧放电,也注意左侧前颞区棘波(绿色箭头)。(D)右侧前颞区非定位性棘波(绿色箭头)

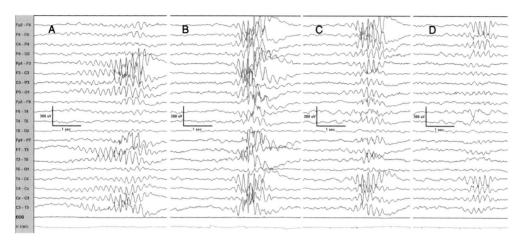

图 9-53　图 9-48 和图 9-49 同一女孩的 EEG,睡眠期额区为主的高波幅尖样 θ 或快棘慢复合波放电暴发。注意放电侧别的变化:(A)左侧放电。(B)双侧放电左侧略著。(C)双侧放电右侧略著。(D)右侧放电

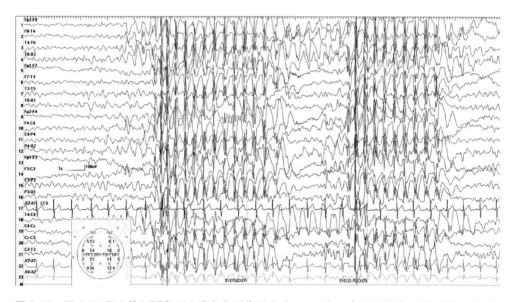

图 9-54　图 9-51 男孩的 VEEG,HV 诱发典型失神发作,患儿停止吹风车动作、风车掉落、凝视伴眼睑眨动。注意右侧颞前导的 3Hz GSWD,并一直在右侧,有效地"连接了"2 次典型失神发作

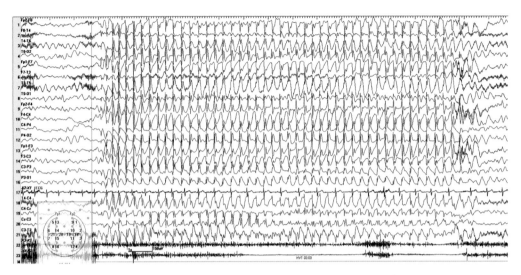

图 9-55 图 9-54 男孩 2 年后(5 岁)的 VEEG,HV 诱发一次长时间的典型失神发作。在这次记录时,因为患儿父母拒绝治疗,所以一直未用 AED。目前患儿 13 岁,服用拉莫三嗪和托吡酯治疗,仍有失神发作和不频繁的 GTCS,既往曾服用左乙拉西坦和乙琥胺治疗,无明显疗效

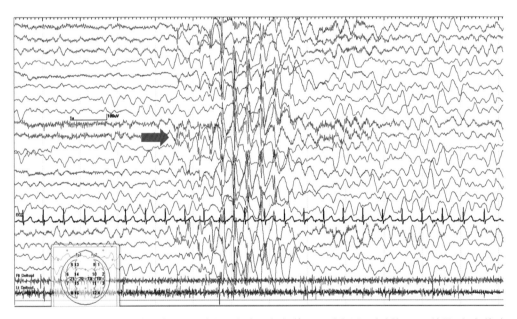

图 9-56 图 9-46 女孩,目前 3 岁,思睡时出现自发而短暂的 3Hz GSWD,右侧额颞区前导(绿色箭头)

(对所有 IGE 或 GGE)及清醒期 HV 和 IPS 或触觉刺激。睡眠 1 期和 2 期的记录很重要,因为可激活 GSWD,尤其是在清醒期异常不明显时。睡眠也可激活局灶的和多灶的非定位性棘波、多棘波。多导生理参数记录是必须的,如初级标准所述。

EEG 诊断分级

备注 1　有可疑病史、有典型失神发作临床表现和 EEG 特征的儿童,诊断无异议,因此神经影像学检查并不是必须的。

备注 2　早发性失神发作儿童出现认知功能倒退或对治疗失神发作的 AED 无效时,应进行 *SLC2A1* 突变筛查以排除 *GLUT-1* 缺陷,该基因编码葡萄糖转运体-1(GLUT1)(见**图 9-47**)(Suls et al. ,2009)。

● **确定性诊断**(具有上述发作期症状的临床

可疑早发性失神发作,并且发育正常未经治疗的儿童)(初级和高级标准) 记录到与典型失神发作符合的临床症状和 EEG 放电,伴或不伴局灶性或多灶性非定位性棘波和/或短暂的发作间期 GSWD。

- **高确定性诊断(很可能的)(初级标准)** 记录到发作间期 GSWD 伴或不伴局灶性非定位性棘波,但未记录到典型失神发作(无论自发性或 HV 诱发),高度怀疑早发性失神,进行包括睡眠的高级标准记录以诱发失神发作,将高确定性诊断提升至确定性诊断。如果一次 EEG 没有记录到典型失神发作,则重复高级标准记录。

- **低确定性诊断(可能的)(初级和高级标准)** 记录到局灶性非定位性棘波,无发作间期 GSWD,这些发现仍然符合 IGE 或 GGE 的诊断(在有提示性临床证据的情况下)。这时推荐包括睡眠期的高级标准 EEG,以诱发发作间期 GSWD,可将诊断水平提升至高确定性诊断(如果觉醒期出现典型失神发作,则为确定诊断)。

注意 当初级和高级标准(后者包含睡眠)均无任何癫痫样放电时,则早发性失神的诊断是不可能的。

远程 VEEG 监测的适应证

- 背景活动有局灶性慢波伴持续的局灶性棘波或多棘波。
- 为了量化失神发作和充分研究所有临床表型(当有可疑肌阵挛和眼睑肌阵挛病史)。
- 当临床有发作期症状、初级和高级标准同步 EEG 记录正常(提示非癫痫事件),探讨典型失神和非癫痫事件共存的可能性。
- 重复高级标准 EEG 记录的发作间期均正常。

▶ Lennox-Gastaut 综合征

概述

Lennox-Gastaut 综合征(Lennox-Gastaut syndrome,LGS)是一种癫痫性脑病,约占儿童癫痫的 2%～4%,男孩多于女孩(Markand,

2003)。Marseille 学派在 1966 年到 1972 年间描述了该电-临床综合征,但由 Lennox 和 Davis 以儿童期起病的癫痫首次报道,其特征为弥漫性<2.5H 慢棘慢复合波放电和几种发作类型,包括强直发作、非典型失神发作和跌倒发作(Markand,2003)。Beaumanoir 描述了 LGS 的电-临床特征并在 1989 年被 ILAE 分类委员会采纳(Beaumanoir and Blume,2005)。约 70%～75% 的 LGS 患儿与多种遗传性或获得性脑结构异常或染色体异常(包括围产期或出生后损伤、感染、皮质发育畸形、放疗损伤、Down 综合征等)有关,其余 25%～30% 的患儿无可识别的病因(Camfield,2011)。该综合征预后通常很差,持续至成年期仍有发作,大多数有智力障碍、行为及精神障碍(75%～95%)(Camfield,2011)。虽然病因不同,但 LGS 患儿都有相似的电-临床表型,符合一个共同的潜在机制(Arzimanoglou et al.,2009)。功能神经影像学研究表明 LGS 癫痫活动的激活涉及皮质的广泛性区域,并且强直发作是通过脑桥网状结构来表达的(Archer et al.,2014)。最近 LGS 被重新定义为"继发性网络癫痫",即癫痫活动通过大范围的脑网络表达;如果有皮质病变,也与这些网络长期的相互作用产生网络不稳定有关,而不是触发了单个癫痫放电(Archer et al.,2014)。LGS 与其他癫痫综合征之间有明显的重叠(Kaminska and Oguni,2013),使得鉴别诊断尤为困难。全面的评估病史及清醒和睡眠期 EEG 对于准确诊断该综合征至关重要。LGS 的主要鉴别诊断包括继发双侧同步化的额叶癫痫、肌阵挛-失张力癫痫、Dravet 综合征、晚发性癫痫性痉挛、非典型儿童良性局灶性癫痫(Aicardi-Chevrie 综合征)和 20 号环状染色体癫痫综合征(Ring chromosome 20 epilepsy syndrome)。

发作症状和症状学

在 3～10 岁期间起病,通常在 8 岁前,也有起病更早或更晚、甚至在成年期起病的报道。LGS 可在其他类型癫痫或癫痫综合征之后出现,如局灶性癫痫、大田原综合征和 West 综合征。

经典 LGS 诊断三联征:

- 多种发作类型,但包括强直发作和非典型失神发作,这是主要的发作类型。
- 认知功能障碍。
- 典型的发作间期和发作期 EEG 模式(Markand,2003;Beaumanoir and Blume,2005;Arzimanoglou et al.,2009)。

强直发作 对于 LGS 的诊断是必需的。白天和夜间均可出现,非快速眼动(NREM)睡眠期增多,通常成簇出现。发作呈轴性并主要累及近端肢体,对称性或者一侧为著,表现为颈和身体突然屈曲、上肢屈曲状或伸展状抬起、下肢伸展、面部肌肉收缩(有时很轻微,仅局限于下唇)、眼球旋转和自主神经症状(呼吸暂停、面部潮红、心动过速),当发作达到顶峰时,出现广泛性的震颤(快速、小幅度的全身抽动),肢体远端相对较轻。强直发作可导致突然跌倒,伴或不伴短暂的意识丧失,但也可仅表现短暂而轻微的眼部症状和呼吸节律改变。

非典型失神发作 是 LGS 第二常见的发作类型,见于约 75% 的患者。发作轻微,如果没有对认知和反应性同步进行规范评估则很难识别。主要临床表现为短暂意识丧失,尽管部分意识可以保留(CamfieLd,2011)。EEG 为持续超过 20s 的长时程癫痫样放电,因为发作开始和结束都是渐进的,并且患者意识丧失和恢复也是逐渐的,所以在临床上不一定能够识别。相关症状还包括眼睑和口部肌阵挛以及肌张力下降并因此导致跌倒。

跌倒发作 不很常见,影响 30%~60% 的患者,并且也不是 LGS 所特有。一般由短暂的强直发作或癫痫性痉挛引起,后者常见于有 West 综合征病史的患者(Markand,2003)。需要 VEEG 和多导生理参数记录来确定引起跌倒的发作类型。其他发作类型还包括强直-阵挛、局灶性发作、肌阵挛和肌阵挛-失张力发作,这些发作与跌倒发作一样,对 LGS 并非特异性。

癫痫持续状态发作 可出现于 60% 的患者,表现为意识状态改变伴持续性慢棘慢复合波,伴或不伴连续的强直发作(Arzimanoglou et al.,2009)。

EEG 部分

背景活动

清醒和睡眠期 因病因(结构性、遗传性、特发性)和年龄(年龄较小的时候 West 综合征和 LGS 相继发生)不同,EEG 也不相同,受发作间期持续性异常的影响,异常范围从界线性到更为常见的伴有生理特征消失的严重异常。

发作间期的阵发性异常活动

局灶性异常 局灶性或多灶性棘波、棘慢复合波、多棘波、慢波或局灶快节律暴发为非特异性,通常见于有结构性病变的患者,取决于潜在的病理。

广泛性异常 清醒期和睡眠期的发作间期广泛性异常是诊断 LGS 必需的。

清醒期 弥漫性 1.5~2.5Hz 高波幅同步的慢棘慢复合波,最高波幅在额区,持续几秒至几分钟或清醒期近持续状态(图 9-57)。典型的复合波由棘波(时限<70ms)或尖波(时限 70~200ms)、之后为正相较深的波谷、其后是负性慢波(300~500ms)组成(Markand,2003)。很难将其归为发作间期还是发作期(非典型失神),因为很难对智力障碍且不能配合的儿童进行认知和反应评估,一些刺激(如睁眼、噪音、呼唤患者名字、疼痛等)能减少慢棘慢复合波的出现,或可能终止持续性的慢棘慢复合波(Markand,2003),放松或思睡时能增加慢棘慢复合波的出现。HV 和 IPS 通常对慢棘慢复合波无明显影响(Markand,2003)。

睡眠期 LGS 诊断需满足:

- 在慢波睡眠期可激活之前的慢棘慢复合波放电,与清醒期相比较,表现为更加明显的双侧同步化。
- 广泛性高波幅多棘波和多棘慢复合波暴发(图 9-58)。
- NREM 期出现 10~25Hz 节律性活动,持续几秒(2~10s),又称为阵发性快节律,被一些作者认为是 LGS 的一个基本诊断标准。阵发性快节律可能是一种亚临床电活动,如果持续时间更长,可能伴有轻微的轴性肌肉强直,作为一种强直发作的表现(Mar-

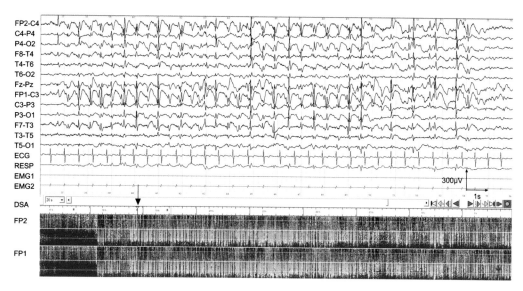

图 9-57 诊断为 LGS 的 5 岁男孩,清醒发作间期 EEG。注意<2.5Hz 弥漫性高波幅、同步性慢棘慢复合波,额区波幅最高。在图片下部,彩色密度谱阵列(CDSA)(0~30Hz)显示记录 9 小时的 FP1 和 FP2 电活动,每个红色垂直线相当于持续几分钟的一段连续的慢棘慢复合波,在清醒期近持续性出现

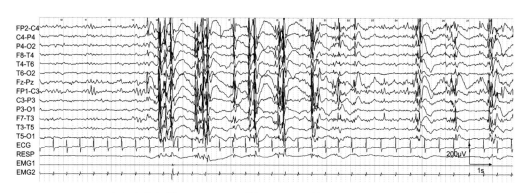

图 9-58 图 9-57 患者发作间期 EEG(NREM 期)显示广泛性高波幅多棘波和多棘慢复合波暴发

kand,2003)(图 9-59),这仅能通过 EMG 辨认出来。快速眼动(REM)期临床发作和发作间期异常都减少。

伴随发作事件的 EEG 阵发性活动

Lennox-Gastaut 综合征的典型发作

- **强直发作** 对应于 15~25Hz 的双侧快棘节律。发作开始时波幅较低,随发作进展而增高,前头部和顶区明显,在一次发作过程中频率变化不明显或没有变化,有时在发作结束后伴随弥漫性慢波(图 9-60)(Markand,2003)。背景活动弥漫性低平或高波幅慢慢棘复合波可在快节律之前出现。

- **非典型失神发作** 同期 EEG 表现为弥漫性

高波幅、不规则、略呈对称性的 1.5~2.5Hz 慢棘慢复合波,额区优势。非典型失神发作可能与发作间期的慢棘慢复合波很难鉴别(图 9-61)。

记录方案

初级标准

清醒期和 NREM 睡眠期记录,可能需要数小时的时间以记录到强直发作。如果可能,采用多导生理参数记录,包括心电图、呼吸、双侧三角肌 EMG。

高级标准

包括全夜睡眠的长程 VEEG 记录并记录

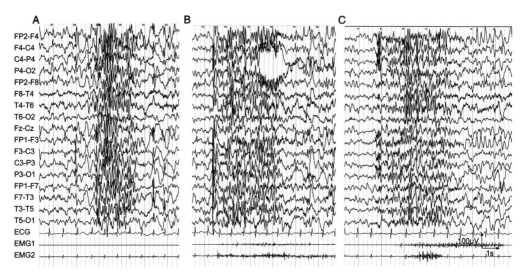

图 9-59 LGS 的 8 岁女孩,发作间期或发作期 EEG(NREM 期)。显示前头部和顶区优势的双侧快节律或棘波节律(10~20Hz),持续 2~3s(阵发性快活动)。(A)可能为亚临床发作。(B,C)持续时间长时,双侧三角肌 EMG 显示轴性肌张力增加,考虑伴轻微强直发作

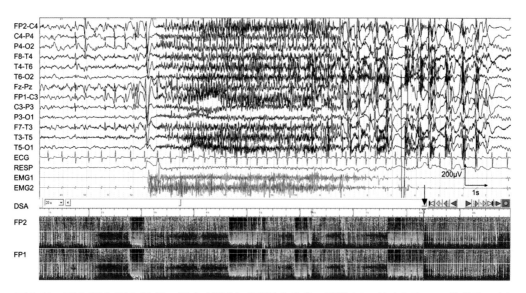

图 9-60 图 9-57 和图 9-58 同一男孩,NREM 睡眠强直发作。EEG 显示前头部和顶区优势的双侧 10~20Hz 快节律或棘波节律,持续 9s(EMG1 和 EMG2 显示双三角肌强直收缩),其后跟随弥漫性慢棘慢复合波。FP1 和 FP2 导联彩色密度谱阵列(0~30Hz),黑色箭头显示 NREM 期强直发作开始,每个红色垂直线代表一段连续的慢棘慢复合波和 NREM 期多棘慢复合波

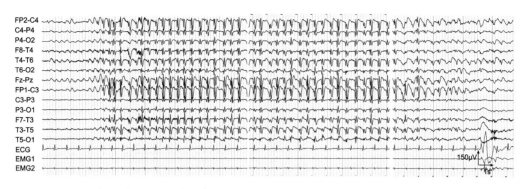

图 9-61　LGS 的 10 岁男孩,非典型失神发作。发作持续 1min,截取 3 段 EEG 显示一次发作的整个过程,注意额区为主的弥漫性 2~2.5Hz 慢棘慢复合波的逐渐起始和逐渐结束过程,双侧略不对称

到某一特定患者报告的所有发作类型。多导生理参数记录是必须的,与初级标准相同。

EEG 诊断分级

- **未经治疗的可疑 LGS 的确定性诊断**(两种标准记录)　记录到典型发作类型(主要为强直发作),并有典型的临床和 EEG 发作期、发作间期表现,无非典型特征(参阅下文)。
- **高确定性诊断(很可能的)**(两种标准记录)　清醒及睡眠期记录到典型的发作间期异常,但没有记录到强直发作。
- **低确定性诊断(可能的)**(两种标准记录)　无典型的发作间期异常或无发作,无非典型特征。

重复 VEEG 记录的适应证(高级标准)

- 未能记录到发作。
- 病情恶化并怀疑癫痫持续状态。
- 临床可疑有其他发作类型和/或不同癫痫综合征:晚发性癫痫性痉挛、局灶性额叶发作/癫痫、肌阵挛-失张力癫痫、非典型良性儿童局灶性癫痫和 CSWS。

　　在 EEG 报告中应强调 EEG 或 VEEG 的非典型特征,这可质疑 LGS 的诊断

- 清醒期和睡眠期缺乏典型的发作间期和发作期特征。
- 2~3Hz 慢棘慢复合波暴发,亚临床放电或伴肌阵挛抽动是主要的发作类型;和/或高波幅慢波混杂多灶性棘波并伴节段性的肌阵挛发作(微小发作持续状态);可疑肌阵挛-失张力癫痫。
- 一侧额区为主的慢波、棘波、棘慢复合波和/或多棘波,提示伴有双侧同步化的额叶

癫痫。

- 长时程(持续 20~30min)节律性、单一形态的 1.5~4Hz 慢棘慢复合波或慢波节律,略呈对称性、额区为主,伴或不伴强直发作、额叶或额颞发作,提示 20 号环染色体癫痫综合征。

▶肌阵挛失神癫痫

概述

　　肌阵挛失神癫痫(EMA)属于年龄依赖性癫痫综合征谱系。以独特的发作类型为特征,即肌阵挛失神发作,有特异性的临床和 EEG/多导生理参数特征。该癫痫综合征罕见,在所有儿童癫痫中不到 1%。起病年龄为 1~12 岁(平均 7 岁左右)。与 CAE 相比,肌阵挛失神癫痫在男孩更常见(70%)。发病原因多样,25% 的儿童可有癫痫家族史,其他原因包括发育障碍、围产期损伤、先天性偏瘫等。肌阵挛失神癫痫在早发儿童失神发作章节也有简短介绍。

　　注意伴非典型 EEG 特征的肌阵挛失神变异型也可见于其他情况(如下讨论)。

发作症状和症状学

　　肌阵挛失神发作(MA) 的特征为对外界环境接触丧失或不同程度的意识障碍,常伴有节律性的肌肉抽动,累及肩部、上肢或下肢,一般不影响面部肌肉。肌阵挛上叠加不同程度的轴性强直成分,并且在失神发作过程中逐渐增强,从而导致节律性抽动伴上肢逐渐抬起的

易于识别的临床模式。在肌阵挛失神发作中,当患者站立时可见眼、头和身体侧向性偏转、或前后摇摆,跌倒不常见。肌阵挛失神发作突发突止,持续 10~60s 不等,可被 HV 诱发,也可能在思睡或浅睡期发作导致患儿觉醒。

约 2/3 的患者在肌阵挛失神发作出现之前或肌阵挛失神癫痫诊断前有其他发作类型,如典型失神或者 GTCS,但 GTCS 发作罕见。肌阵挛失神发作出现后最常见 GTCS(约占 45% 的患者),失神持续状态和失神发作罕见(Bureau and Tassinari,2012)。肌阵挛失神伴 GTCS,尤其是后者频繁出现时,患儿预后不好,发作持续存在或出现其他发作类型(例如非典型失神、清醒或浅睡期出现的临床或亚临床强直发作)。

EEG 部分

背景活动

符合年龄发育的正常背景,与 CAE 类似的正弦样后头部慢活动未见报道,睡眠结构正常。

发作间期的阵发性异常活动

约 1/3 患者在清醒期出现短暂的或不完全的 GSWD(图 9-62A),局灶性或多灶性棘波、棘慢复合波罕有报道。如 CAE 一样,睡眠中放电变得更短暂并出现多棘波成分(图 9-62B),但也可出现规则的 3~4Hz 棘慢复合波放电(图 9-62C)。长时程的棘慢复合波放电变得片段化并不伴肌阵挛成分(图 9-63),但是典型的肌阵挛失神也可在浅睡期出现(图 9-64)。

伴随发作事件的 EEG 阵发性活动

发作期 EEG 以节律性、双侧同步对称性 3Hz 棘慢复合波放电为特征,可双侧同步或脑区性起始,与 CAE 相同(图 9-64、图 9-65)。通常棘慢复合波放电开始和结束突然,少数以额区的 δ 波逐渐结束(图 9-65、图 9-66),棘慢复合波中混有多棘波成分。在放电起始 1s 后多导生理参数记录通常可在三角肌记录到与棘慢复合波同步的双侧节律性肌阵挛(图 9-64~图 9-66)。在失神发作过程中,强直性收缩逐渐增加,以肩部和三角肌最明显,叠加的肌阵挛导致典型的节律性的双上肢上抬。突出的强直性收缩可能主导运动模式,这种病例难以察觉有肌阵挛。有时,尽管 EEG 为广泛性放电模式,但肌阵挛和强直可能为非对称性的甚至是一侧性的。仔细分析棘慢复合波和肌阵挛间的关系显示,棘慢复合波的棘波与肌阵挛抽动间有严格而恒定的关系,每一次肌阵挛后都有一个将强直性收缩打断的短暂肌电静息期(Tassinari et al.,2008)(图 9-67)。在睡眠 2 期或 3 期可以出现棘慢复合波暴发(图 9-63),有时可伴肌阵挛(图 9-64),但不出现如 LGS 的 10Hz 快节律。

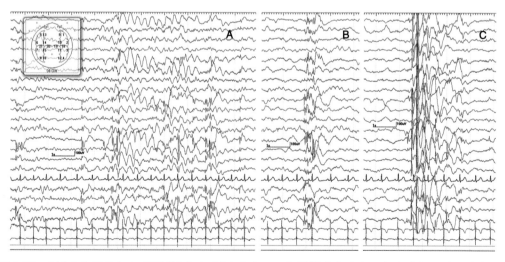

图 9-62　4 岁 3 个月的女孩,频繁的"空白感"病史 2 天。父母描述患儿出现空白感和无反应状态,同时伴上肢节律性抽动,有时累及头部,持续 15~20s,每 30min~1h 出现一次,父亲的表弟幼时有相似的症状。(A)清醒期和(B,C)慢波睡眠期的发作间期 GSWD。注意(B,C)中两种放电的波幅不同,三幅图的增益相同

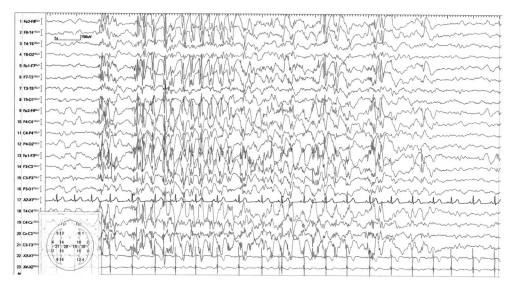

图 9-63　图 9-62 同一女孩,慢波睡眠期长程 GSWD。注意放电片段化和 EMG 缺乏肌阵挛的表现,除了有轻微间歇性的眼睑颤动外,无其他临床表现,女孩呈持续睡眠状态无放电后的脑电觉醒

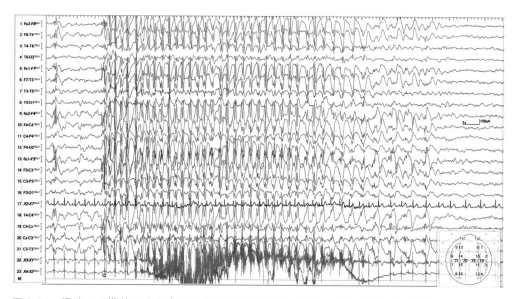

图 9-64　慢波睡眠期的肌阵挛失神发作(图 9-62 和图 9-63 同一患儿的同一份 EEG)。注意双侧同步起始的节律性 3Hz GSWD,(与图 9-63 相比)形态更稳定、无片段化或节律的变形。也要注意(三角肌)EMG 有与棘慢复合波放电同步的上肢节律性肌阵挛抽动。与图 9-63 相同,此次肌阵挛失神发作也没有脑电觉醒

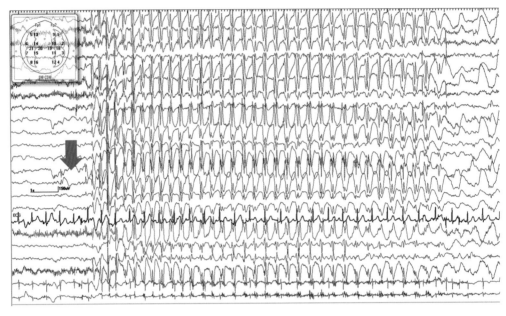

图 9-65　HV 期间肌阵挛失神发作,注意左侧额区起始(箭头)和放电后双侧额区高波幅 δ 活动

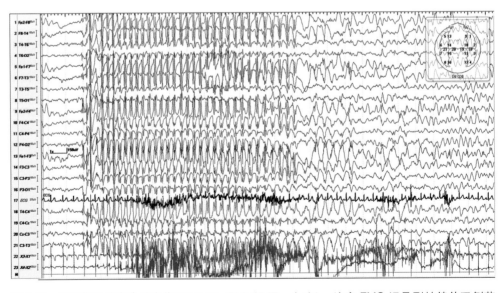

图 9-66　清醒期肌阵挛失神发作(图 9-62~图 9-65 同一女孩)。注意 EMG 记录到持续的双侧节律性肌阵挛,发作期放电结束后为高波幅 δ 暴发,随后为弥漫性 3~4Hz 快的 δ 活动

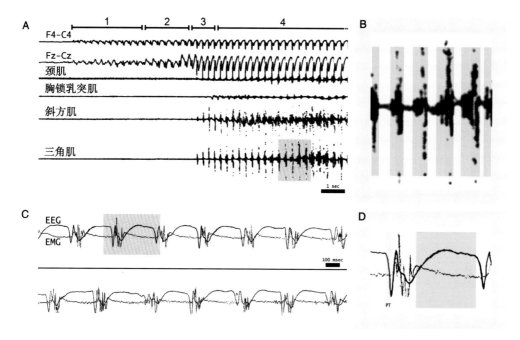

图 9-67　肌阵挛失神发作 EEG-EMG 关系。（A）慢纸速记录棘慢复合波放电的逐渐演变过程（1~3）及第一个向下的正性棘波成分时出现肌阵挛。肌阵挛与斜方肌和三角肌的强直活动有关，对颈肌和胸锁乳突肌影响较弱。（B）取自 A 的细节图，EMG 显示肌阵挛伴逐渐增强的强直活动（红色）和肌阵挛间逐渐减弱的静息活动（黄色）。（C）快走纸速度的 EEG（Fz-Cz）和 EMG（右腕）显示每个正相（PT）棘波成分与其后肌阵挛间的固定关系。（D）取自 C 的细节图，显示 EEG 正相（PT）棘波成分和肌阵挛关系。注意棘慢波复合体（时限 100ms）其正相成分（向下，绿色）之后跟随负相（向上）棘波成分，其后跟随大的 300ms 慢波（灰色）（from Tassinari et al. ,2010 with permission）

肌阵挛失神变异型　各种情况下的非典型肌阵挛失神已有描述。确实，肌阵挛失神起病早、持续时间短、运动症状轻微、或肌阵挛或强直，在染色体异常的患者已有报道［Angelman 综合征（又称快乐木偶综合征）、21-三体综合征、15 号染色体倒置重复综合征］（Elia et al. ,1998）。另外，也有报道癫痫性脑病（Tassinari et al. ,1996）有肌阵挛失神发作伴不规则棘慢复合波、发作开始和结束缓慢、伴肌阵挛和失张力现象。最后，睁眼和闭眼触发的肌阵挛失神，眼睑和上肢的肌阵挛，或缓慢跌倒也有描述。在这些病例中，EEG 显示非典型特性，如棘慢复合波放电中混杂快节律、或棘慢复合波之前有快节律（Giovanardi Rossi et al. ,1998）。

记录方案

初级标准

获取延长时间的清醒记录，包括 HV、IPS，如果可能的话，记录到浅睡期（参阅下面的高级标准）。

HV 能诱发肌阵挛失神发作，因此在检查期间可重复 HV 以记录到临床发作。记录时患者闭目放松、卧位或坐位（坐位时要求抬高双上肢以便更容易发现肌阵挛失神发作），双侧三角肌 EMG 的多导生理参数记录是必须的。

高级标准

持续 VEEG 或多导生理参数记录，部分睡眠剥夺的睡眠期和延长时间的觉醒期 EEG 伴 HV 和 IPS。如上所述必须重复做 HV。下午小睡也能有思睡期记录，甚至到睡眠 2~3 期，睡眠期能记录到棘慢复合波和排除可能与强直收缩有关的快节律。需要包含双侧颈肌、三角肌和肱二头肌多导生理参数记录肌肉活动，因为强直或肌阵挛成分可出现在不同的肌肉，增加 EMG 电极，能提高发现肌阵挛和强直的可能（图 9-68）。

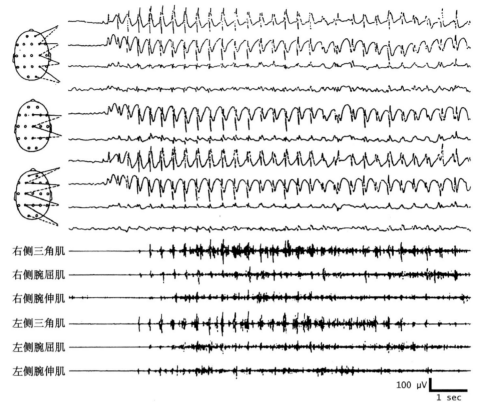

右侧三角肌
右侧腕屈肌
右侧腕伸肌
左侧三角肌
左侧腕屈肌
左侧腕伸肌

100 μV
1 sec

图 9-68 肌阵挛失神发作扩大 EMG 范围的多导生理参数记录。最初的 3 个棘慢复合波不伴肌阵挛,三角肌、双侧腕伸肌及屈肌 EMG 显示节律性肌阵挛与棘慢复合波频率相同,伴逐渐增强的强直活动(from Tassinari et al. ,2010)

EEG 诊断分级

临床上可疑肌阵挛失神癫痫而未经治疗的儿童。

- **确定性诊断**(初级和高级标准) 记录到自发或 HV 诱发的肌阵挛失神发作,EEG 有典型的棘慢复合波放电和在所记录肌肉中至少一处有典型的多导生理参数记录模式(颈肌或双侧三角肌或肱二头肌)。

- **高确定性诊断(很可能的)**(初级标准) 记录到失神发作,伴典型的棘慢复合波放电和三角肌记录到与棘慢复合波放电锁时的节律性肌阵挛,没有强直成分。这些结果可能支持高确定性的临床诊断,尤其是有合适的临床表现时,为了进一步确诊,推荐高级标准 EEG(视频-多导生理参数记录和增加 EMG 导联)。记录到短暂失神伴节律性肌阵挛,无强直收缩,棘慢复合波放电开始和结束缓慢,棘慢复合波放电中或放电前

混杂快波节律,在有合适的临床背景下,这些可解读为非典型肌阵挛失神(参阅下文)。

- **低确定性诊断(可能的)**(初级标准) 有肌阵挛发作临床病史,EEG 记录到失神发作伴 3Hz 棘慢复合波放电,多导生理参数记录没有同期肌阵挛现象的儿童,不能排除肌阵挛失神癫痫。推荐高级标准 EEG记录,如果还不能达到确定诊断标准或高确定性诊断标准时,不可诊断为肌阵挛失神癫痫。

注意 当 EEG 正常,甚至睡眠剥夺和重复 HV 后仍正常时,肌阵挛失神癫痫的诊断是不可能的。

重复高级标准 EEG 检查的适应证

- 当发作症状改变或出现新的发作类型,这些可能出现在肌阵挛失神癫痫的不良演变过程中。

- 对合适的 AED 耐药（丙戊酸、乙琥胺、拉莫三嗪）。

重复初级标准 EEG 检查的适应证

- 评估 AED 的有效性。
- 监测病程进展。

远程视频监测的适应证（如果可能的话，短时间白天监测能替代高级标准记录）

当标准 EEG（无 EMG）显示典型的棘慢复合波放电并且临床怀疑肌阵挛失神癫痫，远程 VEEG 监测能记录到肌阵挛失神的典型临床表现。

▶慢波睡眠中电持续状态癫痫性脑病

概述

慢波睡眠中癫痫性电持续状态（ESES）性脑病［又称慢波睡眠中持续棘慢复合波（CSWS）脑病］是一种癫痫性脑病，其主要特征是出现多种类型的癫痫发作和不同方面（认知、运动和行为）的神经功能减退。该脑病是由于 NREM 期明显激活了癫痫样放电的一种独特 EEG 模式（Patry et al.，1971），即睡眠期 EEG 癫痫持续状态（SES）（**图 9-69C、图 9-70、图 9-71 右图和图 9-72B**）。AED、免疫调节剂、外科手术（Loddenkemper et al.，2009）常用于治疗与 ESES 相关的情况。

备注 1　SES 可见于非典型演变的特发性癫痫或可能为遗传性局灶性癫痫的儿童，也见于一些有脑部病变的儿童，如神经元移行障碍、脑积水和丘脑病变。

备注 2　SES 和 CSWS 两个术语都仅指 EEG 现象，可互换使用。术语 ESES 将用于这个章节，以避免不必要的混淆。

发作症状和症状学

ESES 综合征的临床表现以①癫痫和②脑病为特征。

癫痫　发作可在 SES 之前出现，起病年龄为 2~12 岁，高峰年龄为 4~5 岁。大多数病例在 SES 期间出现发作，但也有一些病例根本无临床发作史。发作症状学和发作频率变化很

大，睡眠中强直发作从未报道。按照发作模式分成 3 组发作类型（Tassinari et al.，2012）：第一组患者表现为运动性发作，稀少的夜间发作贯穿于整个综合征的发展过程。第二组患者表现为单侧部分运动性发作或"继发性 GTCS"，主要发生在睡眠期，清醒期可出现与 CAE 类似的典型失神发作，且在 SES 起病时出现。第三组患者为稀少的夜间发作，患者的病程经一段时间变化进展后，在 ESES 阶段出现非典型失神发作，非典型失神发作常伴有负性肌阵挛或失张力成分并因此导致跌倒（**图 9-73 和图 9-74**）。

脑病　最常见的表现为出现神经心理障碍或恶化（如全面性认知功能倒退和不同程度的语言损害，包括获得性失语，如 Landau-Kleffner 综合征）、行为异常（多动障碍、注意力缺陷和有精神病特征的人格障碍）和运动功能紊乱（肌张力障碍、运用障碍、共济失调和负性肌阵挛）（Tassinari et al.，1977，2012）。按照定义脑病与 SES 有关，尽管癫痫和 SES 长期预后较好，但因半数的患儿有持续而严重的认知和行为障碍，因此需密切观察预后。

EEG 部分

背景活动

清醒期图形与潜在的病因学有关（如下）。

发作间期的阵发性异常活动

清醒期 EEG 通常有局灶性或多灶性慢棘波，时常混有弥漫性慢棘慢复合波。在一些儿童，发作间期 EEG 可能出现与特发性局灶性癫痫相似的癫痫样阵发活动（**图 9-69A、B 和图 9-75**）。另一些患者，表现为背景活动明显不对称，出现多棘波或反复的快棘波，或出现可能提示潜在器质性病理的其他特征（神经元移行障碍最常见）（**图 9-72、图 9-76**）。当 SES 开始时，之前的发作间期癫痫样放电增多（Beaumanoir，1995）；此外，也可出现弥漫性 2~3Hz 棘慢复合波暴发（**图 9-71 左图**）。

患者一旦进入睡眠，癫痫样放电被极度激活的 EEG 模式持续存在于全夜的所有 NREM 期。这种 EEG 模式主要见于 4~14 岁儿童，在

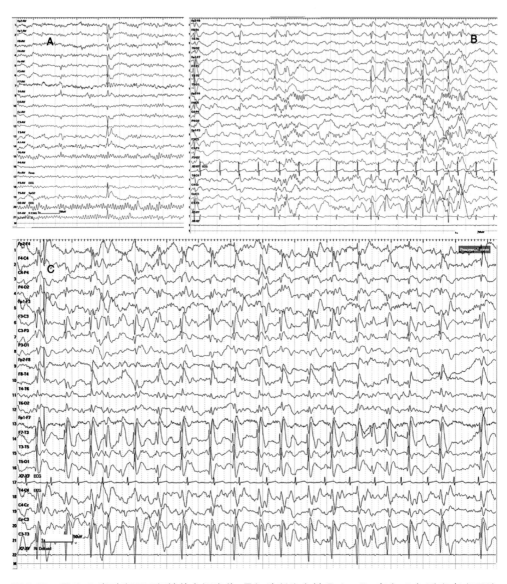

图 9-69 男孩,9 岁时出现不频繁的夜间发作,最初诊断为良性 Rolandic 癫痫,1 年后患者出现认知功能下降。清醒期 EEG 显示左侧中央-颞区棘波(A),且睡眠中增多(B)。(C)10 岁时睡眠期 EEG 呈 SES

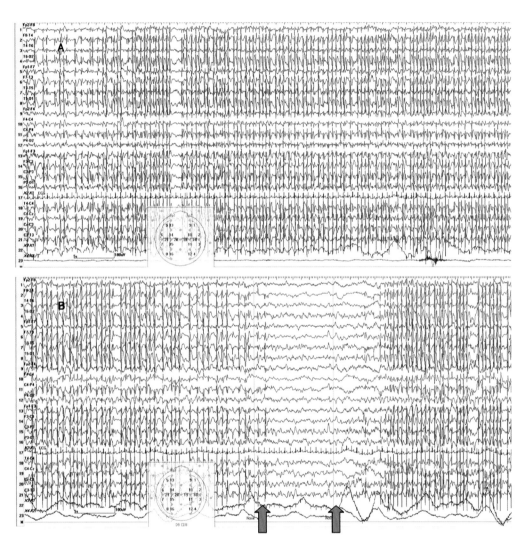

图 9-70 4 岁女孩睡眠中 SES 现象,有夜间发作病史,表现为流口水和窒息样声音。注意突然的噪音暂时中断了持续性棘慢复合波放电模式(箭头)。患儿白天有失神发作(图 9-73),并逐渐出现语言及全面性的功能倒退,颅脑 MRI 正常

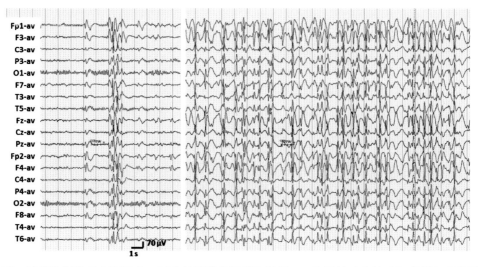

图 9-71 诊断为 LKS 的 9 岁男孩。左图:清醒发作间期双侧额区及弥漫性对称性 3Hz 棘慢复合波放电。右图:睡眠期持续性棘慢复合波发放,与发作间期棘慢复合波放电分布相似(棘慢复合波指数:70%)。患儿在 3 岁 6 个月时出现局灶性发作,7 岁 9 个月时出现 LKS 表现,发病 2 年 6 个月后被认为已经治愈,此时,患儿存在行为异常、注意力涣散和执行力障碍,患儿目前 12 岁,仍有语言问题和学习困难

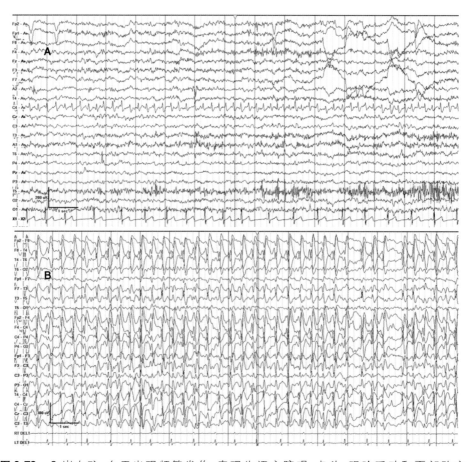

图 9-72 9 岁女孩,白天出现频繁发作,表现为语言障碍、点头、眼睑眨动和面部阵挛。(A)EEG 显示清醒期右侧中央区接近持续的局灶性放电。(B)慢波睡眠期 SES(右>左)。颅脑 MRI 显示右侧外侧裂多微小脑回

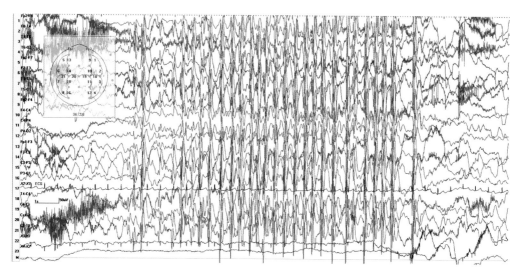

图 9-73 图 9-70 同一女孩,HV 期间出现非典型失神发作,患儿停止吹风车且保持无反应状态和眼睑眨动

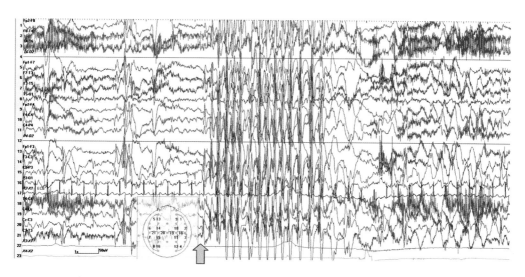

图 9-74 7 岁男孩,可能为结构性病因所致的 ESES 伴突然点头(箭头)、流涎和呼吸改变的非典型失神发作。颅脑 MRI 显示双侧围外侧裂区为主的多微小脑回畸形和小脑发育不良

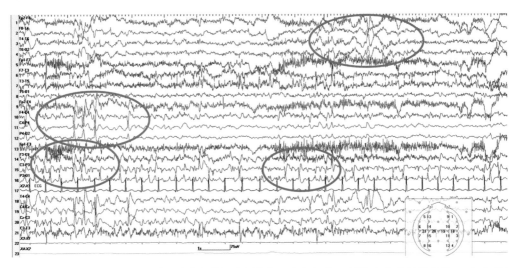

图 9-75 图 9-74 同一男孩,清醒发作间期 EEG 异常。注意频发双侧独立的多灶性(颞区、中央-颞区和顶区)棘慢复合波发放

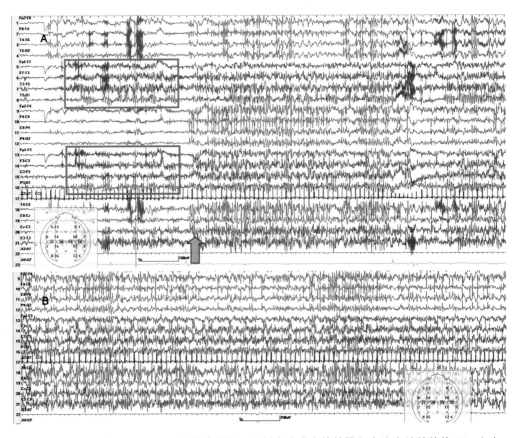

图 9-76 图 9-74 和图 9-75 同一男孩的 SES。左侧半球成串的棘慢复合波发放持续约 10s 左右,自睡眠开始演变为双侧弥漫性棘慢复合波发放且几乎呈持续性(箭头)

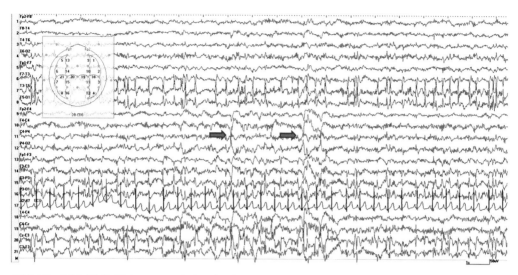

图 9-77　图 9-70 和图 9-73 同一女孩 1 年后睡眠 EEG。睡眠 2 期左侧半球 SES（箭头为 K 复合波及邻近的纺锤波），在此阶段，已经开始关注她的语言和认知功能（言语智商 70，非言语智商 120），清醒期也出现左侧中央区长程棘波发放

癫痫发作开始 1~2 年后出现。Patry（Patry et al.，1971）最初描述的典型 EEG 模式为持续性或接近持续性慢棘慢复合波发放，主要为 1.5~2.5Hz，整个 NREM 期持续存在。NREM 期癫痫样放电分布可能以脑区性（额、中央颞区等等）或多脑区性为主，到一侧性（**图 9-77**）或弥漫性（有时在同一个患者从一侧性转变为弥漫性）变化，这些变化与许多因素有关［如病因（**图 9-72、图 9-76**）、清醒发作间期棘波分布（**图 9-69**）及演变等］。最初的研究认为（Patry et al.，1971）棘慢复合波指数（SWI）（测量整夜 EEG 记录）在 85%~100% 之间是最基本的诊断特征。然而，棘慢复合波指数在 85% 以下也已经用于 ESES 综合征的诊断（参阅下文）。有报道，与睡眠期高棘慢复合波指数相比较，棘慢复合波指数低于 85% 出现执行力评分倒退的程度较轻（Beaumanoir，1995），当然慢波睡眠期阵发活动的形态和分布也与此有关。阵发活动在 REM 期变为呈片段性和不连续性，而且局灶性放电变得更明显。

记录方案

（两种标准记录）留出足够的时间给睡眠期记录。

初级标准

记录一次小睡，包括睡眠前后的清醒期（以评估清醒状态癫痫样放电的类型和数量）。为了获得满意的觉醒后记录，建议通过部分睡眠剥夺以获得自然睡眠。EEG 记录按照 10%~20% 系统安放电极，建议至少记录一个睡眠周期。应常规监测 ECG，如果可能，肌张力应通过抗重力肌（下颌肌、颏下肌、或颈肌）的表面 EMG 监测。在大多数情况下，初级标准对监测疾病演变是足够的。

高级标准

全夜 VEEG 或多导生理参数记录，包括清醒期、睡前-睡后。记录按照 10-20 系统安放电极，抗重力肌的 EMG（下颌肌、颏下肌、或颈肌），心电图、眼电图、呼吸和视频监测。或者用 24 小时便携式 EEG 替代，按 10-20 系统安放电极，并且最好有视频监测（比如家中远程视频系统）。理想情况下，应采用高级标准 EEG 做 ESES 的初步诊断，但这并不是总能实现。

EEG 诊断分级

ESES 的主要 EEG 诊断标准几乎完全基于睡眠期大量的癫痫样异常，然而，用来定义 EEG 激活程度的定量或定性参数并没有达成共识。Patry 在 1971 年提出用棘慢复合波指数来表示慢波睡眠期癫痫样活动所占的百分比。此后，一系列不同范围的阈值被使用，其范围从棘慢复合波指数 > 25% (Patry et al., 1971;Tassinari et al., 2000)到 85% (VanHirtum-Das et al.,2006)不等。另外,确定棘慢复合波指数的方法在不同研究中也有很大的不同(参阅 Scheltensde Boer,2009 综述)。此外,仅根据棘慢复合波指数也不能完全解释与临床现象潜在相关的其他 EEG 特征,如阵发性异常的分布或 SES 在夜间的时间演变,即使 SES 从未详细量化,但已经用持续性、近持续性、片段性或周期性来描述。最后,近期研究数据表明,除了癫痫样活动的直接影响,慢波睡眠期出现的生理稳态过程紊乱也可能在 ESES 的病理生理学机制中起作用,这表明与睡眠生理学相关的参数也应该被评估(Tassinari and Rubboili, 2006;Bölsterli et al., 2011;Bölsterli Heinzle et al., 2014;Tassinari et al., 2012)。

由于缺乏普遍接受的诊断标准(参阅上述讨论),在标准意见达到一致之前,目前认为以下方案是合理的。

- 可疑 ESES 而未经治疗儿童的确定诊断　如上所述,如果可能,应使用高级标准记录去进行 ESES 的初步诊断。记录到癫痫样放电在 NREM 期以(近)持续性、周期性或片段性方式出现的强激活模式,伴随符合 ESES 的临床表现,则能够提示 ESES 的诊断。尽管大多数研究使用棘慢复合波指数至少为 50%,但根据目前的数据,很难设定棘慢复合波指数的临界值。在疾病演变过程中通过重复睡眠 EEG 检查(初级标准也可以接受)对于诊断的确认是有帮助的,尤其是临床有变化时。
- 高确定性诊断(很可能的)　第一次初级标准 EEG 记录显示在限定的一段慢波睡眠期出现(近)持续性、周期性或片段性癫痫样活动。在这种情况下,如果可能,强烈建议进行包括完整全夜睡眠的高级标准记录。
- 低确定诊断(可能的)(初级标准和高级标准两种记录)　睡眠中癫痫样放电有轻度激活,伴有 ESES 临床特征,不能排除诊断。为了提高诊断的确定性,重复高级标准,或如果已经进行初级标准监测,则继续高级

标准记录。

　　备注 1　当 EEG 显示 SES 但没有 ESES 的临床表现,建议重复神经心理检查和高级标准 EEG 记录。缺乏与 SES 相关的认知或行为倒退或恶化的证据,则不足以确定 ESES 的诊断。

　　备注 2　(包括初级标准和高级标准)清醒期和睡眠期 EEG 正常,或未观察到癫痫样异常的激活,则不能诊断 ESES。

重复高级标准记录的适应证
- 当第一次高级标准记录提供了可能的诊断时。
- 当临床表现发生变化并且重复初级标准记录的结果不确定时。

重复初级标准记录的适应证
- 为了监测病程的进展,尤其是当临床表现有变化时。
- 为了监测治疗的效果。

▶ Landau-Kleffner 综合征(获得性癫痫性失语)

概述

　　Landau-Kleffner 综合征(Landau-Kleffner, LKS)是一种获得性癫痫性失语或听觉性失认,发生在既往正常且语言发育已经达到适龄水平的儿童。LKS 与睡眠期尤为突出的 EEG 癫痫样异常相关,伴或不伴明显的临床发作。通常,LKS 不伴脑器质性病变并且发生在此前正常的儿童。然而也有临床确定为"LKS"的患者存在先天性或获得性脑部病变的报道。最近提出将 LKS 纳入 ESES 综合征谱系。

癫痫性失语和发作症状及症状学

　　LKS 常出现在 2~8 岁之间。60% 的病例首发症状是癫痫发作,其余患者表现为失语(Beaumanoir,1992)。失语类型通常为亚急性起病的言语听觉性失认,随后自发性语言迅速减少,其特征是持续言语、错语、语音错误和言语刻板,语言障碍可能发展为完全性缄默症。失语常表现为缓解和加重的一个消长过程,通常情况下,失语与睡眠期阵发活动的数量变化

有关,但并不是必要条件(Landau and Kleffner,1957;Mantovani and Landau,1980;Hirsch et al.,1990)。语言障碍的持续时间极为多变,但如果持续 1 年以上,则自然恢复罕见。经过一段时间的变化,失语会稳定并通常在成年期之前改善(Deonna et al.,1989)。

癫痫发作见于 70% ~ 80% 的病例(Beaumanoir,1992),通常发作稀少,夜间发作,一些儿童可能仅有一次发作。癫痫发作在临床上具有异质性,包括轻微运动表现(眼睑眨动和短暂眼位偏斜)的细微事件、简单部分性运动发作、非典型失神发作、一侧运动发作和偶尔继发 GTCS,复杂部分性发作罕见,而强直发作从未报道。癫痫的病程通常是良性的,发作容易被 AED 控制。随着时间推移,癫痫发作最终在 15 岁左右消失。

EEG 部分

背景活动

正常。

发作间期的阵发性异常活动

清醒期　发作间期反复出现局灶性高波幅棘波和棘慢复合波,其分布随时间变化而改变。LKS 早期一侧性放电很常见,通常在颞区(超过 50% 的患儿)或在顶-枕区(约 30% 的儿童)(图 9-78 ~ 图 9-81),GSWD 也有报道。癫痫样放电形态与 BECTS 的 Rolandic 棘波相似,通常在 15 岁后消失,HV 和 IPS 一般不能诱发癫痫样阵发性异常。

睡眠期　睡眠中,尤其是刚入睡时能明显激活癫痫样放电(图 9-82)。局灶性癫痫样放电以后颞区为著,在某一夜,通常为局灶的或单侧的(图 9-80 ~ 图 9-82)。一侧亚临床放电可能在双侧半球间交替出现。在 LKS 病程中的某一段时间,睡眠 EEG 显示持续性或近持续性双侧棘慢复合波活动,占慢波睡眠期 85% 以上,与 ESES 综合征的模式一致。这种结果提示这两种情况有部分或完全重叠(Hirsch et al.,1990),近期已提出 LKS 是广泛的 ESES 综合征临床表现谱系中的一个临床亚型。

记录方案和诊断分级

目前普遍接受的共识为 LKS 是 ESES 综合征临床谱系的一部分(详细参阅 Tassinari et al.,2012 综述),我们建议读者参考 ESES 综合征的记录方案和诊断分级。

婴儿期、儿童早期和儿童晚期结构性局灶性癫痫

发育成熟度是影响儿童期结构性局灶性癫痫临床表现和脑电图表现的主要因素,并可能使责任病灶的定位甚至定侧变得非常困难,特别是在低龄儿童(Nordli et al.,2001)。例如在 2 ~ 3 岁以下儿童,发作的全部临床表现是有限的,4 种发作类型(癫痫性痉挛、强直、阵挛和过度运动发作)占总发作症状的 80%(Hamer et al.,1999)。另外,在婴儿期和低龄儿童,发作间期和发作期 EEG 常表现为弥漫性,即使责任病灶很小时也是如此(图 9-83、图 9-84),推测这种现象可能与年龄相关的过度兴奋有关。这种双侧弥漫性或广泛性癫痫样放电本身并不能排除癫痫外科治疗的可能性(Wyllie et al.,2007;Arzimanoglou et al.,2016),但也不鼓励不适当的早期侵入性治疗。需要强调,该阶段出现的发作间期局灶性背景异常,如多形性 δ 活动(Polymorphic delta activity,PDA),对致痫灶和相关的潜在结构异常有更重要的提示作用(Noh et al.,2013)。如青少年和成年患者记录一样,应进行睡眠记录,因为睡眠可激活癫痫样放电,在 REM 睡眠期能获得更高的定侧和定位价值(Ochi et al.,2011)。

临床-EEG 特征随着大脑成熟而改变,例如 6 ~ 7 岁和青少年期,发作症状和症状学、发作间期和发作期 EEG 所见与成年人相似,对产生局灶性发作的主要神经网络分布能提供有价值的信息。

与结构性脑损伤有关的特殊儿童癫痫综合征(如 West 综合征、LGS)的 EEG 表现在相关章节中已经全面涵盖,而适用于成年人、青少年和年长儿童的结构性癫痫,也已在特殊脑叶综合征中进行讨论。涉及各种病因的婴儿期和儿童早期结构性癫痫的大量专题内容在一些优秀著作的相关章节中进行了全面的介绍(Bureau et al.,2012;Arzimanoglou et al.,2016)。

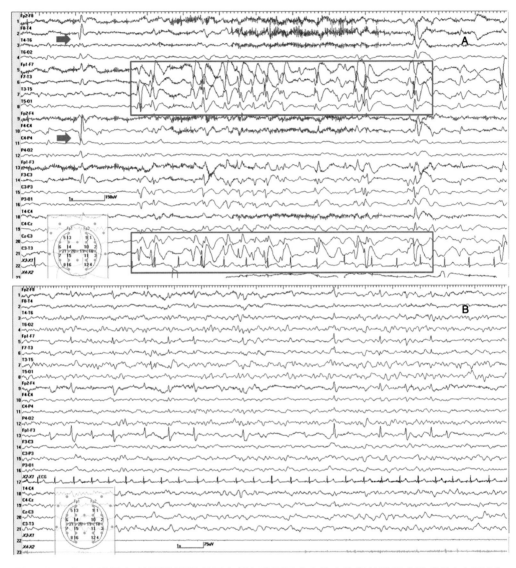

图 9-78 （A）8 岁男孩,清醒期 EEG 显示左侧中后颞区成串的高波幅棘慢复合波发放（方框内）。患儿从 6 岁开始出现严重的语言发育迟缓及夜间为主的短暂右侧运动性发作,发作中意识清楚,有 LKS 家族史（姐姐和双胞胎兄弟）,母亲在 20 岁前有癫痫发作。这次 EEG 显示左侧额区、右侧后颞或顶区独立的棘波（箭头）。用丙戊酸治疗,后来加用左乙拉西坦和激素,发作频率减少,感觉性语言能力改善,但运动性语言能力改善不明显。（B）此期 EEG 显示左侧前额区棘波扩散至右侧额区,但没有颞区阵发异常

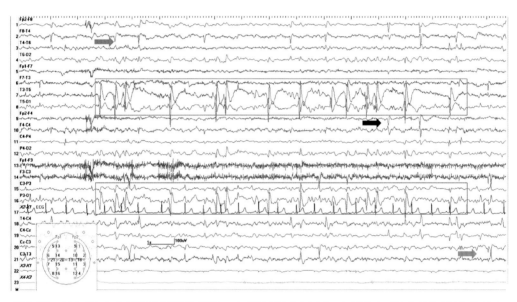

图 9-79 图 9-78 患儿双胞胎哥哥的 EEG。左侧枕区（方框内）、左侧中央、颞或顶区（绿色箭头）、右侧中-后颞区（灰色箭头）和右侧额区（黑色箭头）高波幅棘慢复合波发放。患儿也有语言功能全面倒退和夜间发作，但对激素治疗显示较好的效果，语言功能得到改善，随访 EEG 正常。尝试了多种方法也未能取得这对兄妹中任何一人、任一时期的完整睡眠期记录。只有通过整夜睡眠 EEG 检查才可能获得睡眠期持续棘慢复合波记录（参阅慢波睡眠中电持续状态癫痫性脑病章节 EEG 记录高级标准）

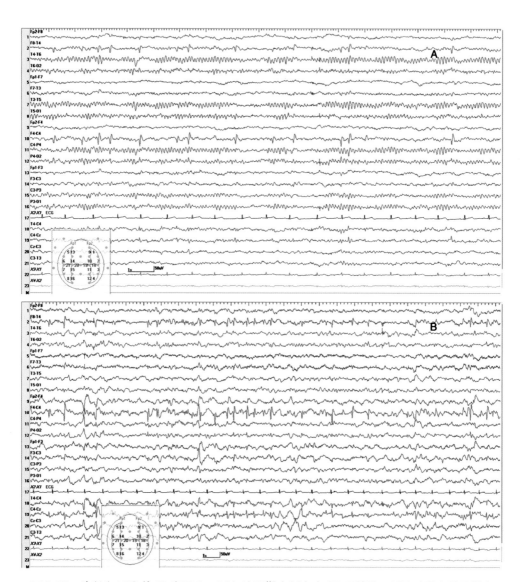

图 9-80 诊断为 LKS 的 12 岁男孩。(A)清醒期右侧中央-颞-顶棘波。(B)睡眠中明显增多

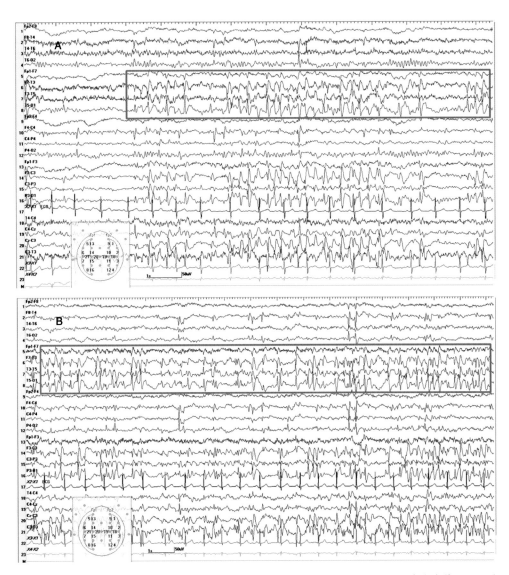

图 9-81　诊断为癫痫性失语的 10 岁男孩,伴非典型失神发作和夜间 Rolandic 癫痫发作。(A)清醒期左侧后颞-顶区阵发活动(方框内)和少量独立的右侧后颞-顶区棘波。(B)注意睡眠期左侧后颞-顶区持续性棘慢复合波放电(方框内)。丙戊酸和泼尼松治疗后失语和发作均有改善

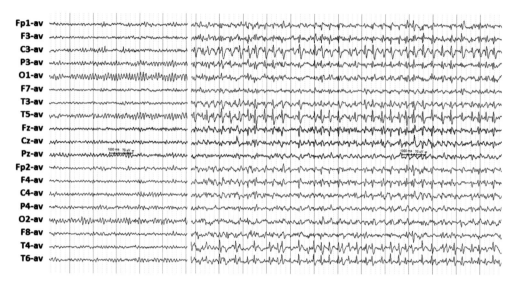

图 9-82　诊断为 LKS 的 9 岁男孩。睡眠期左侧中央、双侧中-后颞区持续棘慢复合波的活化现象（右图）；注意清醒期癫痫样放电很少（左图）

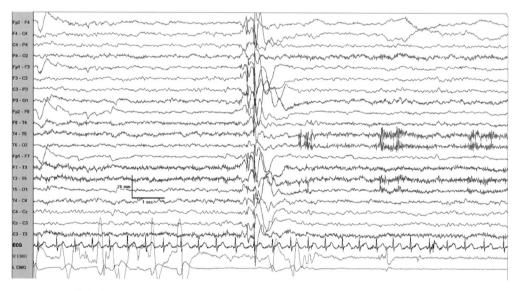

图 9-83　既往发育正常的 4 岁男孩，氟脱氧葡萄糖（FDG）摄取过程中的 VEEG 检查。3 岁时出现夜间全身僵硬发作，颅脑 MRI 显示右侧额上回和额中回交界处灰质结构异常，符合 FCD 影像特征。FDG-正电子发射计算机断层扫描（PET）显示右侧额区代谢减低，并延伸至双侧前颞区但减低程度略轻。注意 EEG 显示正常背景活动和短暂左侧半球略著的广泛性棘慢复合波放电，本质上提示该患儿是 GGE/IGE 而不是局灶癫痫

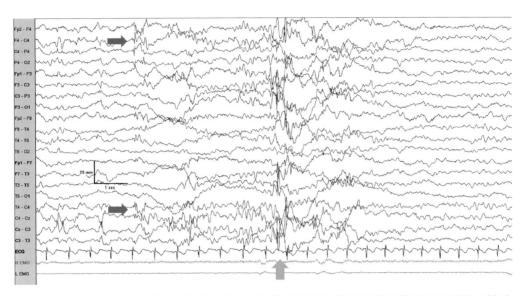

图 9-84　图 9-83 患者的同期睡眠记录。注意右侧额、颞区局灶性棘波(蓝色箭头)和双侧弥漫性放电(绿色箭头),目前左侧著。此次 EEG 也显示左侧额独立棘波和左右交替的广泛性棘慢复合波发放,睡眠结构正常

（侯晓华　译,刘翔宇　校,王江涛　审）

参考文献

Agathonikou A, Panayiotopoulos CP, Giannakodimos S, Koutroumanidis M. Typical absence status in adults: diagnostic and syndromic considerations. *Epilepsia* 1998; 39(12): 1265-76.

Abou-Khalil B, Ge Q, Desai R, et al. Partial and generalized epilepsy with febrile seizures plus and a novel SCN1A mutation. Neurology 2001; 57: 2265-72.

Aicardi J, Chevrie JJ. Atypical benign partial epilepsy of childhood. *Developmental Med Child Neurol* 1982; 24: 281-92.

Aicardi J, Ohtahara S. Severe neonatal epilepsies with suppression-burst pattern. In: Roger J, Bureau M, Dravet C, Genton P, Tassinari CA, Wolf P, eds. *Epileptic Syndromes in Infancy, Childhood and Adolescence*. 4th ed. John Libbey Eurotext Ltd, 2005.

Ajmone-Marsan C, Lewis WR. Pathologic findings in patients with "centroencephalic" electroencephalographic patterns. *Neurology* 1960; 10: 922-30.

AkiyamaT, Kobayashi K, Ohtsuka Y. Electroclinical characterization and classification of symptomatic epilepsies with very early onset by multiple correspondence analysis. *Epilepsy Res* 2010; 91: 232-9.

Al-Futaisi A, Banwell B, Ochi H, et al. Hidden focal EEG seizures during prolonged suppressions and high-amplitude bursts in early infantile epileptic encephalopathy. *Clin Neurophysiol* 2005; 116: 1113-7.

Andermann F, Robb JP. Absence status a reappraisal following review of thirty-eight patients. *Epilepsia* 1972; 13: 177-87.

Annegers JF, Hauser WA, Shirts SB, Kurland LT. Factors prognostic of unprovoked seizures after febrile convulsions. *N Engl J Med* 1987; 316: 493-8.

Archer JS, Warren AE, Jackson GD, Abbott DF. Conceptualizing Lennox-Gastaut syndrome as a secondary network epilepsy. *Front Neurol* 2014; 5: 225.

Arzimanoglou A, Cross H, Gaillard WD, et al. Pediatric Epilepsy Surgery. Montrouge: John Libbey Eurotext, 2016.

Arzimanoglou A, Duchowny M. Epilepsy and other seizure disorders. In: Arzimanoglou A, O'Hare A, Johnston M, Ouvrier R, eds. *Aicardi's Diseases of the Nervous System in Childhood*. 4th ed. McKeith Press, 2018.

Arzimanoglou A, French J, Blume WT, et al. Lennox-Gastaut syndrome: a consensus approach on diagnosis, assessment, management, and trial methodology. *Lancet Neurol* 2009; 8: 82-93.

Auvin S, de Bellescize J, Dravet C. Myoclonic epilepsy in infancy: one or two diseases? *Epileptic Disord* 2013; 15: 241-2.

Auvin S, Pandit F, De Bellecize J, et al. Benign myoclonic epilepsy in infants: electroclinical features and long-term follow-up of 34 patients. *Epilepsia* 2006; 47: 387-93.

Avanzini G, Shibasaki H, Rubboli G, et al. Neurophysiology of myoclonus and progressive myoclonus epilepsies. *Epileptic Disord* 2016; 18(S2): 11-27.

Bancaud J, Talairach J, Morel P, et al. Generalized epileptic seizures elicited by electrical stimulation of the frontal lobe in man. *Electroencephalogr Clin Neurophysiol* 1974; 37: 275-82.

Barba C, Barbari G, Minotti L, Hoffmann D, Kahane P. Ictal clinical and scalp-EEG findings differentiating temporal lobe epilepsies from temporal "plus" epilepsies. *Brain* 2007; 130: 1957-67.

Barcia G, Fleming MR, Deligniere A, et al. De novo gain-of-function KCNT1 channel mutations cause malignant migrating partial seizures of infancy. *Nat Genet* 2012; 44: 1255-9.

Barrington SF, Koutroumanidis M, Agathonikou A, et al. Clinical value of "ictal" FDG-positron emission tomography and the routine use of simultaneous scalp EEG studies in patients with intractable partial epilepsies. *Epilepsia* 1998; 39(7): 753-66.

Bautista R, Spencer D, Spencer S. EEG findings in frontal lobe epilepsies. *Neurology* 1998; 50(6): 1765-71.

Beal JC, Eisermann M, Misra S, et al. Seizures and epilepsy in preterm and term neonates, infants, children and adolescents. In: Schomer DL, Lopes da Silva FH, eds. *Niedermeyer's Electroencephalography: Basic Principles, Clinical Applications, and Related Fields*. 7th ed. Montrouge: Oxford University Press, 2017 (In press).

Beaumanoir A, Blume WT. The Lennox-Gastaut syndrome. In: Roger J, Bureau M, Dravet C, Genton P, Tassinari CA, Wolf P, eds. *Epileptic Syndromes in Infancy, Chlidhood and Adolescence*. 4th ed. London: John Libbey, 2005.

Beaumanoir A, Capizzi G, Nahory A, Yousfi Y. Scotogenic seizures. In: Beaumanoir A, Gastaut H, Roger J, eds. Reflex seizures and reflex epilepsies. Geneve: Medecine and Hygiene, 1989: 219-23.

Beaumanoir A. About continuous or subcontinuous spike-wave activity during wakefulness: electroclinical correlations. In: Beaumanoir A, Bureau M, Deonna T, Mira L, Tassinari CA, eds. *Continuous Spikes and Waves during Slow Sleep. Electrical Status Epilepticus during Slow Sleep*. London: John Libbey, 1995.

Beaumanoir A. The Landau-Kleffner syndrome. In: Roger J, Bureau M, Dravet C, Dreifuss FE, Perret A, Wolf P, eds. *Epileptic Syndromes in Infancy, Childhood, Adolescence*. London: John Libbey, 1992.

Beghi E, Carpio A, Forsgren L, et al. Recommendation for a definition of acute symptomatic seizure. *Epilepsia* 2010; 51(4): 671-5.

Beniczky S, Aurlien H, Brøgger JC, et al. Standardized computer-based organized reporting of EEG: SCORE. *Epilepsia* 2013; 54(6): 1112-24.

Berg AT, Berkovic SF, Brodie MJ, et al. Revised terminology and concepts for organization of seizures and epilepsies: report of the ILAE Commission on Classification and Terminology, 2005-2009. *Epilepsia* 2010; 51: 676-85.

Berg AT, Scheffer IE. New concepts in classification of the epilepsies: entering the 21st century. *Epilepsia* 2011; 52(6): 1058-62.

Berg AT, Shinnar S, Darefsky AS, et al. Predictors of recurrent febrile seizures. A prospective cohort study. *Pediatr Adolesc Med* 1997; 151: 371-8.

Berkovic SF, Heron SE, Giordano L, et al. Benign familial neonatal-infantile seizures: characterization of a new sodium channelopathy. *Ann Neurol* 2004; 55: 550-7.

Berkovic SF, McIntosh A, Howell A, Mitchell A, Sheffied IJ, Hopper JL. Familial temporal lobe epilepsy: a common disorder identified in twins. *Ann Neurol* 1996; 40(2): 227-35.

Beydoun A, Garofalo EA, Drury I. Generalised spike-waves, multiple loci and clinical course in children with EEG features of benign epilepsy of childhood with centrotemporal spikes. *Epilepsia* 1992; 33: 1091-6.

Binnie C, Stefan H. *The EEG in epilepsy*. Amsterdam: Elsevier Science BV, 2003.

Binnie CD, Stefan H. Modern electroencephalography: its role in epilepsy management. *Clin Neurophysiol* 1999; 110: 1671-97.

Birbeck GL, Chomba E, Atadzhanov M, et al. Evidence-Based Guidelines for EEG Utilization at the University Teaching Hospital (UTH). *Medical journal* of Zambia 2011; 38(3), http://www.mjz.co.zm/content/neurological-psychiatric-societyzambias-evidence-based-guidelines-eeg-utilization.

Blume WT, Pillay N. Electrographic and clinical correlates of secondary bilateral synchrony. *Epilepsia* 1985; 26: 636-41.

Blume WT, Whiting SE, Girvin JP. Epilepsy surgery in the posterior cortex. *Ann Neurol* 1991; 29(6): 638-45.

Blume WT, Wiebe S, Tapsell LM. Occipital epilepsy: lateral *versus* mesial. *Brain* 2005; 128(5): 1209-25.

Blumenfeld H. Impaired consciousness in epilepsy. *Lancet Neurol* 2012; 11(9): 814-26.

Bolsterli BK, Schmitt B, Bast T, *et al.* Impaired slowwave sleep downscaling in encephalopathy with status epilepticus during sleep (ESES). *Clin Neurophysiol* 2011; 122: 1779-87.

Bolsterli Heinzle BK, Fattinger S, Kurth S, *et al.* Spike wave location and density disturb sleep slow waves in patients with CSWS (continuous spike waves during sleep). *Epilepsia* 2014; 55: 584-91.

Bonakis A, Koutroumanidis M. Epileptic discharges and phasic sleep phenomena in patients with juvenile myoclonic epilepsy. *Epilepsia* 2009; 50(11): 2434-45.

Bray PF, Wiser WC. Evidence for a genetic etiology of temporal-central abnormalities in focal epilepsy. *N Engl J Med* 1964; 271: 926-33.

Bray PF, Wiser WC. The relation of focal to diffuse epileptiform EEG discharges in genetic epilepsy. *Arch Neurol* 1965; 13: 223-37.

Brodtkorb E, Gu W, Nakken KO, Fischer C, Steinlein OK. Familial temporal lobe epilepsy with aphasic seizures and linkage to chromosome 10q22-q24. *Epilepsia* 2002; 43: 228-35.

Browne TR, Penry JK, Proter RJ, Dreifuss FE. Responsiveness before, during, and after spike-wave paroxysms. *Neurology* 1974; 24(7): 659-65.

Bureau M, Dalla Bernardina B. Electroencephalographic characteristics of Dravet syndrome. *Epilepsia* 2011; 52: 13-23.

Bureau M, Genton P, Dravet C, et al. Epileptic Syndromes in Infancy, Childhood and Adolescence. Montrouge: John Libbey Eurotext, 2012.

Bureau M, Tassinari CA. Myoclonic absences and absences with myoclonias. In: Bureau M, Genton P, Dravet C, et al., eds. Epileptic Syndromes in Infancy, Childhood and Adolescence. London: John Libbey Eurotext Ltd, 2012.

Camfield P, Camfield C. Febrile seizures and genetic epilepsy with febrile seizures plus (GEFS+). Epileptic Disord 2015; 17: 124-33.

Camfield P, Camfield C. Idiopathic generalized epilepsy with generalized tonic-clonic seizures (IGE-GTC): a population based cohort with >20 year follow up for medical and social outcome. *Epilepsy Behav* 2010; 18(1-2): 61-3.

Camfield PR. Definition and natural history of Lennox-Gastaut syndrome. Epilepsia 2011; 52: 3-9.

Capovilla G, Beccaria F, Montagnini A. 'Benign focal epilepsy in infancy with vertex spikes and waves during sleep'. Delineation of the syndrome and recalling as 'benign infantile focal epilepsy with midline spikes and waves during sleep' (BIMSE). Brain Dev 2006; 28: 85-91.

Capovilla G, Gambardella A, Rubboli G, *et al.* Suppressive efficacy by a commercially available blue lens on PPR in 610 photosensitive epilepsy patients. *Epilepsia* 2006; 47(3): 529-33.

Capovilla G, Striano P, Gambardella A, *et al.* Eyelid fluttering, typical EEG pattern, and impaired intellectual function: a homogeneous epileptic condition among the patients presenting with eyelid myoclonia. *Epilepsia* 2009; 50(6): 1536-41.

Caraballo R, Cersósimo R, Fejerman N. Panayiotopoulos syndrome: a prospective study of 192 patients. Epilepsia 2007; 48: 1054-61.

Caraballo R, Darra F, Fontana E, Garcia R, Monese E, Dalla Bernardina B. Absence seizures in the first three years of life: an electroclinical study of 46 cases. *Epilepsia* 2011; 52: 393-400.

Caraballo R, Fejerman N. Management of epilepsy in resource-limited settings. *Epileptic Disord* 2015; 17(1): 13-8, quiz 18.

Caraballo R, Fontana E, Darra F, *et al.* A study of 63 cases with eyelid myoclonia with or without absences: type of seizures or an epileptic syndrome? *Seizure* 2009; 18: 440-5.

Caraballo R, Fontana E, Darra F, *et al.* Childhood absence epilepsy and electroencephalographic focal abnormalities with or without clinical manifestations. *Seizure* 2008b; 17: 617-24.

Caraballo RH, Astorino F, Cersósimo R, Soprano AM, Fejerman N. Atypical evolution in childhood epilepsy with occipital paroxysms (Panayiotopoulos type). *Epileptic Disord* 2001; 3: 157-62.

Caraballo RH, Cersòsimo RO, Espeche A, Fejerman N. Benign familial and non-familial infantile seizures: a study of 64 patients. *Epileptic Disord* 2003; 5: 45-9.

Caraballo RH, Cersósimo RO, Fejerman N. Childhood occipital epilepsy of Gastaut: a study of 33 patients. *Epilepsia* 2008c; 49: 288-97.

Caraballo RH, Fejerman N. Dravet syndrome: a study of 53 patients. *Epilepsy Res* 2006; 70: S231-8.

Caraballo RH, Flesler S, Pasteris MC, Lopez Avaria MF, Fortini S, Vilte C. Myoclonic epilepsy in infancy: an electroclinical study and long-term follow-up of 38 patients. *Epilepsia* 2013; 54: 1605-12.

Caraballo RH, Fontana E, Darra F, *et al.* Migrating focal seizures in infancy: analysis of the electroclinical patterns in 17 patients. *J Child Neurol* 2008a; 23: 497-506.

Caraballo RH, Koutroumanidis M, Panayiotopoulos CP, Fejerman N. Idiopathic childhood occipital epilepsy of Gastaut: a review and differentiation from migraine and other epilepsies. *J Child Neurol* 2009; 24: 1536-42.

Caraballo RH, Pasteris MC, Portuondo E, Fortini PS. Panayiotopoulos syndrome and diffuse paroxysms as the first EEG manifestation at clinical onset: a study of nine patients. *Epileptic Disord* 2015; 17(2): 143-9.

Caraballo RH, Sologuestua A, Grañana N, *et al.* Idiopathic occipital and absence epilepsies appearing in the same children. *Pediatr Neurol* 2004; 30: 24-8.

Carpio A, Hauser WA. Epilepsy in the developing world. *Curr Neurol Neurosci Rep* 2009; 9: 319-26.

Chaix Y, Daquin G, Monteiro F, Villeneuve N, Laguitton V, Genton P. Absence epilepsy with onset before age three years: a heterogeneous and often severe condition. *Epilepsia* 2003; 44: 944-9.

Co JP, Elia M, Engel Jr. J, *et al.* Proposal of an algorithm for diagnosis and treatment of neonatal seizures in developing countries. *Epilepsia* 2007; 48: 1158-64.

Commission on Classification Terminology of the International League Against Epilepsy. Proposal for Revised Clinical and Electroencephalographic Classification of Epileptic Seizures. *Epilepsia* 1981; 22: 489-501.

Commission on Classification Terminology of the International League Against Epilepsy. Proposal for Classification of Epilepsies and Epileptic Syndromes. *Epilepsia* 1985; 26: 268-78.

Commission on Classification Terminology of the International League Against Epilepsy. Proposal for Revised Classification of Epilepsies and Epileptic Syndromes. *Epilepsia* 1989; 30: 389-99.

Coppola G, Plouin P, Chiron C, Robain O, Dulac O. Migrating partial seizures in infancy: a malignant disorder with developmental arrest. *Epilepsia* 1995; 36: 1017-24.

Coppola G. Malignant migrating partial seizures in infancy: an epilepsy syndrome of unknown etiology. *Epilepsia* 2009; 50: 49-51.

Covanis A, Lada C, Skiadas K. Children with rolandic spikes and ictus emeticus: Rolandic epilepsy or Panayiotopoulos syndrome? *Epileptic Disord* 2003; 5: 139-43.

Crompton DE, Scheffer IE, Taylor I, *et al.* Familial mesial temporal lobe epilepsy: a benign epilepsy syndrome showing complex inheritance. *Brain* 2010; 133(11): 3221-31.

D'Gama AM, Geng Y, Couto JA, et al. Mammalian target of rapamycin pathway mutations cause hemimegalencephaly and focal cortical dysplasia. Ann Neurol 2015; 77: 720-5.

Dalla Bernardina B, Sgro V, Fejerman N. Epilepsy with centrotemporal spikes and related syndromes. In: Roger J, Bureau M, Dravet Ch, Genton P, Tassinari CA, Wolf P, eds. Epileptic Syndromes in Infancy, Childhood and Adolescence. Montrouge: John Libbey Eurotext, 2005.

Daly DD. Epilepsy and Syncope. Secondary Bilateral Synchrony. In: Daly DD, Pedley TA, eds. Current practice of clinical electroencephalography. 2nd ed. Philadelphia, PA, USA: Lippincott-Raven, 1997: 310-1.

Darra F, Fiorini E, Zoccante L, et al. Benign myoclonicepilepsy in infancy (BMEI): a longitudinal electroclinical study of 22 cases. Epilepsia 2006; 47: 31-5.

de Bittencourt PR, Adamolekum B, Bharucha N, et al. Epilepsy in the tropics: I. Epidemiology, socioeconomic risk factors, and etiology. Epilepsia 1996; 37(11): 1121-7.

Degen R, Degen HE, Reker M. Sleep EEG with or without sleep deprivation? Does sleep deprivation activate more epileptic activity in patients suffering from different types of epilepsy? Eur Neurol 1987; 26(1): 51-9.

Deonna T, Peter CL, Ziegler A. Adult follow-up of the acquired aphasia epilepsy syndrome in childhood: report of seven cases. Neuropediatrics 1989; 20: 132-8.

Di Bonaventura C, Carni M, Diani E, et al. Drug resistant ADLTE and recurrent partial status epilepticus with dysphasic features in a family with a novel LGI1mutation: electroclinical, genetic, and EEG/fMRI findings. Epilepsia 2009; 50: 2481-6.

Doman'ska-Pakieła D, Kaczorowska M, Jurkiewicz E, Kotulska K, Dunin-Wasowicz D, Jozwiak S. EEG abnormalities preceding the epilepsy onset in tuberous sclerosis complex patients-a prospective study of 5 patients. Eur J Paediatr Neurol 2014; 18: 458-68.

Doose H. Myoclonicastatic epilepsy. Epilepsy Res Suppl 1992; 6: 163-8.

Dravet C, Bureau M, Oguni H, Cokar O, Guerrini R. Dravet syndrome. In: Bureau M, Genton P, Dravet C, Delgado-Escueta A, Tassinari CA, Thomas P, Wolf P, eds. Epileptic Syndromes in Infancy, Childhood and Adolescence. 5th ed. Montrouge: John Libbey Eurotext, 2012.

Dua T, de Boer HM, Prilipko LL, Saxena S. Epilepsy care in the world: results of an ILAE/IBE/WHO global campaign against epilepsy survey. Epilepsia 2006; 47: 1225-31.

Dulac O. Malignant migrating partial seizures in infancy. In: Roger J, Bureau M, Dravet C, Genton P, Tassinari CA, Wolf P, eds. Epileptic Syndromes in Infancy, Childhood and Adolescence. 4th ed. Montrouge: John Libbey Eurotext, 2005.

Ebersole JS, Pacia SV. Localization of temporal lobe foci by ictal EEG patterns. Epilepsia 1996; 37: 386-99.

Elia M, Guerrini R, Musumeci SA, Bonanni P, Gambardella A, Aguglia U. Myoclonus absence-like seizures and chromosome abnormality syndromes. Epilepsia 1998; 39: 660-3.

Espeche A. Benign infantile seizures: a prospective study. Epilepsy Res 2010; 89: 96-103.

Fejerman N, Caraballo R, Tenembaum SN. Atypical evolutions of benign localization-related epilepsies in children: are they predictable? Epilepsia 2000; 41: 380-90.

Fejerman N, Caraballo R. Benign Focal Epilepsies in Infancy, Childhood and Adolescence. London: John Libbey Eurotext, 2007.

Ferlazzo E, Calarese T, Genton P. Pharmacoresistant occipital lobe epilepsy with fixation-off sensitivity in a patient with cerebral calcifications: a video/EEG study. Epilepsy Behav 2010; 19(4): 647-9.

Ferlazzo E, Canafoglia L, Michelucci R, et al. Mild Lafora disease: clinical, neurophysiologic, and genetic findings. Epilepsia 2014; 55(12): e129-33.

Ferrie CD, Koutroumanidis M, Rowlinson S, Sanders S, Panayiotopoulos CP. Atypical evolution of Panayiotopoulos syndrome: a case report. Epileptic Disord 2002; 4: 35-42.

Fogarasi A, Tuxhorn I, Hegyi M, Janszky J. Predictive clinical factors for the differential diagnosis of childhood extratemporal seizures. Epilepsia 2005; 46: 1280-5.

Foldvary N, Klem G, Hammel J, Bingaman W, Najm I, Lüders H. The localizing value of ictal EEG in focal epilepsy. Neurology 2001; 57(11): 2022-8.

Fowle AJ, Binnie CD. Uses and Abuses of the EEG in Epilepsy. Epilepsia 2000; 41: S1068.

Franceschetti S, Michelucci R, Canafoglia L. Collaborative LICE study group on PME. Progressive myoclonic epilepsies: definitive and still undetermined causes. Neurology 2014; 82(5): 405-11.

Fusco L, Pachatz C, Di Capua M, Vigevano F. Video/EEG aspects of early-infantile epileptic encephalopathy with suppression-bursts (ohtahara syndrome). Brain Dev 2001; 23: 708-14.

Fusco L, Vigevano F. Ictal clinical electroencephalographic findings of spasms in West syndrome. Epilepsia 1993; 34: 671-8.

Gaily EK, Shewmon DA, Chugani HT, Curran JG. Asymmetric and asynchronous infantile spasms. Epilepsia 1995; 36: 873-82.

Garcia Silva MT, Aicardi J, Goutières F, Chevrie JJ. The syndrome of myoclonic epilepsy with ragged-red fibers. Report of a case and review of the literature. Neuropediatrics 1987; 18: 200-4.

Gastaut H, Zifkin BG. Benign Epilepsy of Childhood With Occipital Spike and Wave Discharges. In: Andermann F, Lugaresi E, eds. Migraine and Epilepsy. Boston: Butterworths, 1987: 47-81.

Gastaut H. Clinical and electroencephalographical classification of epileptic seizures. Epilepsia 1970; 11: 102-12.

Gelisse P, Corda D, Raybaud C, Dravet C, Bureau M, Genton P. Abnormal neuroimaging in patients with benign epilepsy with centrotemporal spikes. Epilepsia 2003; 44: 372-8.

Genton P, Bureau M. Progressivemyoclonic epilepsies: myth or reality? Epileptic Disord 2006; 8(1): 37-43.

Genton P, Delgado-Escueta A, Serratosa JM, Bureau M. Progressive myoclonus epilepsies. In: Bureau M, Genton P, Dravet C, Delgado-Escueta A, Tassinari CA, Thomas P, Wolf P, eds. Epileptic Syndromes in Infancy, Childhood and Adolescence. 5th ed. Paris: John Libbey Eurotext, 2012: 575-606.

Genton P, Ferlazzo E, Thomas P. Absence status epilepsy: delineation of a distinct idiopathic generalized epilepsy syndrome. Epilepsia 2008; 49(4): 642-9.

Genton P, Gonzalez Sanchez M, Thomas P. Epilepsy with Grand Mal on Awakening. In: Roger J, Bureau M, Dravet P, Genton P, Tassinari CA, eds. Epileptic Syndromes in Infancy Childhood and Adolescence. 4th ed. London: John Libbey Eurotext, 2005: 389-94.

Genton P, Thomas P, Kasteleijn-Nolst Trenité DG, Medina MT, Salas-Puig J. Clinical aspects of juvenile myoclonic epilepsy. Epilepsy Behav 2013; 28(1): S8-14.

Geyer JD, Bilir E, Faught RE, Kuzniecky R, Gilliam F. Significance of interictal temporal lobe delta activity for localization of the primary epileptogenic region. Neurology 1999; 52: 202-5.

Giannakodimos S, Ferrie CD, Panayiotopoulos CP. Qualitative and quantitative abnormalities of breath counting during brief generalized 3 Hz spike and slow wave 'subclinical' discharges. Clin Electroencephalogr 1995; 26: 200-3.

Giannakodimos S, Panayiotopoulos CP. Eyelid myoclonia with absences in adults: a clinical and video-EEG study. Epilepsia 1996; 37: 36-44.

Gil-Nagel A, Risinger MW. Ictal semiology in hippocampal versus extrahippocampal temporal lobe epilepsy. Brain 1997; 120: 183-92.

Giovanardi Rossi P, Ricciotti A, Melideo G, Santucci M, Gobbi G. Atypical myoclonic absences: clinical, electroencephalographic and neuropsychological aspects. Clin Electroencephalogr 1988; 19: 87-94.

Gobbi G. Coeliac disease, epilepsy and cerebral calcifications. Brain Dev 2005; 27(3): 189-200.

Granner MA, Lee SI. Nonconvulsive status epilepticus: EEG analysis in a large series. Epilepsia 1994; 35: 42-7.

Grinton BE, Heron SE, Pelekanos JT, et al. Familial neonatal seizures in 36 families: clinical and genetic features correlate with outcome. *Epilepsia* 2015; 56: 1071-80.

Guerrini R, Aicardi J. Epileptic encephalopathies with myoclonic seizures in infants and children (severe myoclonic epilepsy and myoclonic- astaticepilepsy.) *J Clin Neurophysiol* 2003; 20: 449-61.

Guerrini R, Dravet C, Genton P, et al. Idiopathic photosensitive occipital lobe epilepsy. *Epilepsia* 1995; 36: 883-91.

Guerrini R, Mari F, Dravet C. Idiopathic myoclonic epilepsies in infancy and early childhood. In: Bureau M, Genton P, Dravet C, et al, eds. *Epileptic Syndromes in Infancy, Childhood and Adolescence.* 5th ed. Montrouge: John Libbey Eurotext Ltd, 2012.

Hamer HM, Wyllie E, Lüders HO, Kotagal P, Acharya J. Symptomatology of epileptic seizures in the first three years of life. *Epilepsia* 1999; 40: 837-44.

Hedera P, Blair MA, Andermann E, et al. Familial mesial temporal lobe epilepsy maps to chromosome 4q13.2-q21.3. *Neurology* 2007; 68(24): 2107-12.

Heron SE, Grinton BE, Kivity S, et al. PRRT2 mutations cause benign familial infantile epilepsy and infantile convulsions with choreoathetosis syndrome. *Am J Hum Genet* 2012; 90: 152-60.

Hirsch E, Marescaux C, Maquet P, et al. Landau-Kleffner syndrome: a clinical and EEG study of five cases. *Epilepsia* 1990; 31: 756-67.

Hirsch E, Thomas P, Panayiotopoulos CP. Childhood and juvenile absence epilepsies. In: Engel J, Pedley T, eds. *Epilepsy: a Comprehensive Textbook.* Philadelphia: Lippincott William & Wilkins, 2007: 2397-411.

Hirsch E, Velez A, Sellal F, et al. Electroclinical signs of benign neonatal familial convulsions. *Ann Neurol* 1993; 34: 835-41.

Holmes GL, McKeever M, Adamson M. Absence seizures in children: clinical and electroencephalographic features. *Ann Neurol* 1987; 21: 268-73.

Hrachovy RA, Frost Jr. JD. Infantile epileptic encephalopathy with -hypsarrhythmia (infantile spasms/West syndrome). *J Clin Neurophysiol* 2003; 20: 408-25.

Ibrahim GM, Fallah A, Albert GW, et al. Occipital lobe epilepsy in children: characterization, evaluation and surgical outcomes. *Epilepsy Res* 2012; 99(3): 335-45.

Igwe SC, Brigo F, Beida O. Patterns of diagnosis and therapeutic care of epilepsy at a tertiary referral center in Nigeria. *Epilepsia* 2014; 55(3): 442-7.

Imai K, Otani K, Yanagihara K, et al. Ictal video-EEG recording of three partial seizures in a patient with the benign infantile convulsions associated with mild gastroenteritis. *Epilepsia* 1999; 40: 1455-8.

Janz D. Epilepsy with grand mal on awakening and sleep-waking cycle. *Clin Neurophysiol* 2000; 111(2): S103-10.

Jeavons PM. Nosological problems of myoclonic epilepsies in childhood and adolescence. *Dev Med Child Neurol* 1977; 19: 3-8.

Jeha LE, Najm I, Bingaman W, Dinner D, Widdess-Walsh P, Luders H. Surgical outcome and prognostic factors of frontal lobe epilepsy surgery. *Brain* 2007; 130(2): 574-84.

Kälviäinen R, Khyuppenen J, Koskenkorva P, Eriksson K, Vanninen R, Mervaala E. Clinical picture of EPM1-Unverricht-Lundborg disease. *Epilepsia* 2008; 49(4): 549-56.

Kaminska A, Oguni H. Lennox-Gastaut syndrome and epilepsy with myoclonic-astatic seizures. *Handb Clin Neurol* 2013; 111: 641-52.

Kander V, Wilmshurst JM. Training doctors in basic EEG: analysis of a learning tool relevant to resource-limited settings. *Epileptic Disord* 2015; 17(1): 58-66.

Kang SK, Kadam SD. Neonatal seizures: impact on neurodevelopmental outcomes. *Front Pediatr* 2015; 3: 101.

Kaplan PW, Benbadis SR. How to write an EEG report: dos and don'ts. *Neurology* 2013; 80(1): S43-6.

Kaplan PW. Behavioral manifestations of nonconvulsive status epilepticus. *Epilepsy Behav* 2002; 3: 122-39.

Kariuki SM, Chengo E, Ibinda F, Odhiambo R, Etyang A, Ngugi AK, et al. Burden, causes, and outcomes of people with epilepsy admitted to a rural hospital in Kenya. *Epilepsia* 2015bb; 56: 577-84.

Kariuki SM, White S, Chengo E, et al. Electroencephalographic features of convulsive epilepsy in Africa: A multicentre study of prevalence, pattern and associated factors. *Clin Neurophysiol* 2015a. pii: S1388-2457(15)00749-X.

Kasteleijn-Nolst Trenité D, Rubboli G, Hirsch E, et al. Methodology of photic stimulation revisited: updated European algorithm for visual stimulation in the EEG laboratory. *Epilepsia* 2012b; 53: 16-24.

Kasteleijn-Nolst Trenité DG, Schmitz B, Janz D, et al. Consensus on diagnosis and management of JME: From founder's observations to current trends. *Epilepsy Behav* 2013; 28: S87-90.

Kasteleijn-Nolst Trenité DGA, Guerrini R, Binnie CD, Genton P. Visual sensitivity and epilepsy: a proposed terminology and classification for clinical and EEG phenomenology. *Epilepsia* 2001; 42: 692-701.

Kasteleijn-Nolst Trenité DGA, Waltz S, Rubboli G. Photosensitivity and syndromes. In: Bureau M, Genton P, Dravet C, Delgado-Escueta A, Tassinari CA, Thomas P, Wolf P, eds. *Epileptic syndromes in infancy, childhood and adolescence.* 5th ed. Philadelphia: John Libbey Eurotext Ltd, 2012: 507-28.

Kato M, Yamagata T, Kubota M, et al. Clinical spectrum of early onset epileptic encephalopathies caused by KCNQ2 mutation. *Epilepsia* 2013; 54: 1282-7.

Kelley SA, Kossoff EH. Doose syndrome (myoclonicastatic epilepsy): 40 years of progress. *Dev Med Child Neurol* 2010; 52: 988-93.

Kennedy JD, Schuele SU. Neocortical temporal lobe epilepsy. *J Clin Neurophysiol* 2012; 29(5): 366-70.

Kikuchi K, Hamano S, Higurashi N, et al. Difficulty of early diagnosis and requirement of long-term follow-up in benign infantile seizures. *Pediatr Neurol* 2015; 53: 157-62.

Kivity S, Lerman P. Stormy onset with prolonged loss of consciousness in benign childhood epilepsy with occipital paroxysms. *J Neurol Neurosurg Psychiatry* 1992; 55: 45-8.

Kobayashi E, D'Agostino MD, Lopes-Cendes I, et al. Outcome of surgical treatment in familial mesial temporal lobe epilepsy. *Epilepsia* 2003; 44(8): 1080-4.

Kotulska K, Jurkiewicz E, Domarn'ka-Pakieła D, et al. Epilepsy in newborns with tuberous sclerosis complex. *Eur J Paediatr Neurol* 2014; 18: 714-21.

Koutroumanidis M, Aggelakis K, Panayiotopoulos CP. Idiopathic epilepsy with generalized tonic-clonic seizures only *versus* idiopathic epilepsy with phantom absences and generalized tonic-clonic seizures: one or two syndromes? *Epilepsia* 2008; 49(12): 2050-62.

Koutroumanidis M, Arzimanoglou A, Caraballo R, et al. The role of EEG in the diagnosis and classification of the epilepsy syndromes: a tool for clinical practice by the ILAE Neurophysiology Task Force (Part 1). *Epileptic Disord* 2017; 19: 233-98.

Koutroumanidis M, Ferrie CD, Valeta T, Sanders S, Michael M, Panayiotopoulos CP. Syncope-like epileptic seizures in Panayiotopoulos syndrome. *Neurology* 2012; 79: 463-7.

Koutroumanidis M, Hennessy MJ, Elwes RD, Binnie CD, Polkey CE. Coexistence of temporal lobe and idiopathic generalized epilepsies. *Neurology* 1999; 53(3): 490-5.

Koutroumanidis M, Koepp MJ, Richardson MP, et al. The variants of reading epilepsy. A clinical and video-EEG study of 17 patients with reading-induced seizures. *Brain* 1998; 121: 1409-27.

Koutroumanidis M, Martin-Miguel C, Hennessy MJ, et al. Interictal temporal delta activity in temporal lobe epilepsy: correlations with pathology and outcome. *Epilepsia* 2004; 45(11): 1351-67.

Koutroumanidis M, Sakellariou D, Tsirka V. Electroencephalography. In: Mills K, ed. *Oxford Textbook of Clinical Neurophysiology.* Oxford: Oxford University Press, 2017b, 119-30.

Koutroumanidis M, Smith S. Use and abuse of EEG in the diagnosis of idiopathic generalized epilepsies. *Epilepsia* 2005; 46(9): 96-107.

Koutroumanidis M, Tsatsou K, Sanders S, *et al*. Fixation-off sensitivity in epilepsies other than the idiopathic epilepsies of childhood with occipital paroxysms: a 12-year clinical video EEG study. *Epileptic Disord* 2009; 11(1): 20-36.

Koutroumanidis M, Tsiptsios D, Kokkinos V, Kostopoulos GK. Focal and generalized EEG paroxysms in childhood absence epilepsy: topographic associations and distinctive behaviors during the first cycle of non-REM sleep. *Epilepsia* 2012; 53(5): 840-9.

Koutroumanidis M, Tsirka V, Panayiotopoulos C. Adultonset photosensitivity: clinical significance and epilepsy syndromes including idiopathic (possibly genetic) photosensitive occipital epilepsy. *Epileptic Disord* 2015; 17: 275-86.

Koutroumanidis M. Panayiotopoulos syndrome: an important electroclinical example of benign childhood system epilepsy. *Epilepsia* 2007; 48: 1044-53.

Kroll-Seger J, Kaminska A, Moutard ML, *et al*. Severe relapse of epilepsy after vigabatrin withdrawal: for how long should we treat symptomatic infantile spasms? *Epilepsia* 2007; 48: 612-3.

Labate A, Tarantino P, Palamara G, *et al*. Mutations in PRRT2 result in familial infantile seizures with heterogeneous phenotypes including febrile convulsions and probable SUDEP. *Epilepsy Res* 2013; 104: 280-4.

Lagunju IOA, Oyinlade AO, Atalabi OM, *et al*. Electroencephalography as a tool for evidence-based diagnosis and improved outcomes in children with epilepsy in a resource poor setting. *Pan Afr Med J* 2015; 22: 328.

Landau W, Kleffner FR. Syndrome of acquired aphasia with convulsive disorder in children. *Neurology* 1957; 7: 523-30.

Lee SI, Sutherling WW, Persing JA, Butler AB. Languageinduced seizure. A case of cortical origin. *Arch Neurol* 1980; 37(7): 433-6.

Legarda S, Jayakar P, Duchowny M, Alvarez L, Resnick T. Benign rolandic epilepsy: high central and low central subgroups. *Epilepsia* 1994; 35: 1125-9.

Lispi ML, Vigevano F. Benign paroxysmal tonic upgaze of childhood with ataxia. *Epileptic Disord* 2001; 3: 203-6.

Loddenkemper T, Cosmo G, Kotagal P, *et al*. Epilepsy surgery in children with electrical status epilepticus in sleep. *Neurosurgery* 2009; 64: 328-37.

Lombroso CT. Consistent EEG focalities detected in subjects with primary generalized epilepsies monitored for two decades. *Epilepsia* 1997; 38: 797-812.

Maillard L, Vignal JP, Raffo E, Vespignani H. Bitemporal form of partial reading epilepsy: further evidence for an idiopathic localization-related syndrome. *Epilepsia* 2010; 51(1): 165-9.

Maini I, Iodice A, Spagnoli C, *et al*. Expanding phenotype of PRRT2 gene mutations: a new case with epilepsy and benign myoclonus of early infancy. *Eur J Paediatr Neurol* 2016; 20: 454-6.

Mani KS. Global campaign against epilepsy. Agenda for IEA/IES. *Neurol India* 1998; 46: 1-4.

Mantovani JF, Landau WM. Acquired aphasia with convulsive disorder: course and prognosis. *Neurology* 1980; 30: 524-9.

Mariani E, Rossi LN, Vajani S. Interictal paroxysmal EEG abnormalities in childhood absence epilepsy. *Seizure* 2011; 20(4): 299-304.

Markand ON. Lennox-Gastaut syndrome (childhood epileptic encephalopathy). *J Clin Neurophysiol* 2003; 20: 426-41.

Marseille Consensus Group. Classification of progressive myoclonus epilepsies and related disorders. *Ann Neurol* 1990; 28(1): 113-6.

Maruyama K, Okumura A, Sofue A, Ishihara N, Watanabe K. Ictal EEG in patients with convulsions with mild gastroenteritis. *Brain Dev* 2007; 29: 43-6.

Maytal J, Steele R, Eviatar L, Novak G. The value of early postictal EEG in children with complex febrile seizures. *Epilepsia* 2000; 41: 219-21.

McTague A, Appleton R, Avula S, *et al*. Migrating partial seizures of infancy: expansion of the electroclinical, radiological and pathological disease spectrum. *Brain* 2013; 136: 1578-91.

Michelucci R, Passarelli D, Pitzalis S, Dal Corso G, Tassinari CA, Nobile C. Autosomal dominant partial epilepsy with auditory features: description of a new family. *Epilepsia* 2000; 41: 967-70.

Miller SP, Dilenge ME, Meagher-Villemure K, O'Gorman AM, Shevell MI. Infantile epileptic encephalopathy (Ohtahara syndrome) and migrational disorder. *Pediatr Neurol* 1998; 19: 50-4.

Ming X, Kaplan PW. Fixation-off and eyes closed catamenial generalized nonconvulsive status epilepticus with eyelid myoclonic jerks. *Epilepsia* 1998; 39: 664-8.

Mizrahi EM, Kellaway P. Characterization and classification of neonatal seizures. *Neurology* 1987; 37: 1837-44.

Mizrahi EM, Kellaway P. *Diagnosis and Management of Neonatal Seizures*. 1st ed. Oxford: Lippincott Williams & Wilkins, 1998.

Morita ME, Yasuda CL, Betting LE, *et al*. MRI and EEG as longterm seizure outcome predictors in familial mesial temporal lobe epilepsy. *Neurology* 2012; 79: 2349-54.

Nabbout R, Desguerre I, Sabbagh S, *et al*. An unexpected EEG course in Dravet syndrome. *Epilepsy Res* 2008; 81: 90-5.

Neubauer BA, Fiedler B, Himmelein B, *et al*. Centrotemporal spikes in families with rolandic epilepsy: linkage to chromosome 15q14. *Neurology* 1998; 51(6): 1608-12.

Nicolaides P, Appleton RE, Beirne M. EEG requests in paediatrics: an audit. *Arch Dis Child* 1995; 72(6): 522-3.

Niedermeyer E. The electroencephalogram and vertebrobasilar artery insufficiency. *Neurology* 1963; 13: 412-22.

Noachtar S, Binnie C, Ebersole J, Mauguiere F, Sakamoto A, Westmoreland B. A glossary of terms most commonly used by clinical electroencephalographers and proposal for the report form for the EEG findings. In: Deuschl G, Eisen A. *Recommendations for the practice of clinical neurophysiology: guidelines of the international federation of clinical neurophysiology*. Electroencephalography and clinical neurophysiology Elsevier Science, 1999; 52: 21-41.

Noh BH, Berg AT, Nordli Jr. DR. Concordance of MRI lesions and EEG focal slowing in children with nonsyndromic epilepsy. *Epilepsia* 2013; 54: 455-60.

Nordli Jr. DR, Kuroda MM, Hirsch LJ. The ontogeny of partial seizures in infants and young children. *Epilepsia* 2001; 42: 986-90.

Nordli Jr. DR, Moshe SL, Shinnar S, *et al*. Acute EEG findings in children with febrile status epilepticus: results of the FEBSTAT study. *Neurology* 2012; 79: 2180-6.

O'Brien TJ, Kilpatrick C, Murrie V, Vogrin S, Morris K, Cook MJ. Temporal lobe epilepsy caused by mesial temporal sclerosis and temporal neocortical lesion: A clinical and electroencephalographic study of 46 pathologically proven cases. *Brain* 1996; 119(6): 2133-41.

Ochi A, Hung R, Weiss S, *et al*. Lateralized interictal epileptiform discharges during rapid eye movement sleep correlate with epileptogenic hemisphere in children with intractable epilepsy secondary to tuberous sclerosis complex. *Epilepsia* 2011; 52: 1986-94.

Oguni H, Fukuyama Y, Imaizumi Y, Uehara T. Video-EEG analysis of drop seizures in myoclonic astatic epilepsy of early childhood (Doose syndrome). *Epilepsia* 1992; 33: 805-13.

Oguni H, Hayashi K, Imai K, *et al*. Idiopathic myoclonicastatic epilepsy of early childhood-nosology based on electrophysiologic and long-term follow-up study of patients. *Adv Neurol* 2005; 95: 157-74.

Oguni H, Mukahira K, Oguni M, *et al*. Video-polygraphic analysis of myoclonic seizures in juvenile myoclonic epilepsy. *Epilepsia* 1994; 35(2): 307-16.

Ohba C, Kato M, Takahashi N, *et al.* De novo KCNT1 mutations in early-onset epileptic encephalopathy. *Epilepsia* 2015; 56: e121-8.

Ohki T, Watanabe K, Negoro T, *et al.* Severe myoclonic epilepsy in infancy: evolution of seizures. *Seizure* 1997; 6: 219-24.

Ohtahara S, Ohtsuka Y, Yamatogi Y, Oka E. The early-infantile epileptic encephalopathy with suppression-burst: developmental aspects. *Brain Dev* 1987; 9: 371-6.

Ohtahara S, Yamatogi Y. Epileptic encephalopathies in early infancy with suppression-burst. *J Clin Neurophysiol* 2003; 20: 398-407.

Ohtahara S, Yamatogi Y. Ohtahara syndrome: With special reference to its developmental aspects for differentiating from early myoclonic encephalopathy. *Epilepsy Res* 2006; 70: S58-67.

Ohtsu M, Oguni H, Hayashi K, Funatsuka M, Imai K, Osawa M. EEG in children with early-onset benign occipital seizure susceptibility syndrome: Panayiotopoulos syndrome. *Epilepsia* 2003; 44: 435-42.

Ohtsu M, Oguni H, Hayashi K, Funatsuka M, Imai K, OsawaM. EEG in children with early-onset benign occipital seizure susceptibility syndrome: Panayiotopoulos syndrome. *Epilepsia* 2003; 44(3): 435-42.

Okumura A, Hayakawa F, Kato T, Kuno K, Negoro T, Watanabe K. Early recognition of benign partial epilepsy in infancy. *Epilepsia* 2000; 41: 714-7.

Ottman R, Winawer MR, Kalachikov S, *et al.* LGI1 mutations in autosomal dominant partial epilepsy with auditory features. *Neurology* 2004; 62: 1120-6.

Ozyurek H, Turanli G, Aliefendioglu D, Coskun T. Repetitive EEG recordings are necessary for the diagnosis of early myoclonic encephalopathy. *Neurol India* 2005; 53: 235-7.

PAHO (Pan American Health Organization). *World Health Organization 51st directing council, 63rd session of the regional committee.* Washington DC (USA): 26-30 September 2011.

Pal DK, Ferrie C, Addis L, *et al.* Idiopathic focal epilepsies: the "lost tribe". *Epileptic Disord* 2016; 18: 252-88.

Pal DK, Li W, Clarke T, Lieberman P, Strug LJ. Pleiotropic effects of the 11p13 locus on developmental verbal dyspraxia and EEG centrotemporal sharp waves. *Genes Brain Behav* 2010; 9(8): 1004-12.

Panayiotopoulos CP, Bureau M, Caraballo R, Dalla Bernardina B, Valeta T. Idiopathic focal epilepsies in childhood. In: Bureau M, Genton P, Dravey C, *et al.*, eds. *Epileptic Syndrome in Infancy, Childhood and Adolescence.* Montrouge: John Libbey Eurotext, 2012.

Panayiotopoulos CP, Koutroumanidis M, Giannakodimos S, Aga-thonikou A. Idiopathic generalised epilepsy in adults manifested by phantom absences, generalised tonic-clonic seizures, and frequent absence status. *J Neurol Neurosurg Psychiatry* 1997; 63(5): 622-7.

Panayiotopoulos CP, Michael M, Sanders S, Valeta T, Koutroumani-dis M. Benign childhood focal epilepsies: assessment of established and new lyrecognized syndromes. *Brain* 2008; 131: 2264-86.

Panayiotopoulos CP, Obeid T, Tahan AR. Juvenile myoclonic epilepsy: a 5-year prospective study. *Epilepsia* 1994; 35(2): 285-96.

Panayiotopoulos CP, Obeid T, Waheed G. Absences in juvenile myoclonic epilepsy: a clinical and videoelectroencephalographic study. *Ann Neurol* 1989a; 25(4): 391-7.

Panayiotopoulos CP, Obeid T, Waheed G. Differentiation of typical absence seizures in epileptic syndromes. A video EEG study of 224 seizures in 20 patients. *Brain* 1989b; 112(4): 1039-56.

Panayiotopoulos CP. Fixation-off, scotosensitive, and other visual-related epilepsies. *Adv Neurol* 1998; 75: 139-57.

Panayiotopoulos CP. The EEG in Panayiotopoulos syndrome is a multifocal EEG. In: Panayiotopoulos CP, ed. *Panayiotopoulos*

Syndrome, a Common and Benign Childhood Epileptic Syndrome. London: John Libbey Eurotext, 2002.

Panayiotopoulos CP. Visual phenomena and headache in occipital epilepsy: a review, a systematic study and differentiation from migraine. *Epileptic Disord* 1999; 1(4): 205-16.

Patry G, Lyagoubi S, Tassinari CA. Subclinical electrical status epilepticus induced by sleep in children. *Arch Neurol* 1971; 24: 242-52.

Pearl PL. Amenable treatable severe pediatric epilepsies. *Semin Pediatr Neurol* 2016; 23: 158-66.

Pedley TA, Mendiratta A, Walczack TS. Seizures and epilepsy. In: Ebersole JS, Pedley TA, eds. *Current Practice of Clinical Electroence-phalography.* 3rd ed. New York: Lippincott Williams & Wilkins, 2003: 506-87.

Penry JK, Porter RJ, Dreifuss RE. Simultaneous recording of absence seizures with video tape and electroencephalography. A study of 374 seizures in 48 patients. *Brain* 1975; 98: 427-40.

Pillai J, Sperling MR. Interictal EEG and the diagnosis of epilepsy. *Epilepsia* 2006; 47(1): 14-22.

Porter RJ, Penry JK. Responsiveness at the onset of spike-wave bursts. *Electroencephalogr Clin Neurophysiol* 1973; 34(3): 239-45.

Prabhu AM, Pathak S, Khurana D, Legido A, Carvalho K, Valencia I. Nocturnal variant of benign myoclonic epilepsy of infancy: a case series. *Epileptic Disord* 2014; 16: 45-9.

Radhakrishnan A, Menon RN, Radhakrishnan K. Coexistence of idiopathic generalized epilepsy among surgically treated patients with drug-resistant temporal lobe epilepsy. *Epilepsy Res* 2011; 96(1-2): 151-7.

Radhakrishnan K, Silbert PL, Klass DW. Reading epilepsy. An appraisal of 20 patients diagnosed at the Mayo Clinic, Rochester, Minnesota, between 1949 and 1989, and delineation of the epileptic syndrome. *Brain* 1995; 118: 75-89.

Radhakrishnan K. Challenges in the management of epilepsy in resource-poor countries. *Nat Rev Neurol* 2009; 5: 323-30.

Raymond AA, Fish DR, Sisodiya SM, Alsanjari N, Stevens JM, Shorvon SD. Abnormalities of gyration, heterotopias, tuberous sclerosis, focal cortical dysplasia, micro dysgenesis, dysembryo-plastic neuroepithelial tumour and dysgenesis of the archicortex in epilepsy. Clinical, EEG and neuroimaging features in 100 adult patients. *Brain* 1995; 118: 629-60.

Ricci S, Cusmai R, Fusco L, Vigevano F. Reflex myoclonic epilepsy in infancy: a new age-dependent idiopathic epileptic syndrome related to startle reaction. *Epilepsia* 1995; 36: 342-8.

Ritaccio AL, Hickling EJ, Ramani V. The role of dominant premotor cortex and grapheme to phoneme transformation in reading epilepsy. Aneuroanatomic, neurophysiologic, and neuropsychological study. *Arch Neurol* 1992; 49(9): 933-9.

Roger J, Pellissier JF, Bureau M, Dravet C, Revol M, Tinuper P. Early diagnosis of Lafora disease. Significance of paroxysmal visual manifestations and contribution of skin biopsy. *Rev Neurol (Paris)* 1983; 139(2): 115-24.

Ronen GM, Rosales TO, Connolly M, Anderson VE, Leppert M. Seizure characteristics in chromosome 20 benign familial neonatal convulsions. *Neurology* 1993; 43: 1355-60.

Rowan AJ, Veldhuisen RJ, Nagelkerke NJ. Comparative evaluation of sleep deprivation and sedated sleep EEGs as diagnostic aids in epilepsy. *Electroencephalogr Clin Neurophysiol* 1982; 54(4): 357-64.

Rubboli G, Franceschetti S, Berkovic SF, *et al.* Clinical and neuro-physiologic features of progressive myoclonus epilepsy without renal failure caused by *SCARB2* mutations. *Epilepsia* 2011; 52: 2356-63.

Rubboli G, Meletti S, Gardella E, et al. Photic reflex myoclonus: a neurophysiological study in progressive myoclonus epilepsies. Epilepsia 1999; 40(4): 50-8.

Rubboli G, Parra J, Seri S, Takahashi T, Thomas P. EEG diagnostic procedures and special investigations in the assessment of photosensitivity. Epilepsia 2004; 45(1): 35-9.

Sadleir LG, Scheffer IE, Smith S, Carstensen B, Farrell K, Connolly MB. EEG features of absence seizures in idiopathic generalized epilepsy: impact of syndrome, age, and state. Epilepsia 2009; 50(6): 1572-8.

Sadleir LG, Vears D, Regan B, Redshaw N, Bleasel A, Scheffer IE. Family studies of individuals with eyelid myoclonia with absences. Epilepsia 2012; 53(12): 2141-8.

Salanova V, Andermann F, Olivier A, Rasmussen T, Quesney LF. Occipital lobe epilepsy: electroclinical manifestations, electrocorticography, cortical stimulation and outcome in 42 patients treated between 1930 and 1991. Surgery of occipital lobe epilepsy. Brain 1992; 115: 1655-80.

Salanova V, Andermann F, Olivier A, Rasmussen T, Quesney LF. Occipital lobe epilepsy: electroclinical manifestations, electrocorticography, cortical stimulation and outcome in 42 patients treated between 1930 and 1991. Surgery of occipital lobe epilepsy. Brain 1992; 115: 1655-80.

Salanova V, Morris HH, Van Ness P, et al. Frontal lobe seizures: electroclinical syndromes. Epilepsia 1995; 36(1): 16-24.

Sanders S, Rowlinson S, Manidakis I, Ferrie CD, Koutroumanidis M. The contribution of the EEG technologists in the diagnosis of Panayiotopoulos syndrome (susceptibility to early onset benign childhood autonomic seizures). Seizure 2004; 13: 565-73.

Sands TT, McDonough TL. Recent advances in neonatal seizures. Curr Neurol Neurosci Rep 2016; 16: 92.

Scheffer IE, Berkovic S, Capovilla G, et al. ILAE classification of the epilepsies: Position paper of the ILAE Commission for Classification and Terminology. Epilepsia 2017; 58(4): 512-21.

Scheffer IE, Berkovic SF. Generalized epilepsy with febrile seizures plus. A genetic disorder with heterogeneous clinical phenotypes. Brain 1997; 120: 479-90.

Scheltens-de Boer M. Guidelines for EEG in encephalopathy related to ESES/CSWS in children. Epilepsia 2009; 50: 13-7.

Schlumberger E, Dulac O, Plouin P. Early-infantile epileptic syndrome(s) with suppression-bursts. Nosological considerations. In: Roger J, Bureau M, Dravet C, et al, eds. Epileptic Syndromes in Infancy, Childhood and Adolescence. Montrouge: John Libbey & Company Ltd, 1992.

Seneviratne U, Cook M, D'Souza W. Focal abnormalities in idiopathic generalized epilepsy: a critical review of the literature. Epilepsia 2014; 55(8): 1157-69.

Serafini A, Rubboli G, Gigli GL, Koutroumanidis M, Gelisse P. Neurophysiology of juvenile myoclonic epilepsy. Epilepsy Behav 2013; 28(1): S30-9.

Shah PB, James S, Elayaraja S. EEG for children with complex febrile seizures. Cochrane Database Syst Rev 2017; 10: CD009196.

Shahar E, Genizi J, Nevo Y, Kaufman R, Cabot S, Zelnik N. Typical absence epilepsy presenting prior to age of 3 years: an uncommon form of idiopathic generalized epilepsy. Eur J Paediatr Neurol 2007; 11: 346-52.

Shimazono Y, Hirai T, Okuma T, Fukuda T, Yamamasu E. Disturbance of consciousness in Petit Mai epilepsy. Epilepsia 1953; C2: 49-55.

Smith D, Bartolo R, Pickles RM, Tedman BM. Requests for electroencephalography in a district general hospital: retrospective and prospective audit. BMJ 2001; 322(7292): 954-7.

Specchio N, Balestri M, Trivisano M, et al. Electroencephalographic features in Dravet syndrome: five-year follow-up study in 22 patients. J Child Neurol 2012; 27: 439-44.

Specchio N, Terracciano A, Trivisano M, et al. PRRT2 is mutated in familial and non-familial benign infantileseizures. Eur J Paediatr Neurol 2013; 17: 77-81.

Specchio N, Trivisano M, Claps D, et al. Documentation of autonomic seizures and autonomic status epilepticus with ictal EEG in Panayiotopoulos syndrome. Epilepsy Behav 2010b; 19: 383-93.

Specchio N, Trivisano M, Di Ciommo V, et al. Panayiotopoulos syndrome: a clinical, EEG, and neuropsychological study of 93 consecutive patients. Epilepsia 2010; 51(10): 2098-107.

Specchio N, Vigevano F. The spectrum of benign infantile seizures. Epilepsy Res 2006; 70: S156-67.

Striano P, Lispi ML, Gennaro E, et al. Linkage analysis and disease models in benign familial infantile seizures: a study of 16 families. Epilepsia 2006; 47: 1029-34.

Strug LJ, Clarke T, Chiang T, et al. Centrotemporal sharpwave EEG trait in rolandic epilepsy maps to Elongator Protein Complex 4 (ELP4). Eur J Hum Genet 2009; 17: 1171-81.

Subcommittee on Febrile Seizures, American Academy of Pediatrics. Neurodiagnostic evaluation of the child with a simple febrile seizure. Pediatrics 2011; 127: 389-94.

Suls A, Mullen S, Weber Y, et al. Early-onset absence epilepsy caused by mutations in the glucose transporter GLUT1. Ann Neurol 2009; 66: 415-9.

Tao JX, Ray A, Hawes-Ebersole S, Ebersole JS. Intracranial EEG substrates of scalp EEG interictal spikes. Epilepsia 2005; 46(5): 669-76.

Tassinari CA, Cantalupo G, Dalla Bernardina B, et al. Encephalopathy related to status epilepticus during slow sleep (ESES) including Landau-Kleffner syndrome. In: Bureau M, Genton P, Dravet C, et al, eds. Epileptic Syndromes in Infancy, Childhood and Adolescence. London: John Libbey Eurotext Ltd, 2012.

Tassinari CA, Cantalupo G, Rubboli G. Polygraphic recording of epileptic seizures. In: Panayiotopoulos CP, ed. Atlas of Epilepsies. London: Springer-Verlag Limited, 2010.

Tassinari CA, Dravet C, Roger J. ESES: encephalopathy related to electrical status epilepticus during slow sleep. In: Proceedings of the ninth congress international federation of EEG and clinical neuro physiology: Amsterdam: Elsevier Science, 1977.

Tassinari CA, Michelucci R, Gardella E, Rubboli G. Epilepsy with myoclonic absences. In: Engel J, Pedley TA, eds. Epilepsy. A Comprehensive Textbook. Philaldelphia: Walters Kluwer-Lippincott Williams & Wilkins, 2008.

Tassinari CA, Michelucci R, Rubboli G, et al. Myoclonic absence epilepsy. In: Duncan JS, Panayiotopoulos CP, eds. Typical Absences and Related Syndromes. London: Churchill Livingstone, 1996.

Tassinari CA, Rubboli G, Volpi L, et al. Encephalopathy with electrical status epilepticus during slow sleep or ESES syndrome including the acquired aphasia. Clin Neurophysiol 2000; 111: 94-102.

Tassinari CA, Rubboli G. Cognition and paroxysmal EEG activities: from a single spike to electrical status epilepticus during sleep. Epilepsia 2006; 47: 40-3.

Tassinari CA. Encepahlopathy with status epilepticus during slow wave sleep: "the Penelope syndrome". Epilepsia 2009; 50: 4-8.

Tata G, Guveli BT, Dortcan N, et al. Panayiotopoulos syndrome and symptomatic occipital lobe epilepsy of childhood: a clinical and EEG study. Epileptic Disord 2014; 16: 197-202.

Tatum WO, Selioutski O, Ochoa JG, Munger-Clary H, et al. American Clinical Neurophysiology Society Guideline 7: Guidelines for EEG Reporting. J Clin Neurophysiol 2016; 33(4): 328-32.

The role of EEG in the diagnosis and classification of the epilepsies
Caraballo RH, Cersosimo RO, Fejerman N. Childhood occipital epilepsy of Gastaut: a study of 33 patients. *Epilepsia* 2008; 49(2): 288-97.

Thomas P, Beaumanoir A, Genton P, Dolisi C, Chatel M. "De novo" absence status of late onset: report of 11 cases. *Neurology* 1992; 42: 104-10.

Thomas P, Valton L, Genton P. Absence andmyoclonic status epilepticus precipitated by antiepileptic drugs in idiopathic generalized epilepsy. *Brain* 2006; 129: 1281-92.

Tinuper P, Aguglia U, Pellissier JF, Gastaut H. Visual ictal phenomena in a case of Lafora disease proven by skin biopsy. *Epilepsia* 1983; 24(2): 214-8.

Tinuper P, Bisulli F. From nocturnal frontal lobe epilepsy to sleep-related hypermotor epilepsy: a 35-year diagnostic challenge. *Seizure* 2017; 44: 87-92.

Trinka E, Baumgartner S, Unterberger I, et al. Long-term prognosis for childhood and juvenile absence epilepsy. *J Neurol* 2004; 251(10): 1235-41.

Trivisano M, Specchio N, Cappelletti S, et al. Myoclonic astatic epilepsy: an age-dependent epileptic syndrome with favorable seizure outcome but variable cognitive evolution. *Epilepsy Res* 2011; 97: 133-41.

Tükel K, Jasper H. The electroencephalogram in parasagittal lesions. *Electroencephalogr Clin Neurophysiol* 1952; 4: 481-94.

Turnbull J, Tiberia E, Striano P, et al. Lafora disease. *Epileptic Disord* 2016; 18(2): 38-62.

Unterberger I, Trinka E, Luef G, Bauer G. Idiopathic generalized epilepsies with pure grand mal: clinical data and genetics. *Epilepsy Res* 2001; 44: 19-25.

Vadlamudi L, Milne RL, Lawrence K, et al. Genetics of epilepsy: the testimony of twins in the molecular era. *Neurology* 2014; 83(12): 1042-8.

Valentin A, Hindocha N, Osei-Lah A, et al. Idiopathic generalized epilepsy with absences: syndrome classification. *Epilepsia* 2007; 48: 2187-90.

van Donselaar CA, Schimsheimer RJ, Geerts AT, Declerck AC. Value of the electroencephalogram in adult patients with untreated idiopathic first seizures. *Arch Neurol* 1992; 49: 231-7.

Van Hirtum-Das M, Licht EA, Koh S, Wu JY, Shields WD, Sankar R. Children with ESES: variability in the syndrome. Epilepsy Res 2006; 70: S248-58.

Verrotti A, Matricardi S, Pavone P, Marino R, Curatolo P. Reflex myoclonic epilepsy in infancy: a critical review. Epileptic Disord 2013; 15: 114-22.

Vigevano F, Bureau M, Watanabe K. Idiopathic focal epilepsies in infants. In: Bureau M, Genton P, Dravet C, et al., eds. Epileptic Syndromes in Infancy, Childhood and Adolescence. 5th ed. Paris: John Libbey Eurotext, 2012.

Vigevano F, Fusco L, Di Capua M, Ricci S, Sebastianelli R, Lucchini P. Benign infantile familial convulsions. Eur J Pediatr 1992; 151: 608-12.

Vigevano F, Fusco L, Pachatz C. Neurophysiology of spasms. Brain Dev 2001; 23: 467-72.

Vigevano F. Benign familial infantile seizures. Brain Dev 2005; 27: 172-7.

Volpe JJ. Neonatal seizures. In: Saunders WB. Neurology of the Newborn. Philadelphia: 2008.

Volpe JJ. Neonatal seizures: current concepts and revised classification. Pediatrics 1989; 84: 422-8.

Wakamoto H, Nagao H, Fukuda M, et al. Idiopathic childhood occipital epilepsy of Gastaut: report of 12 patients. Pediatr Neurol 2011; 44: 183-6.

Waltz S, Christen HJ, Doose H. The different patterns of the photoparoxysmal response–a genetic study. *Electroencephalogr Clin Neurophysiol* 1992; 83: 138-45.

Watanabe K, Kuroyanagi M, Hara K, Miyazaki S. Neonatal seizures and subsequent epilepsy. Brain Dev 1982; 4: 341-6.

Watanabe K, Negoro T, Aso K. Benign partial epilepsy with secondarily generalized seizures in infancy. Epilepsia 1993; 34: 635-8.

Watanabe K, Negoro T, Okumura A. Symptomatology of infantile spasms. Brain Dev2001; 23: 453-66.

Watemberg N, Linder I, Dabby R, Blumkin L, Lerman-Sagie T. Clinical correlates of occipital intermittent rhythmic delta activity (OIRDA) in children. Epilepsia 2007; 48: 330-4.

Weckhuysen S, Korff CM. Epilepsy: old syndromes, new genes. Curr Neurol Neurosci Rep 2014; 14: 447.

Weckhuysen S, Mandelstam S, Suls A, et al. KCNQ2 encephalopathy: emerging phenotype of a neonatal epileptic encephalopathy. Ann Neurol 2012; 71: 15-25.

WHO. *Atlas epilepsy care in the world 2005*. Geneva: World Health Organization, 2005.

WHO. *Epilepsy in the African region: Bridging the gap*. Geneva: World Health Organization, 2004.

Williamson PD, French JA, Thadani VM, et al. Characteristics of medial temporal lobe epilepsy. II. Interictal and ictal scalp electroencephalography, neuropsychological testing, neuroimaging, surgical results and pathology. Ann Neurol 1993; 34(6): 781-7.

Williamson PD, Thadani VM, Darcey TM, Spencer DD, Spencer SS, Mattson RH. Occipital lobe epilepsy: clinical characteristics, seizure spread patterns, and results of surgery. Ann Neurol 1992; 31: 3-13.

Wilmshurst JM, Badoe E, Wammanda RD, et al. Child Neurology services in Africa. J Child Neurol 2011; 26: 1555-63.

Winawer MR, Martinelli Boneschi F, Barker-Cummings C, et al. Four new families with autosomal dominant partial epilepsy with auditory features: clinical description and linkage to chromosome 10q24. Epilepsia 2002; 43: 60-7.

Wirrell EC. Outcome of idiopathic generalized epilepsy and the role of EEG discharges. In: Arts WF, Arzimanoglou A, Brouwer OF, Camfield C, Camfield P, eds. Outcome of childhood epilepsies. Montrouge: John Libbey Eurotext, 2013: 149-62.

Wu JY, Sankar R, Lerner JT, Matsumoto JH, Vinters HV, Mathern GW. Removing interictal fast ripples on electrocorticography linked with seizure freedom in children. Neurology 2010; 75(19): 1686-94.

Wyllie E, Lachhwani DK, Gupta A, et al. Successful surgery for epilepsy due to early brain lesions despite generalized EEG findings. Neurology 2007; 69: 389-97.

Yamamoto H, Okumura A, Fukuda M. Epilepsies and epileptic syndromes starting in the neonatal period. Brain Dev 2011; 33: 213-20.

Yamatogi Y, Ohtahara S. Early-infantile epileptic encephalopathy with suppression-bursts. Ohtahara syndrome; its overview referring to our 16 cases. Brain Dev 2002; 24: 13-23.

Yucel O, Aka S, Yazicioglu L, Ceran O. Role of early EEG and neuroimaging in determination of prognosis in children with complex febrile seizure. Pediatr Int 2004; 46: 463-7.

Zara F, Specchio N, Striano P, et al. Genetic testing in benign familial epilepsies of the first year of life: clinical and diagnostic significance. Epilepsia 2013; 54: 425-36.

Zhang YH, Burgess R, Malone JP, et al. Genetic epilepsy with febrile seizures plus: refining the spectrum. Neurology 2017; 89: 1210-9.

Zuberi SM, O'Regan ME. Developmental outcome in benign myoclonic epilepsy in infancy and reflex myoclonic epilepsy in infancy: a literature review and six new cases. Epilepsy Res 2006; 70: S110-5.